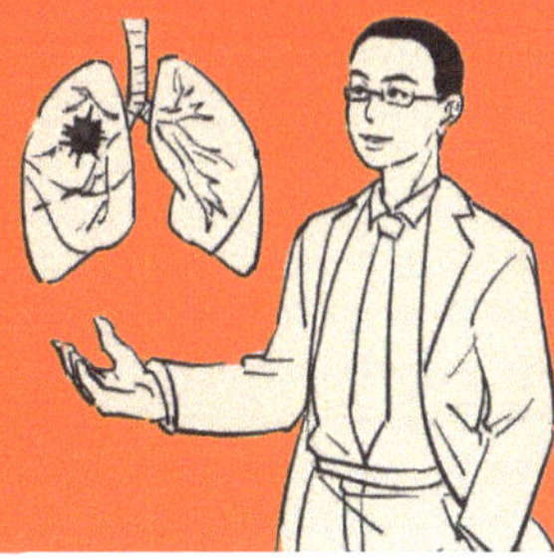

漫画 肺结节与肺癌真相

主审
陈昶　王晨

主编
赵晓刚　赵德平

上海科学技术出版社

图书在版编目（CIP）数据

漫画肺结节与肺癌真相 / 赵晓刚，赵德平主编. 上海 ：上海科学技术出版社，2025. 6. -- ISBN 978-7-5478-7113-3

Ⅰ. R563-49

中国国家版本馆CIP数据核字第20257JB214号

本书出版由上海市卫生健康委员会“上海市健康科普专项计划”（项目编号：KKPZX-2023-A18）资助

漫画肺结节与肺癌真相

主审　**陈　昶　王　晨**

主编　**赵晓刚　赵德平**

上海世纪出版（集团）有限公司
上 海 科 学 技 术 出 版 社　出版、发行

（上海市闵行区号景路 159 弄 A 座 9F-10F）

邮政编码 201101　www.sstp.cn

字数：200 千字

2025 年 6 月第 1 版　2025 年 6 月第 1 次印刷

ISBN 978-7-5478-7113-3/R·3243

定价：58.00 元

内容提要

本书以创新的漫画形式与通俗易懂的语言，深度剖析肺结节与肺癌的相关重要问题，为大众带来一场别开生面的肺部健康知识科普之旅。

全书围绕肺结节与肺癌这一医学知识体系展开，借助生动的漫画图解和简明扼要的文字，系统且全面地阐释了肺结节的分类特征。重点聚焦肺结节和肺癌的临床决策，对磨玻璃结节的处理策略进行详细分析，清晰对比传统手术与消融治疗、立体定向放射治疗等新兴疗法各自的适用场景，并对手术治疗的术前定位、术中病理检查等关键环节进行可视化说明，帮助读者深入理解诊疗流程。

本书通过幽默又易懂的图文叙事，致力于帮助大众打破医学知识壁垒，以轻松方式获取守护肺部健康的实用智慧，帮助读者建立起科学的健康管理理念，是家庭健康管理的必备参考读物。

「漫画肺结节与肺癌真相」

编者名单

主　审

陈　昶　王　晨

主　编

赵晓刚　赵德平

副主编

朱余明　孙希文　武春燕

编　委

（按姓氏汉语拼音排序）

安　朝　蔡　杰　蔡剑桥　陈　健　陈炜洁

戴晨阳　顾　瞻　郭　亮　靳凯琪　李　昆

李　钊　王丽新　杨　咏　杨晓冬　杨玉伦

张坤鹏　郑　卉　郑慧禹

「漫画肺结节与肺癌真相」

主审和主编简介

上海市肺科医院院长、胸外科主任医师、博士研究生导师，国家重点研发计划首席科学家，享受国务院特殊津贴。担任上海市肺移植工程技术研究中心主任、同济大学胸外科临床研究中心主任等，兼任中国医师协会胸外科医师分会副会长、上海市医师协会胸外科医师分会会长等。入选国家百千万人才工程，获评国家卫生健康突出贡献中青年专家、上海工匠、上海市领军人才、第四届国之名医等称号。主持“十四五”国家重点研发计划、国家自然科学基金等重大项目；以通迅作者发表 SCI 论文 200 余篇，累计影响因子 1447.4 分；获发明专利 58 项；荣获教育部科学技术进步奖二等奖、上海市抗癌科技奖一等奖等荣誉。作为美国胸外科协会（AATS）国际会员、英国皇家外科学院（RCS）会员，在胸外科领域具有重要国际影响力。

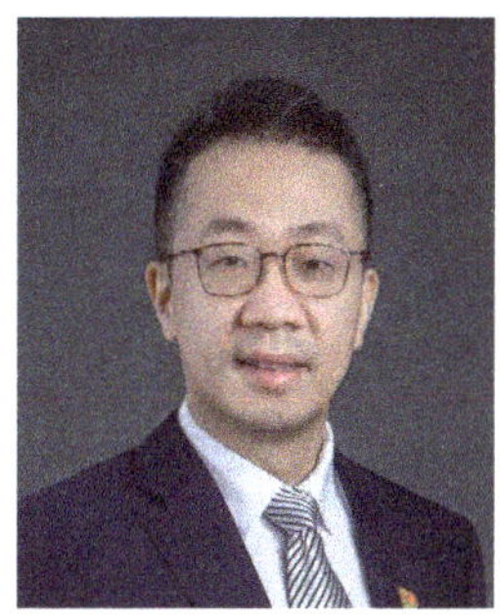

主审 • 陈昶

上海市肺科医院党委书记。曾就职于上海市政府办公厅、上海申康医院发展中心，长期从事医药卫生体制改革、卫生公共政策、公立医院治理模式与考核机制的调查研究、政策分析等工作。

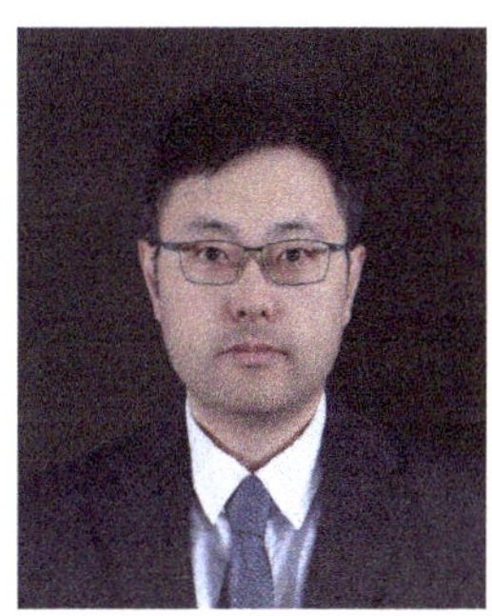

主审 • 王晨

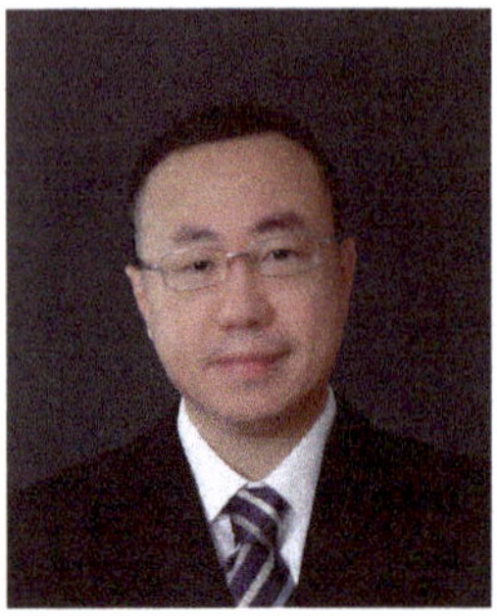

主编 • 赵晓刚

上海市肺科医院胸外科主任医师、副教授、硕士研究生导师，入选上海市科技启明星项目。担任上海市中西医结合学会胸外科委员会副主任委员、上海市控烟协会理事、中国科普作家协会医学科普创作专业委员会委员、“达医晓护”全媒体杂志主编等，兼任中国抗癌协会肿瘤科普防治专业委员会委员、上海市医学会科普专科委员会委员等。作为国内最早开展单孔微创胸腔镜手术的专家之一，荣获 2013 年全国首届菁英杯胸腔镜手术技艺大赛上海赛区第一名、人气榜全国第一名的成绩；致力于单孔胸腔镜手术器械的研发，荣获第二十九届上海市优秀发明选拔赛银奖。累计发表原创科普文章百余篇，创作科普动画 16 部，编写科普图书 5 部；主持并完成上海市科学技术委员会课题 4 项，参与国家自然科学基金项目 2 项；荣获 2020 年度上海市科技进步奖一等奖及科学技术普及奖二等奖、2022 年度上海市科普杰出人物、2023 年度上海市卫生健康委员会首届健康科普杰出人物等荣誉。

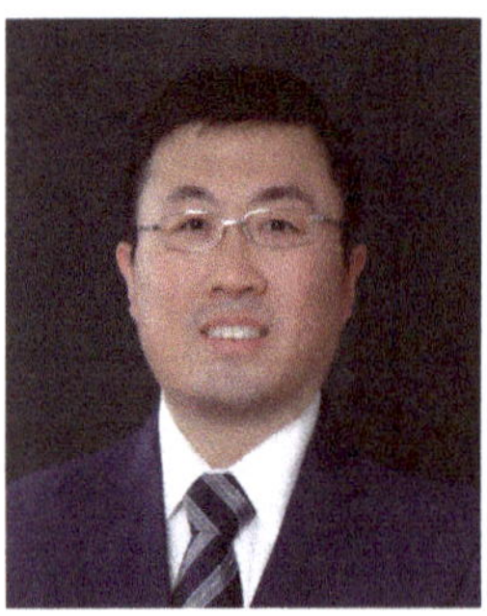

主编 • 赵德平

上海市肺科医院胸外科副主任（主持工作）、主任医师、博士研究生导师。担任中国抗癌协会等多个专业委员会的常委、委员等职务。作为国内微创胸外科领域的开拓者，2013 年率先开展单孔胸腔镜手术，2014 年完成国内首例剑突下单孔胸腔镜肺叶切除术并开发相关器械。2021 年起大规模开展机器人辅助单操作孔、单孔肺切除术及剑突下全胸腺切除术，累计完成机器人手术 1 500 余例，其中单孔手术 800 余例，技术水平国际领先。主持国家自然科学基金等多项课题；以通迅 / 第一作者在 *Signal Transduction and Targeted Therapy* 等国际知名期刊发表 SCI 论文 30 余篇，累计影响因子 180.5 分；主编《胸外科疑难少见病例临床实践》，参编专著 5 部；多次在美国胸外科协会（AATS）年会、欧洲普胸外科医师协会（ESTS）年会等国际会议发言；曾荣获上海市科技进步奖一等奖（2020 年）、中华医学科技奖二等奖（2018 年）等多项荣誉。

当医学遇见漫画

一场肺腑之言“图”个明白

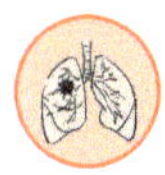

亲爱的读者朋友们，欢迎您翻开这本《漫画肺结节与肺癌真相》。这是一本专为关注肺部健康的您精心打造的医学科普读物。我们深知，肺结节与肺癌的诊断和治疗常常让人感到困惑与焦虑，而医学知识的复杂性更是让人望而生畏。因此，我们选择用生动形象的漫画和通俗易懂的语言，为您揭开肺结节与肺癌的真相，帮助您在轻松阅读中掌握关键知识。

首先，我们将带您从肺结节的基础知识出发，为您详细解析肺结节的分类、磨玻璃结节的特征、肺结节的生长规律，以及 CT 检查的选择与解读。我们还将探讨肺结节的大小、密度与浸润程度之间的关系，帮助您更好地理解 CT 报告中的专业术语。

其次，在掌握了肺结节基础知识的基础上，我们将为您提供实用的建议，帮助您进一步辨析肺结节的应对策略。发现磨玻璃结节后该如何处理？是选择手术还是随访？手术时机如何把握？除了传统手术，消融治疗、立体定向放射治疗等新兴治疗手段又有哪些优势？这些问题都将在书中一一解答。

对于需要手术治疗的患者，本书详细介绍了从开胸手术到单孔微创、机器人手术的演变过程，以及术前定位、术中冰冻病理检查等关键环节。您还将了解到术后快速康复的要点，以及手术对肺功能的潜在影响。同时，为了帮助您深入了解肺结节及肺癌的发病机制，本书还深入探讨了肺腺癌的转移与复发，帮助您理解肺癌的发展规律。

最后，关于肺结节与肺癌常见困惑与疑问，我们希望通过科学严谨的数据和结果，解答关于 CT 检查的风险、手术风险，以及医患共同决策等常见问题，帮助您在治疗过程中做出更明智的选择。

通过阅读这本书，我们希望每一位读者都能：

掌握肺结节与肺癌的基础知识，不再对 CT 报告感到迷茫。

了解肺结节的应对策略，从容面对治疗选择。

认识手术与治疗的最新进展，科学规划健康管理。

理解医患共同决策的重要性，积极参与治疗过程。

现在，就让我们一起翻开这本书，开启这场充满知识与启发的“肺部健康之旅”吧！请记住，了解是预防的第一步，知识是守护健康的有力武器。让我们以轻松的方式，学习严肃的医学知识，共同守护肺腑健康！

祝您阅读愉快，健康常伴！

赵晓刚

擅长以漫画解读医学的胸外科医生

目　录

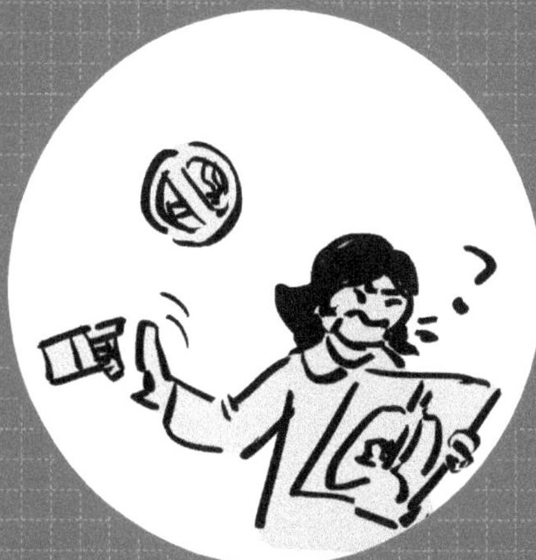

肺结节基础知识

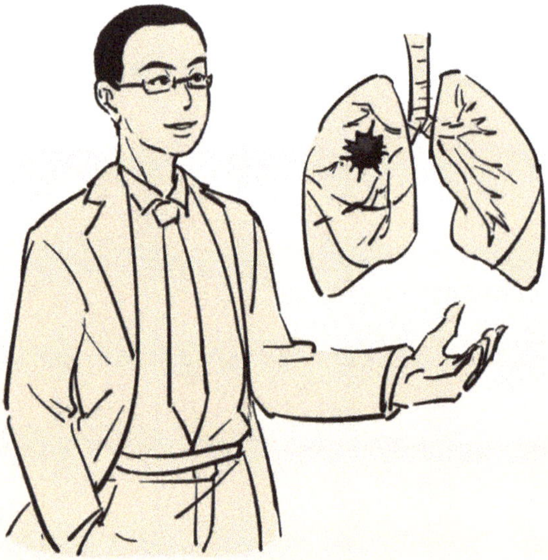

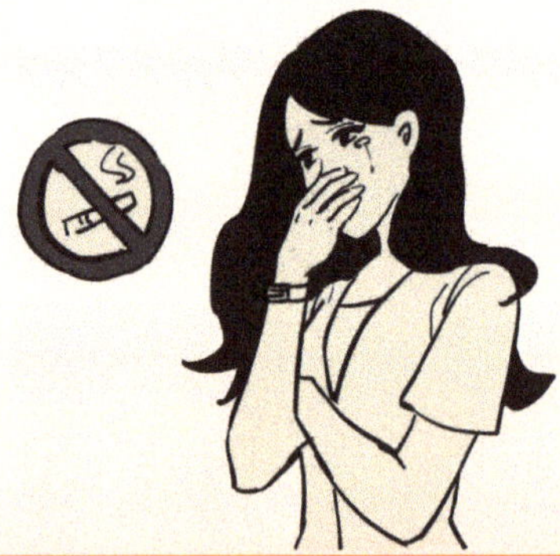

肺结节的分类

在体检报告里看到“肺结节”字样，不少人心里“咯噔”一下，满脑子都是疑惑与担忧。其实，肺结节并非某一种疾病的特定称谓，它指的是在肺部影像学检查中，呈现出的直径小于等于3厘米的类圆形或不规则形病灶。肺结节有多种分类方式，接下来，带你一探究竟，轻松掌握肺结节分类知识。

肺结节分类概览

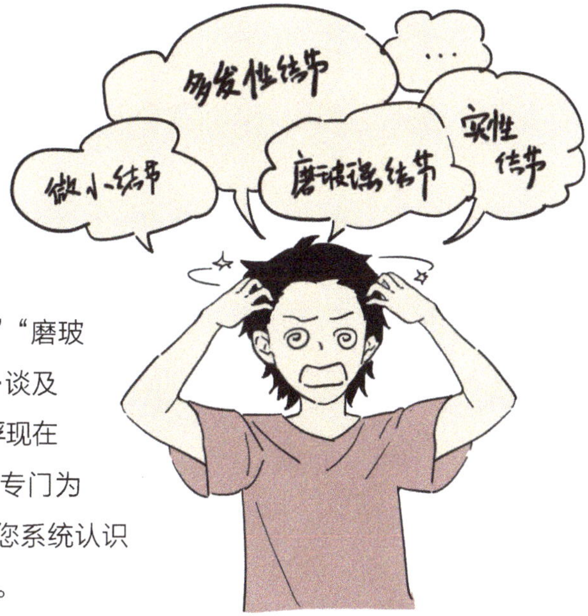

“微小结节”“实性结节”“磨玻璃结节”“多发肺结节”……谈及肺结节，这些名词是否立刻浮现在你的脑海中？今天，我们就专门为大家解读肺结节的分类，助您系统认识肺结节，不再“谈结节色变”。

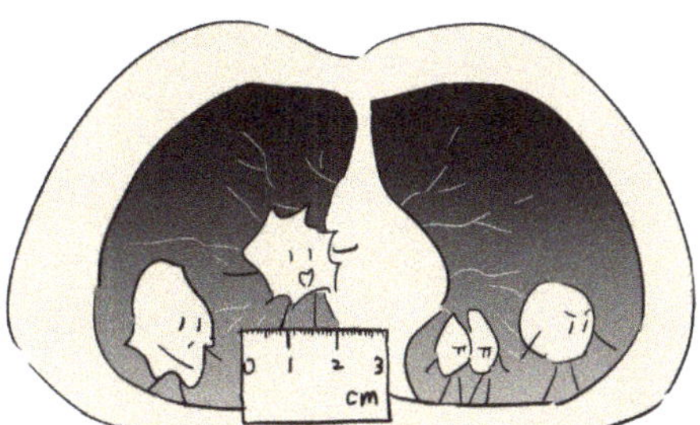

肺结节是指在肺部 CT 影像上，直径在 3 厘米以内，各种大小、边缘清楚或模糊、呈圆形或类圆形的局灶性阴影。根据其数量、大小、密度的不同，肺结节可分为不同类别，接下来为大家详细辨析。

按病灶数量分类

孤立肺结节：单个病灶

多发肺结节：2 个及以上

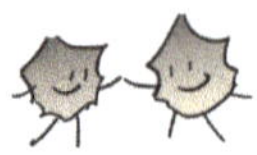

按病灶大小分类

微小肺结节：直径小于 5 毫米→基层医院管理

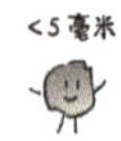

小肺结节：直径 5~10 毫米→有诊治经验的医院管理

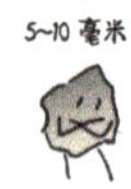

肺结节：直径 10~30 毫米→尽早请有经验的专家诊治

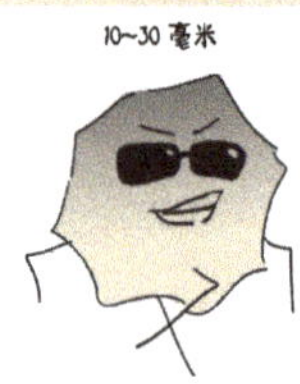

按病灶密度分类

实性肺结节：肺内圆形或类圆形密度增高影，病变密度足以掩盖其中走行的血管和支气管影

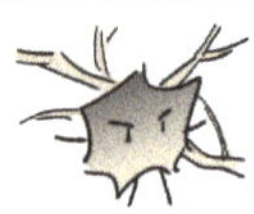

亚实性肺结节

纯磨玻璃结节 (pGGN)：指病灶内无实性成分，不掩盖血管及支气管影像

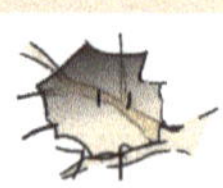

混合磨玻璃结节 (mGGN)：既包含磨玻璃密度影，又包含实性软组织密度影，密度不均匀，部分掩盖血管及支气管影像

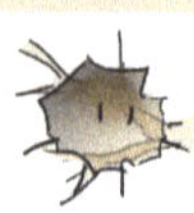

按病灶数量分类

依据肺结节数量的差异，可将其分为孤立肺结节和多发肺结节。

孤立肺结节·单个病灶则被称为孤立肺结节。

多发肺结节·在影像学上表现为 2 个及以上、直径≤30 毫米的局灶性、类圆形、密度增高的肺部阴影。

许多人一听到“多发”，便心生担忧，认为数量越多病情越严重。实际上，评估肺结节的危险程度并非单纯依据数量，而是需要综合结节的大小、形态、密度、边缘情况以及实性成分比例等多方面因素进行判断。

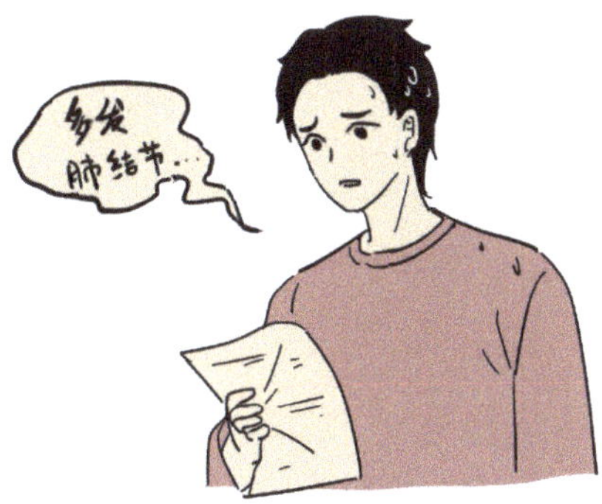

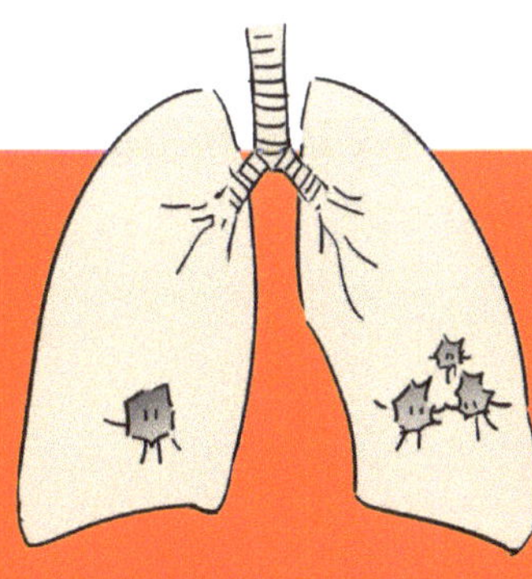

据文献报道，中国肺部多发结节的发病率为 13.26%~45.56%。根据《多发磨玻璃结节样肺癌多学科诊疗中国专家共识（2024 年版）》，多发与单发的肺部磨玻璃结节在临床病理特征上并无差异，主要取决于主病灶，即影像学上长径最大或实性成分占比（CTR）最高、提示恶性征象最明显的病灶。

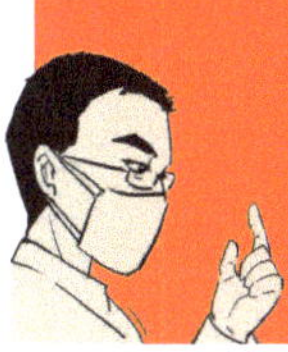

按病灶大小分类

按照肺结节大小的不同，可将其分为微小肺结节（ <5 毫米）、小肺结节（5~10 毫米）和肺结节（1~3 厘米）。不同大小的结节，处理方式也有所不同。

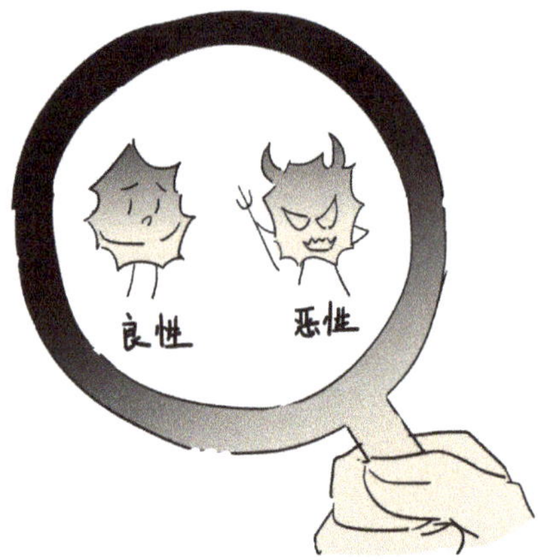

微小肺结节 · 直径 <5 毫米，无论是实性还是磨玻璃样，通常无需特殊处理，只需定期随访观察，因为 95% 以上的微小结节均为良性。

小肺结节 · 直径 5~10 毫米，需要结合结节的形态、密度、边缘等特征进行综合判断，以决定是继续随访还是进行治疗。

肺结节 · 直径 1~3 厘米，需要明确其性质，可通过分析结节的密度、形态来判断其良恶性。

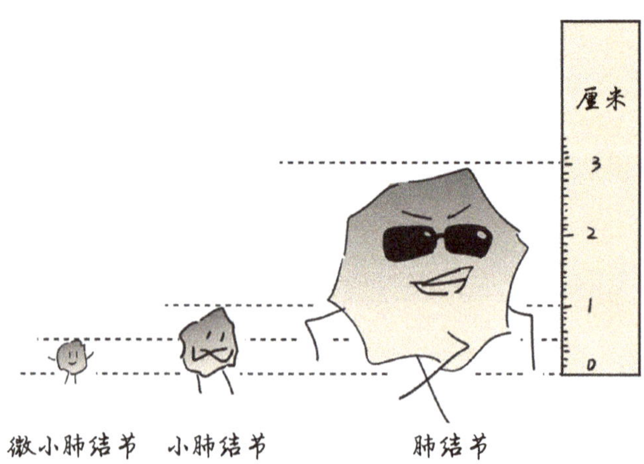

按病灶密度分类

根据 CT 中观察到的结节密度，肺结节可分为实性肺结节和亚实性肺结节。

实性肺结节·在 CT 图像上呈现高密度，且结节内无法看到血管和支气管影。

亚实性肺结节·包括纯磨玻璃结节（pGGN）和混合磨玻璃结节（mGGN，部分实性结节）。其中，纯磨玻璃结节内部可见血管和支气管影的稍高密度影，而混合磨玻璃结节内部分区域的支气管和血管影被更高密度的白色阴影遮盖，部分区域密度稍低、未被遮盖，即该结节一部分为实性密度影，另一部分为纯磨玻璃影。

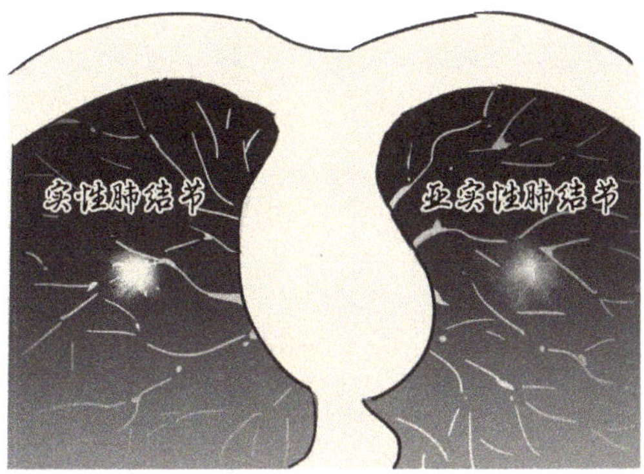

也有学者提出，混合磨玻璃结节可进一步分为“真假”：“真混合磨玻璃结节”指在CT图像的纵隔窗位仍可看到实性成分，其风险相对较高；“假混合磨玻璃结节”指在CT图像的肺窗位可见、纵隔窗位不可见实性成分，风险相对较低，也称为异质性混合磨玻璃结节。

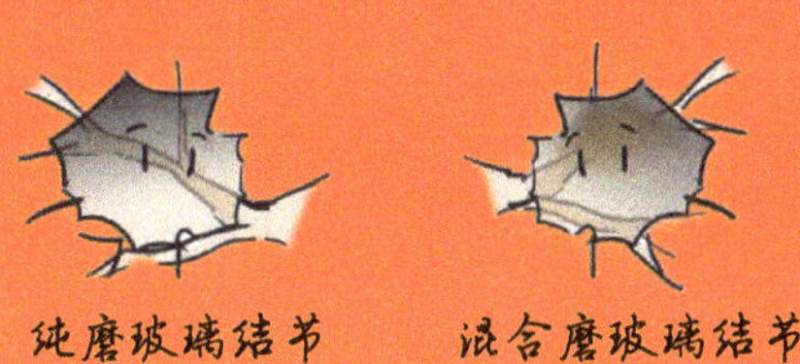

按危险程度分类

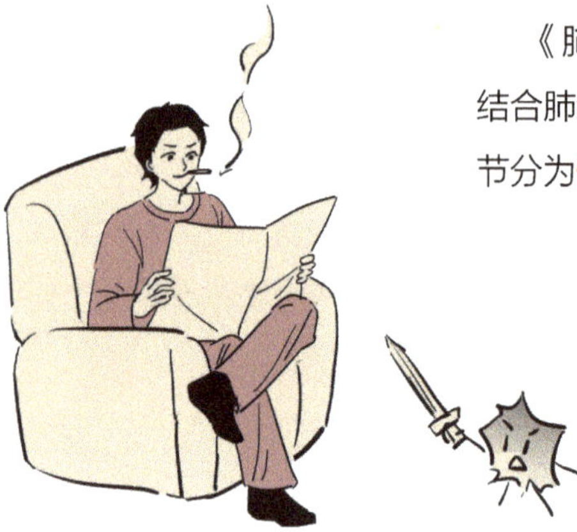

《肺结节诊治中国专家共识（2018 年版）》结合肺结节影像学检查和临床处理规范，将肺结节分为低危险度、中危险度和高危险度三类。

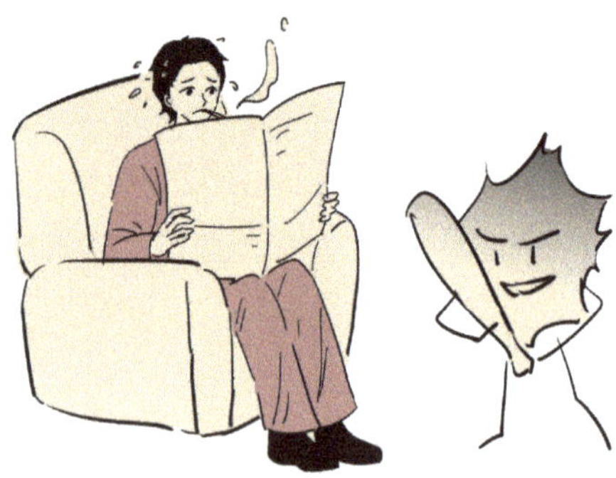

低危险度肺结节·直径<5 毫米，纯磨玻璃结节，实性结节，这类结节安全性较高。

中危险度肺结节·包括以下几种。

- 直径 6~15 毫米，实性结节且无明显恶性 CT 征象。
- 直径≤8 毫米，部分实性结节。
- 直径>6 毫米，纯磨玻璃结节。

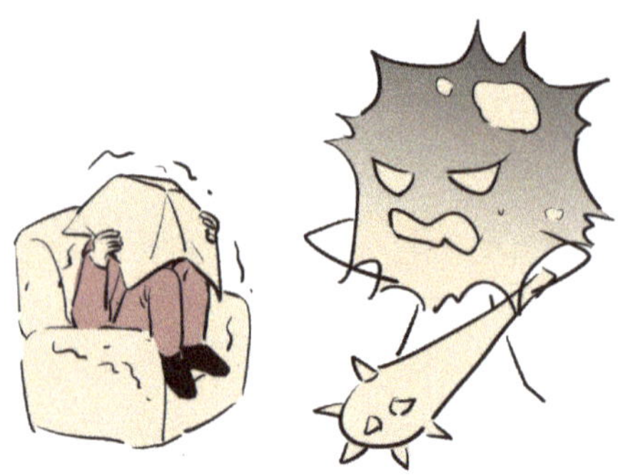

高危险度肺结节·包括以下几种。

- 直径>15 毫米，实性结节。
- 肺结节位于肺上叶。
- 直径 8~15 毫米，且有分叶、毛刺、胸膜牵拉征、支气管中断、空泡征、小泡征、偏心厚壁空洞等恶性肿瘤征象的结节。
- 直径>8 毫米，混合磨玻璃结节。

总结：肺结节“三看”

相信通过上述介绍，大家对肺结节有了更深入的认识。最后为大家总结发现肺结节后的“三看”原则。

一看结节的 CT 影像学密度表现• 判断是实性结节、纯磨玻璃结节还是混合磨玻璃结节。

二看高危因素• 即年龄≥40 岁且具有以下任一危险因素者：吸烟≥20 包年（或 400 年支），或曾经吸烟≥20 包年（或 400 年支）且戒烟时间＜15 年；长期处于二手烟环境；有环境或高危职业暴露史（如石棉、铍、铀、氡等接触者）；合并慢性阻塞性肺疾病、弥漫性肺纤维化或既往有肺结核病史；既往罹患恶性肿瘤或有肺癌家族史。

三看结节大小• 明确是微小结节、小结节还是结节。

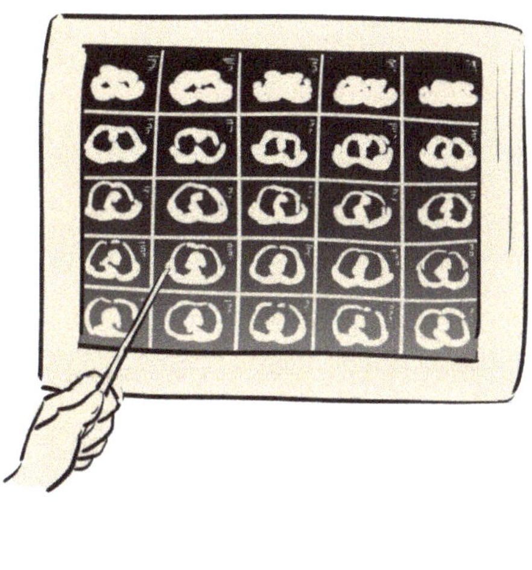

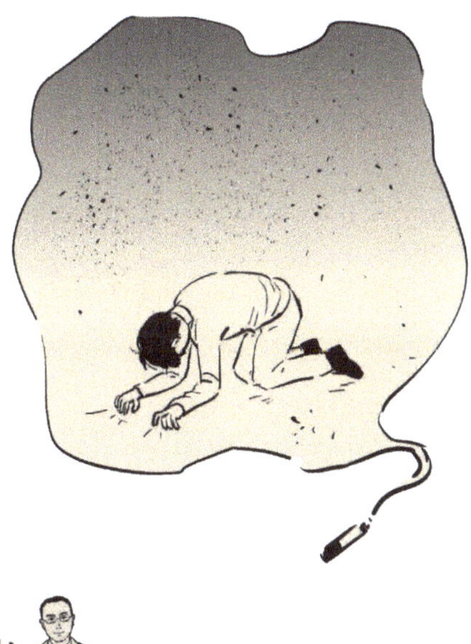

「漫画肺结节与肺癌真相」

希望大家对肺结节能有正确的认识，既不盲目恐惧，也不盲目乐观，遵循医嘱规律复诊、及时就医！

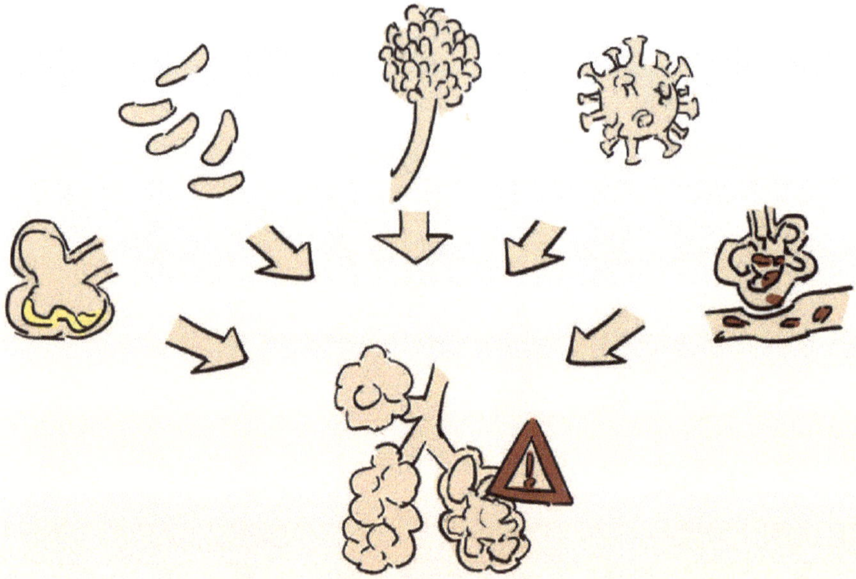

磨玻璃结节是什么

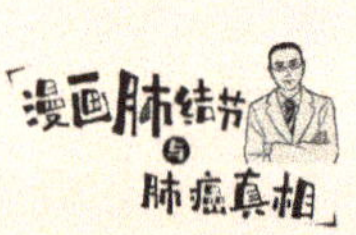

为什么叫“磨玻璃结节”？之所以称为“磨玻璃结节”，是因为这种结节在 CT 上比周围肺组织密度稍高，呈现“浅灰色”或“半透明”状态，而周围正常肺组织在 CT 上呈现“黑色”，通过密度测量可加以辨认。这种密度变化与生活中经过研磨或喷砂处理的磨砂玻璃极为相似，为便于理解，俗称为磨玻璃结节或毛玻璃结节。

磨玻璃结节的由来

磨玻璃结节是一种影像学表现，并不等同于某种疾病。实际上，磨玻璃结节这一概念很早就已提出。

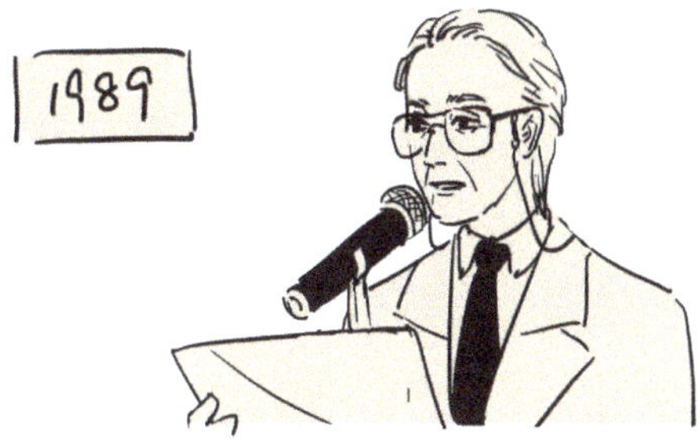

- 1989 年，美国加利福尼亚医疗中心的放射学专家甘苏（Gamsu）首次报道了磨玻璃结节，它指的是在肺部高分辨率 CT 上呈现的磨玻璃样密度增高影。不过当时相关研究较少，对这种结节的性质也缺乏深入探究。
- 1993 年，法国放射科医生雷米 - 雅尔丹（Remy-Jardin）在《胸部影像学杂志》（*Journal of Thoracic Imaging*）上首次对其进行了系统定义。这篇报道不仅加深了临床医生和放射科医生对该结节的认识，也让病理医生对磨玻璃结节有了初步印象。
- 1996 年，英国费莱舍尔（Fleischner）学会将磨玻璃结节定义为表现为磨玻璃密度增高影，且能显现其下肺血管和肺支气管影的影像学特征。
- 此后，随着临床、影像学研究的不断深入，学术交流日益频繁，临床数据和经验不断积累，人们对磨玻璃肺结节的认识及肺癌的分类都发生了巨大变革。

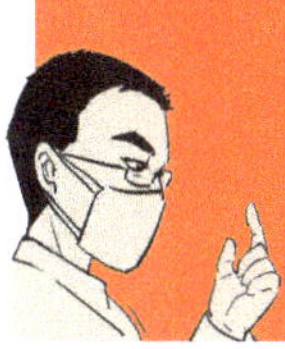

随着高分辨率 CT 的普及和人们保健意识的增强，肺癌筛查逐渐推广，肺结节的检出率越来越高，自然而然受到人们的重视。目前，我国肺结节的检出率为 20%~80%，其中，在接受低剂量 CT 筛查的中国人群中，磨玻璃结节占肺结节的 20%~40%。

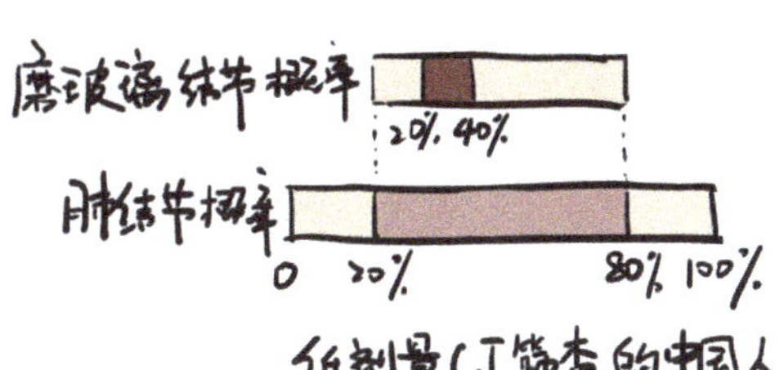

为什么会有磨玻璃结节

纯磨玻璃结节内部的细支气管与血管影往往清晰可见，就像鸡蛋清一样，能看到其中的结构；而混合磨玻璃结节内部的细支气管与血管影常被遮挡，与周围较低密度的磨玻璃结节共存，类似蛋清包绕着蛋黄。

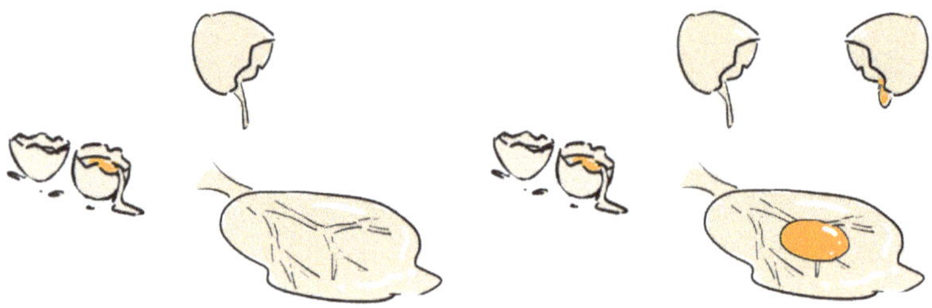

究竟在哪些情况下会检出磨玻璃结节呢?

西医认识・从西医角度来看，任何导致肺泡腔充气程度改变的疾病，如炎症、结核、真菌、感染、肺泡出血等良性病变，都可能表现为磨玻璃结节。

中医认识・尽管磨玻璃结节的概念起源于西方，但近年来中医对其产生机制也有了一定的研究成果可供参考。中医认为，磨玻璃结节的形成可能是由于先天禀赋不足，或后天因情志、饮食、劳逸失当导致正气不足、肺气亏虚，也可能是外感六淫或受到环境因素等外邪侵袭肺部，损耗肺气，经过一系列病理变化，在肺部形成磨玻璃结节。

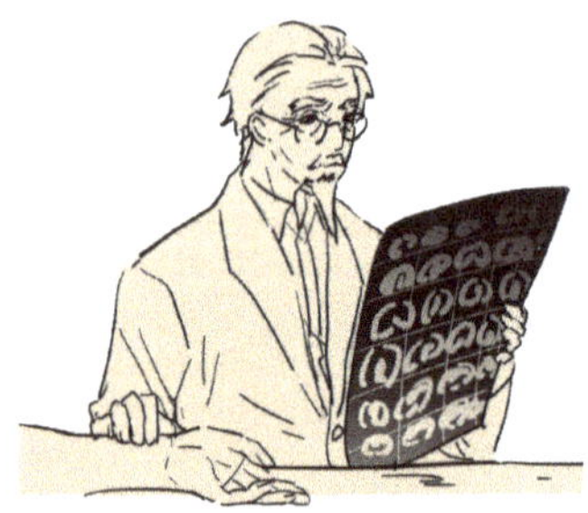

「漫画肺结节与肺癌真相」

总体而言，肺部出现磨玻璃结节不必过度恐慌，这类结节性质多样，不一定意味着患有肺癌。

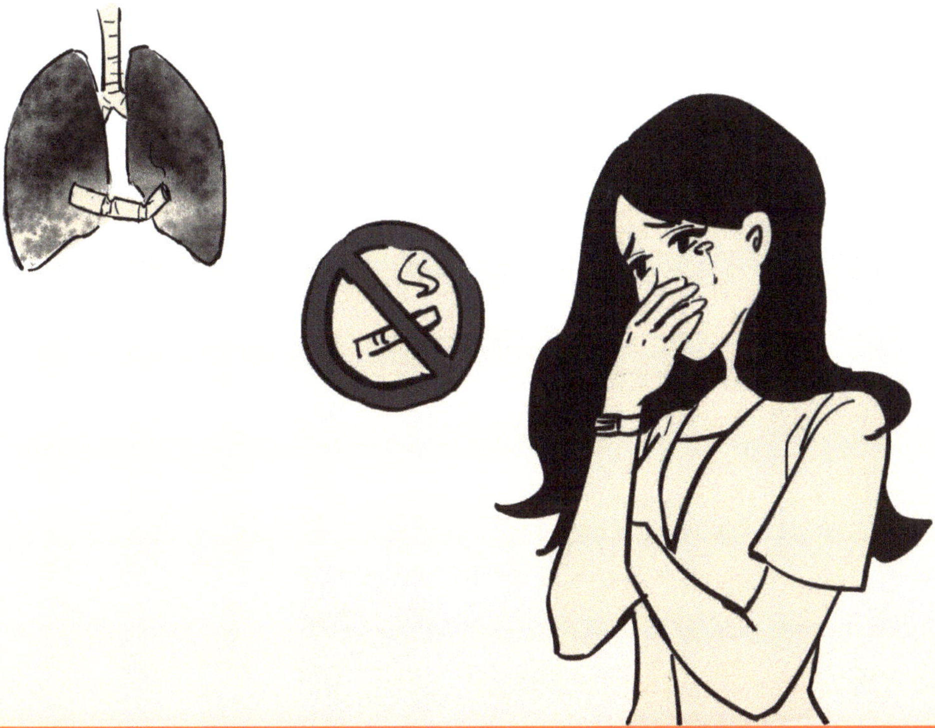

为什么从不吸烟却患上肺癌

从不抽烟却突然患上肺癌，这让很多人感到困惑。吸烟确实与肺癌关系密切，但不吸烟并不意味着就不会患肺癌！

虽然吸烟是肺癌的主要诱因，但并非唯一因素。近年来，与吸烟相关的肺癌死亡人数逐年下降，而不吸烟人群患肺癌的比例却逐年上升。据统计，全球约 20% 男性肺癌患者和约 50% 女性肺癌患者从不吸烟。在亚洲，非吸烟女性肺癌患者数占肺癌总人数的比例高达 60%~80%。

非吸烟人群肺癌重要诱因：PM2.5

空气污染程度与肺癌发病率呈显著正相关，其中空气污染物 PM2.5 是导致非吸烟人群患肺癌的重要因素之一。

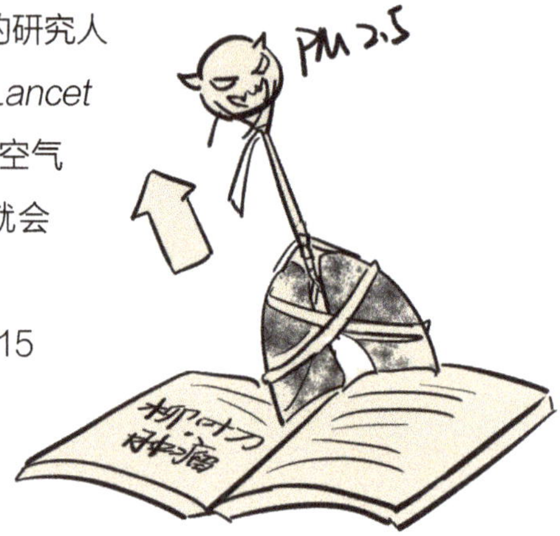

- 2013 年，瑞典卡罗林斯卡医学院的研究人员在权威杂志《柳叶刀 · 肿瘤》（*The Lancet Oncology*）上发表研究成果，每立方米空气中 PM2.5 增加 5 微克，肺癌的发病率就会增加 18%。
- 2021 年，国家癌症中心发表的《2015 年中国癌症发病与死亡统计》报告显示，PM2.5 在中国的肺癌死因中占比 23.9%，远高于全球水平的 16.5%。

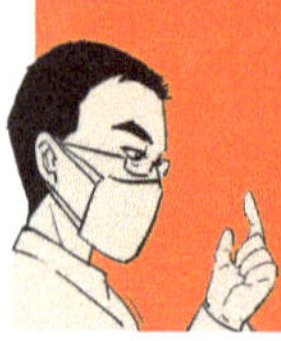

PM 是指空气中的微小颗粒物，其大小通常以微米为单位，主要包括 PM10、PM5、PM2.5 和 PM0.1。其中，PM2.5 是指空气中直径 ≤2.5 微米的颗粒物，大约是人头发丝粗细的 1/20。简单来说，PM2.5 被吸入肺后，会促使肺癌的“种子”发芽。

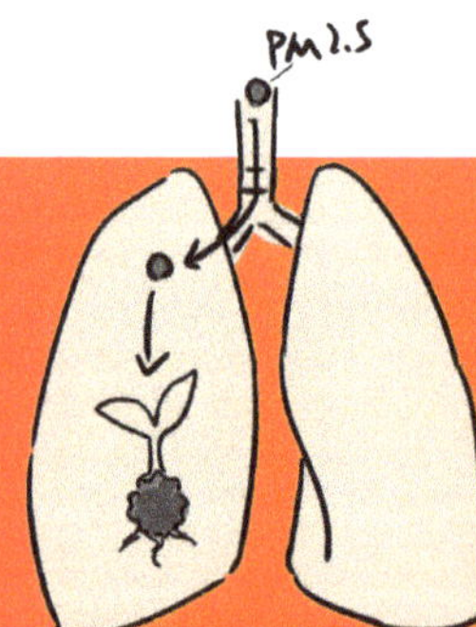

PM2.5 诱发肺癌的机制

人体的鼻腔、咽喉能够阻挡直径 >5 微米的颗粒物；而直径 <3 微米的颗粒物，有 50%~60% 会沉积到肺泡内。被吸入肺内的 PM2.5 会被人体免疫系统排出的吞噬细胞清除，但无法彻底清除。残留的 PM2.5，一部分会沉积在肺泡内，另一部分则会通过肺部毛细血管进入血液，进而对人体造成损害。

2023 年 4 月，英国研究人员在顶级科研期刊《自然》(*Nature*) 上发布研究显示，PM2.5 并非直接诱发肺组织癌变，而是营造一个炎症环境，使原本就携带致癌突变基因的正常肺泡细胞发生恶变。也就是说，空气污染物并非直接导致肺泡细胞癌变，而是将携带突变基因的正常肺泡细胞推向了癌变的道路。

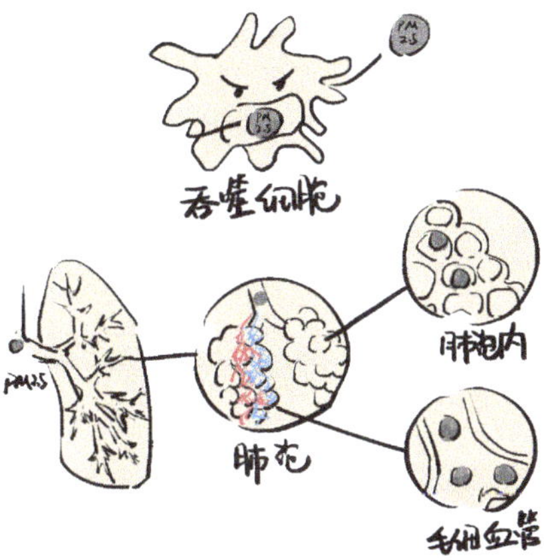

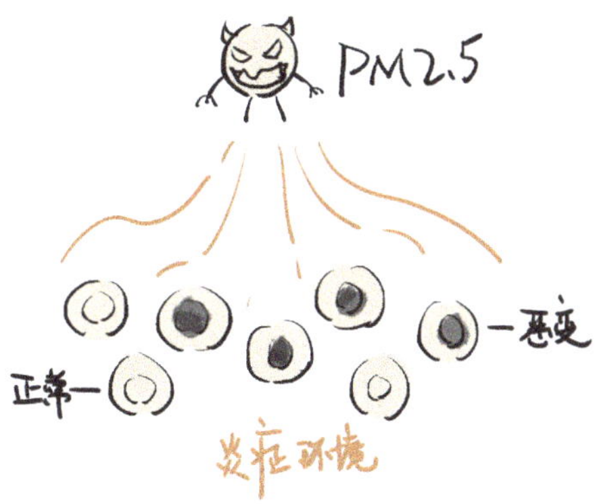

漫画肺结节与肺癌真相

因此，我们要及时关注所在地区的空气质量状况，在户外活动时做好健康防护措施，降低 PM2.5 的暴露及吸入风险；日常出行中选择清洁交通工具（如公共交通、自行车等），坚持绿色低碳的生活方式，为改善空气质量贡献自己的一份力量！

吸烟仍是肺癌最大诱因

然而，需要明确的是，空气污染带来的肺癌风险远远低于吸烟的危害，所以千万不能抱有侥幸心理，认为偶尔吸根烟无关紧要！

吸烟是肺癌的元凶 • 20 世纪 50 年代就已证实吸烟会增加诱发肺癌的可能性，全球约 85% 的肺癌病例与吸烟有关。吸烟依然是导致肺癌死亡率上升的首要原因。

• 与不吸烟者相比，吸烟者患癌症的危险性要高 4~10 倍，重度吸烟者更是高达 10~25 倍。

• 医学统计表明，每天吸烟 25 支以上者患肺癌的概率是不吸烟者的 25 倍。

被动吸烟也会引发肺癌 • 研究显示，丈夫吸烟的妻子患肺癌的发生率是夫妻均不吸烟家庭妻子的 2 倍！烟雾中含有亚硝胺、多环芳香烃、芳香胺等致癌物质，这些有毒化合物被人体吸入肺内后，会顺着支气管到达肺泡组织，再通过血流扩散到全身，对人体造成危害。

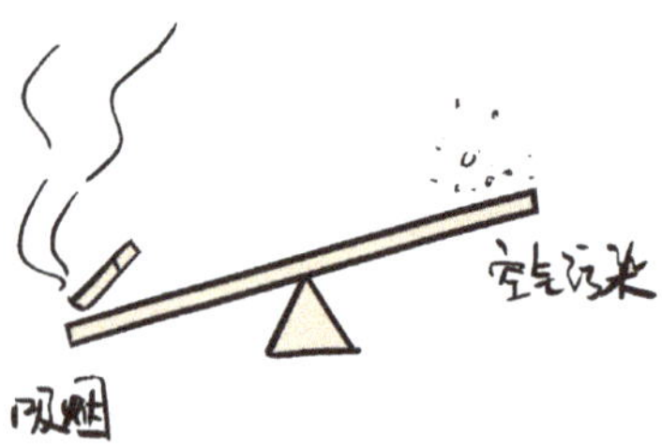

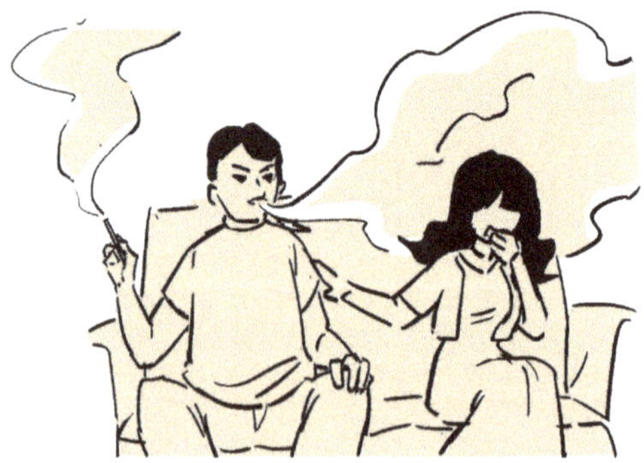

漫画肺结节与肺癌真相

因此，为了远离肺癌，我们不仅自己不能吸烟，还要尽量远离吸烟人群。

肺癌的其他诱因

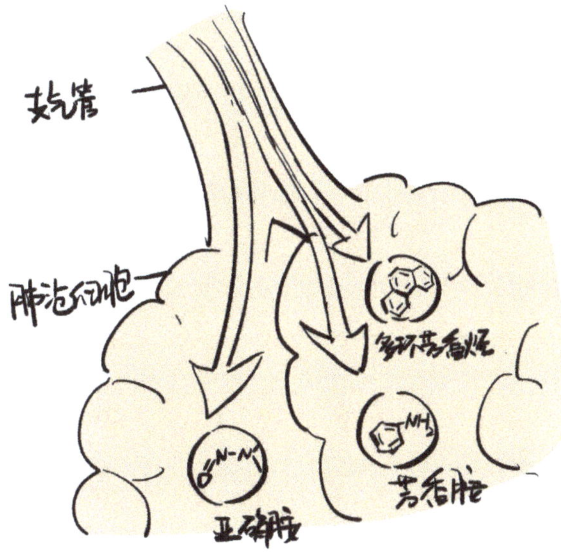

职业暴露·如在化工行业中，工作时接触石棉、砷及其化合物的工人是肺癌的易患职业人群，这些有害物质长期作用于人体，会对肺部组织造成严重损害，显著增加患癌风险。

不良生活习惯·比如很少摄入新鲜蔬菜和水果、不爱运动及体育锻炼、长期酗酒、长期熬夜等也在潜移默化地影响着我们的健康，降低身体抵御癌症侵袭的能力。

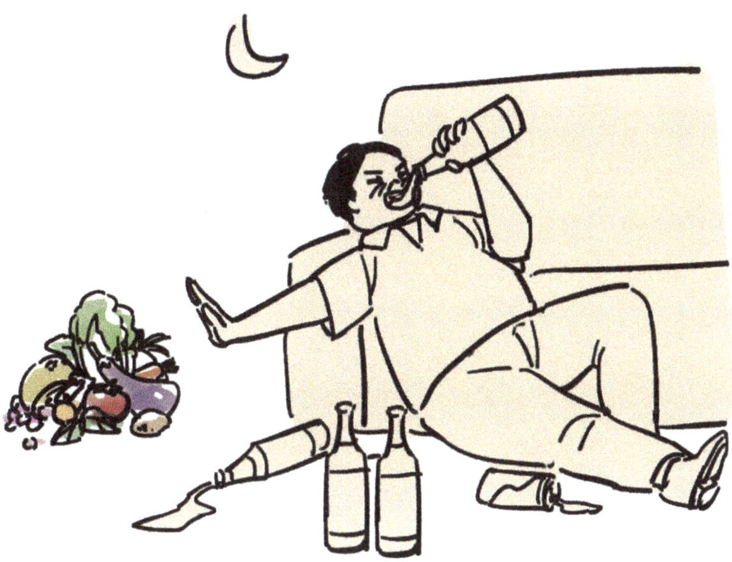

总结

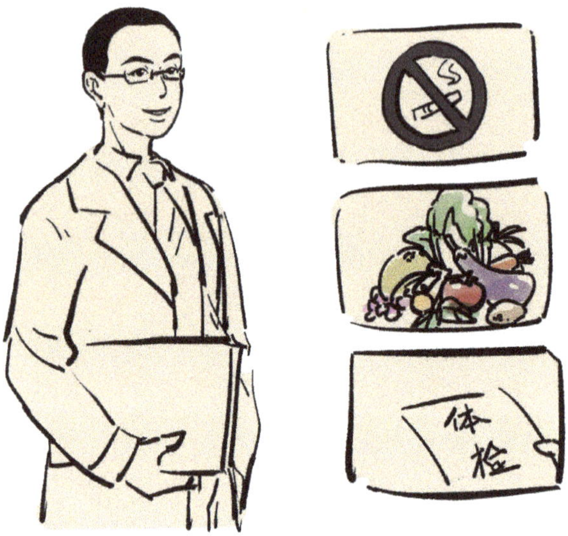

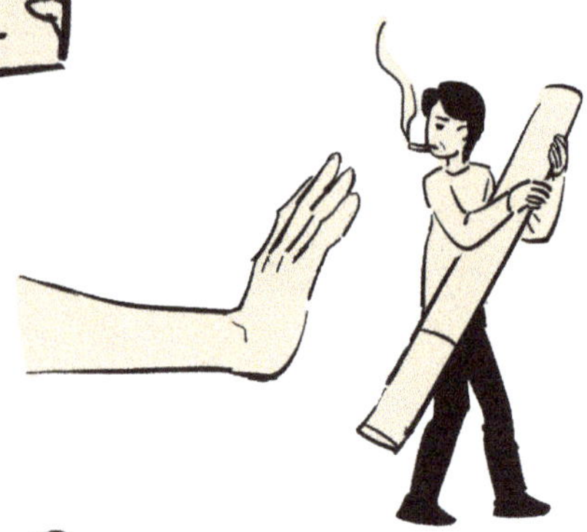

漫画肺结节与肺癌真相

- 因此，为了我们的健康，应该养成健康的生活习惯。在饮食上，注重均衡摄入各种营养，保证身体所需的各类物质充足供应。同时，从事高危行业的人群，由于面临更高的患癌风险，定期体检尤为重要，通过科学的筛查手段，能够及时发现肺癌发生的可能性，做到早发现、早治疗。
- 肺癌的预防，是一场需要我们从当下就开始行动的持久战。让我们从现在做起，远离肺癌威胁，拥抱健康生活！

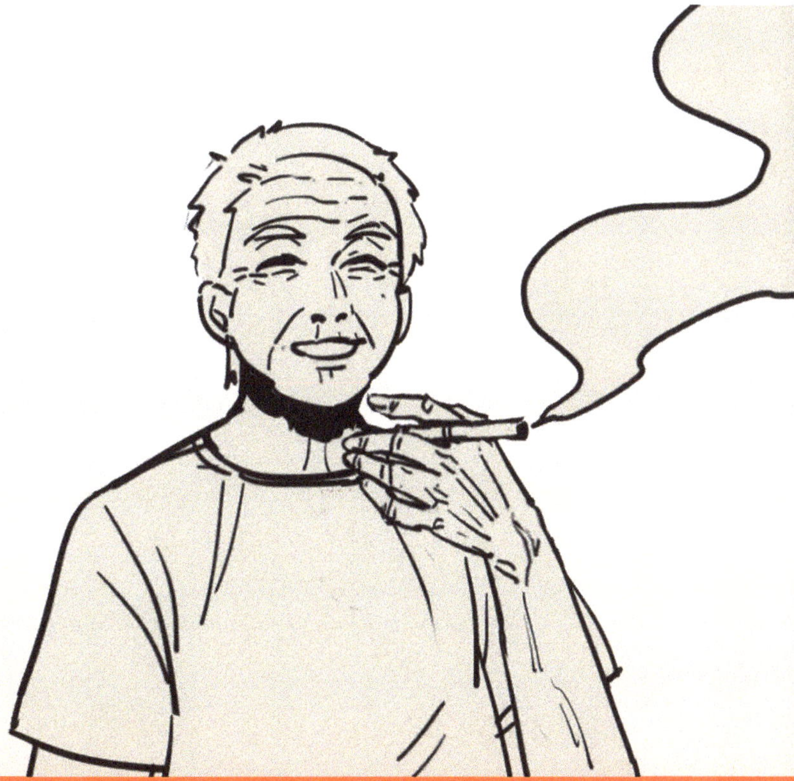

吸烟与肺癌的关系

吸烟会对人体健康产生极其严重的负面影响，其中最令人担忧的是它与癌症之间的密切关联。科学研究已经明确指出，吸烟是导致多种类型癌症，尤其是肺癌的主要原因之一。这一结论在医学界和公共卫生领域得到了广泛的认同，并且已经成为不争的事实。此外，世界卫生组织（WHO）也将吸烟列为人类面临的“第五大威胁”，仅次于战争、饥荒、瘟疫和环境污染这四大全球性问题。WHO 的这一立场强调了全球范围内对抗吸烟行为的紧迫性和重要性，旨在提醒人们认识到吸烟对个人和社会造成的广泛影响，并鼓励采取有效的措施来降低吸烟率，从而改善公共健康状况。

吸烟导致基因突变

在日常生活中，不少人心中都存在着这样的困惑：我们身边不乏一些烟龄长达一辈子的人，可他们却幸运地与肺癌擦肩而过。刊载于国际顶级学术期刊《自然》（*Nature*）的子刊《自然遗传学》（*Nature Genetics*）上的研究，对这一问题进行了详细分析与探讨。该研究通过对 33 名 11~86 岁参与者肺部近端支气管的基底细胞进行基因测序，得出以下结论。

- 吸烟确实会导致肺部细胞的基因突变频率增加。吸烟量越大，基因突变的累积越多，这与肺癌的发生密切相关。
- 基因突变是癌症发生的根本原因。吸烟中的致癌物质会直接损伤 DNA，导致细胞失去正常的生长调控机制，最终可能发展为癌细胞。
- 当吸烟量达到一定程度（如超过 23 包年）后，基因突变的频率并未继续上升，而是趋于平稳。但是并不是吸烟时间越久，人体就会对肺癌产生免疫力！

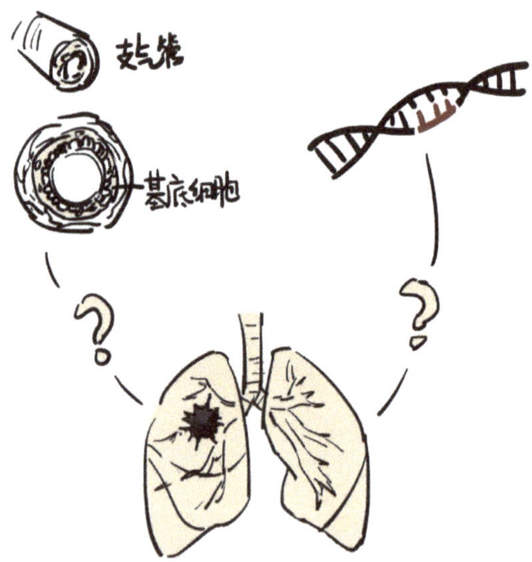

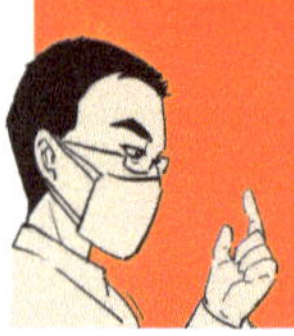

从癌症发生的基本原理来看，任何癌症的出现追根溯源都是基因突变的结果。各种致癌因素如同“捣乱分子”，在它们的作用下，正常细胞内的基因发生突变，进而使得原本规规矩矩的正常细胞“改头换面”，变成了具有异常形态和功能的异型细胞，也就是癌细胞。而在众多致癌因素中，吸烟无疑是导致肺癌最为常见的“罪魁祸首”之一。

早戒烟可降低肺癌患病率

自 1960 年以来，英国肺癌病死率显著下降，这主要归功于大量民众选择戒烟。美国癌症协会的研究揭示，与持续吸烟者相比，成功戒烟能显著降低癌症死亡风险，甚至可将其降至与从未吸烟者相近的水平。尤为引人注目的是，若在 35~44 岁成功戒烟，相较于继续吸烟者，其死亡风险可降低多达 89%。

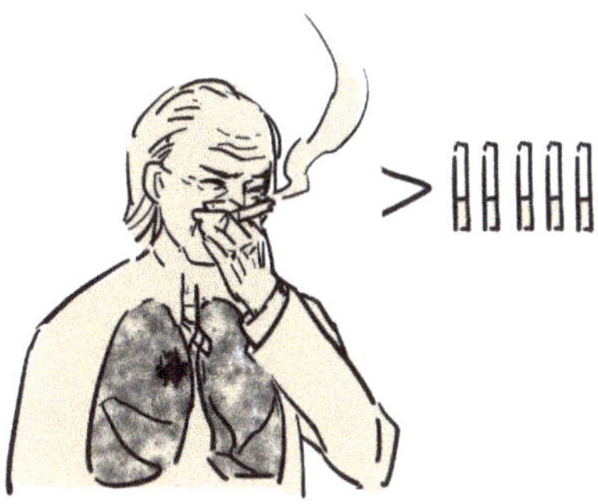

诚然，现实中存在一些长期吸烟的“老烟枪”未患肺癌的情况。然而，将自身健康押注于吸烟是否会导致肺癌，无异于参与俄罗斯轮盘赌。尽管有人在这场危险的游戏中暂时幸免，但我们为何要主动扣动那危险的扳机呢？

吸烟对健康的威胁是全方位的，且不容小觑，不仅增加癌症风险，还会损害心脏、肺、血管等多个重要器官。吸烟带来的健康风险具有不确定性和不可预测性，无人能确切预知自己何时会成为吸烟相关疾病的受害者。

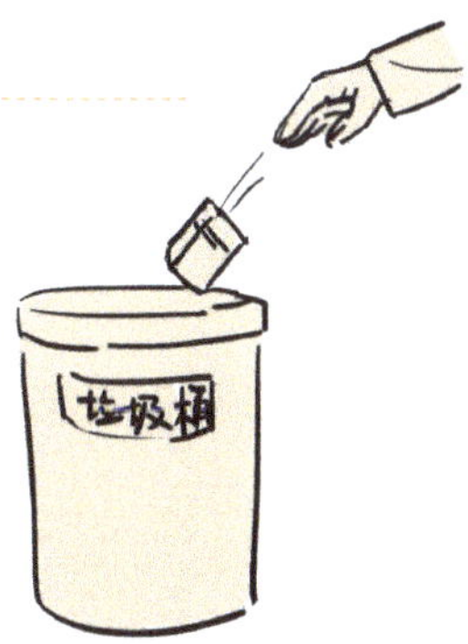

漫画肺结节与肺癌真相

因此，不吸烟以及尽早戒烟，避免以身体为赌注，才是对自身生命健康高度负责的正确选择。我们应珍视自己的身体，远离烟草的侵害，拥抱健康的生活方式。

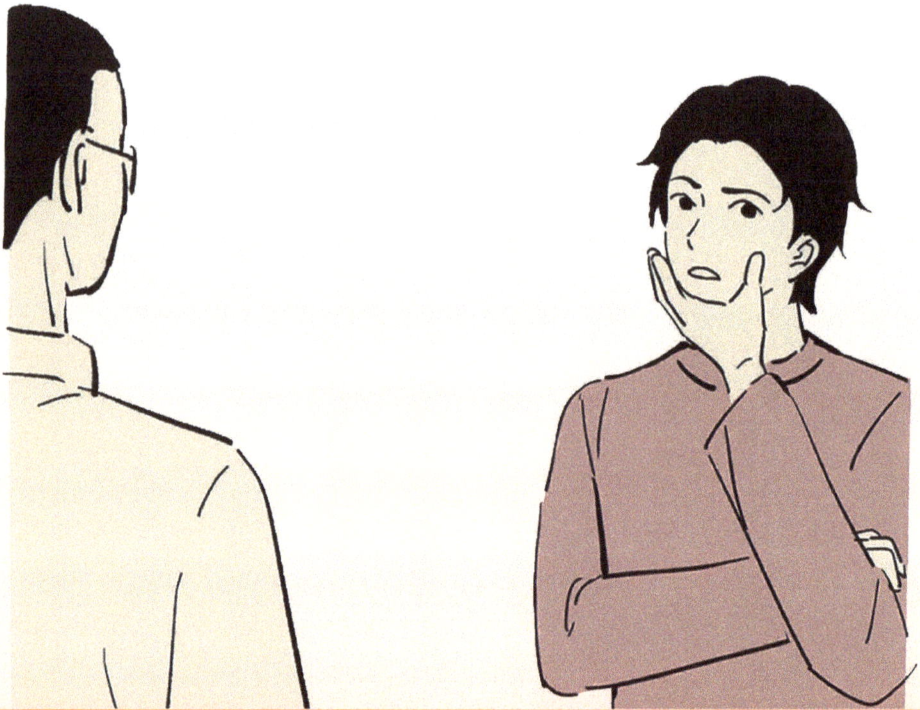

肺磨玻璃结节生长规律

「漫画肺结节与肺癌真相」

赵主任，我最近在体检中发现了一个肺部的磨玻璃结节，这让我感到有些担忧。在最近的一次复查中，医生告诉我这个结节并没有增大，因此暂时不需要过于担心。但是，我还是希望能够更准确地了解和判断这个磨玻璃结节的情况。请问，我们应该如何准确地判断磨玻璃结节是否有所增长呢？

磨玻璃结节如何测量

磨玻璃结节的生长情况主要通过 CT 扫描来判断。研究表明，如果结节的直径增加超过 2 毫米，或者纯磨玻璃结节中出现实性成分，我们就认为结节在生长。此外，有些结节虽然直径没有变大，但密度增加，这种情况也需要重点关注。

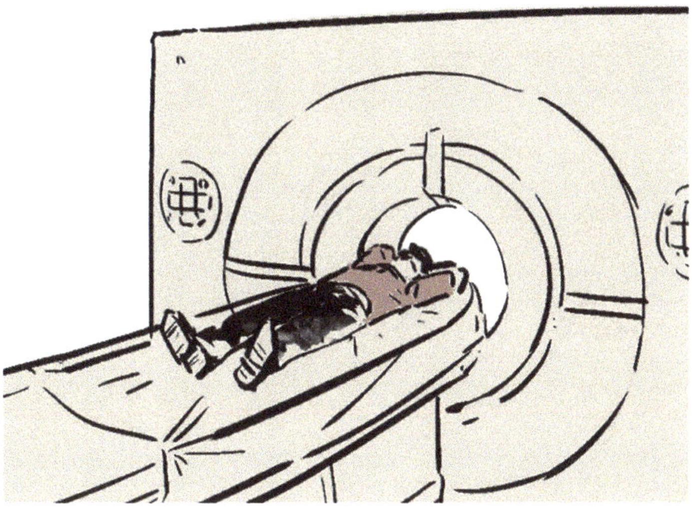

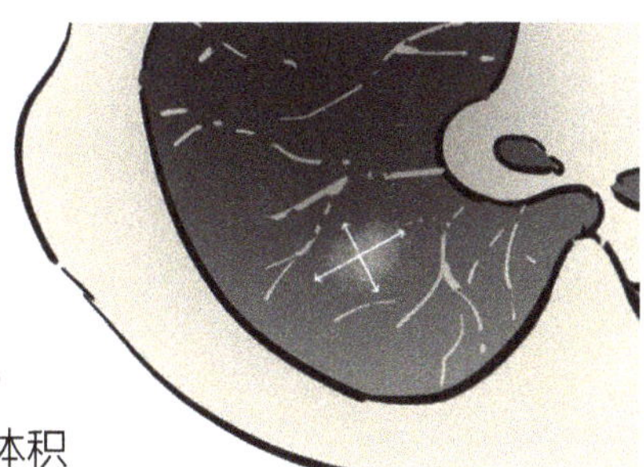

人工测量磨玻璃结节直径的误差约为 1.72 毫米，而机器辅助半自动测量的误差最大可达 2.1 毫米。因此，我们也会参考结节的体积或质量来判断其生长情况。不过，这些测量方法都存在一定的误差范围。例如，对于直径大于 5 毫米的磨玻璃结节，体积测量的误差范围为 -17.3%~29.5%；质量测量的误差区间为 -17.7%~20.6%。

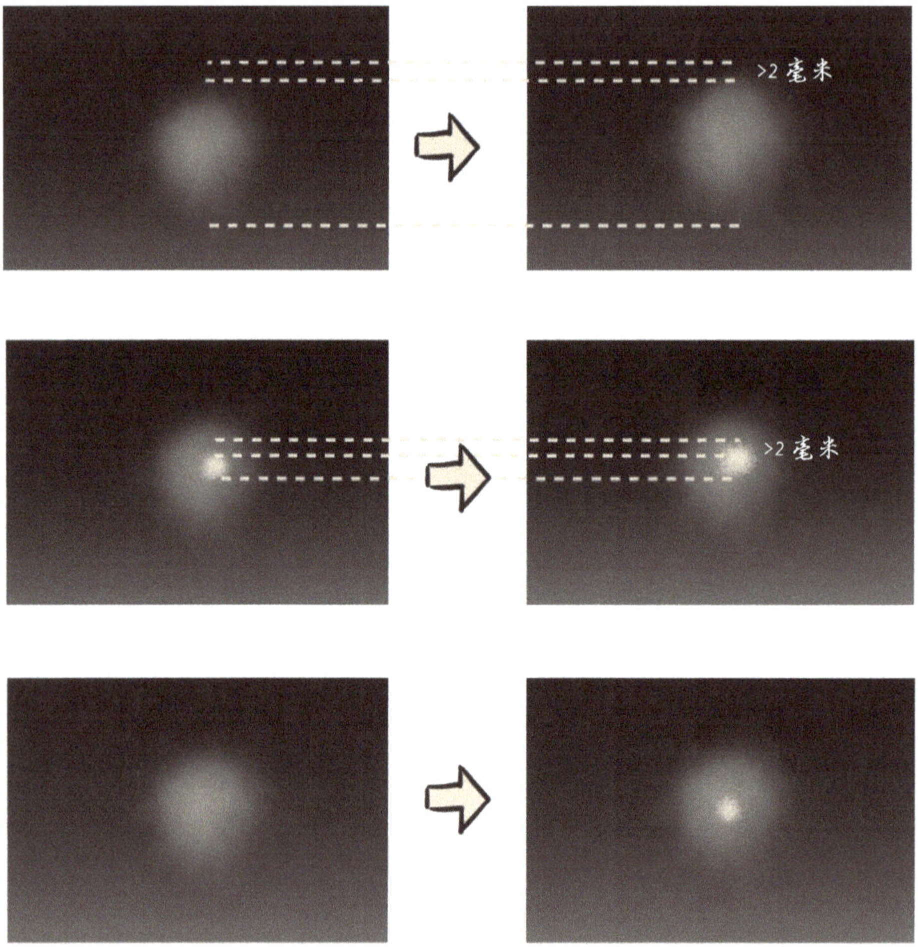

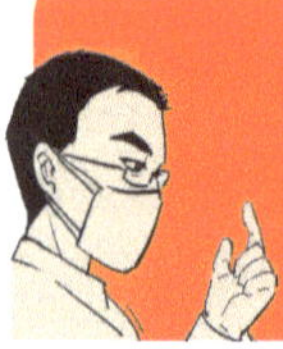

目前，行业内判断磨玻璃结节是否生长有两项标准：一是磨玻璃结节的整体直径或其内部实性成分的直径增加超过2毫米；二是纯磨玻璃结节中出现新的实性成分。

磨玻璃结节多久会“长大”

说到磨玻璃结节的“长大”，就不得不提及体积倍增时间（VDT）和质量倍增时间（MDT）这两个概念，它们是在磨玻璃结节随访过程中常用的描述结节生长速率的指标，分别指结节的体积或质量增大一倍所需的时间。

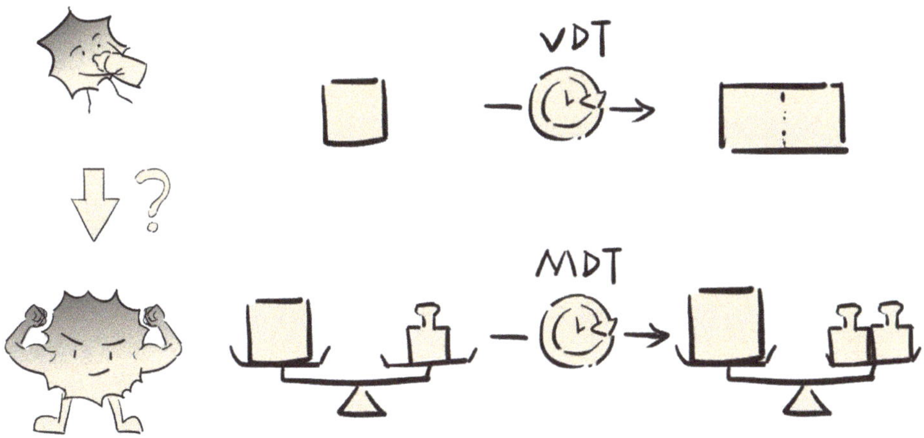

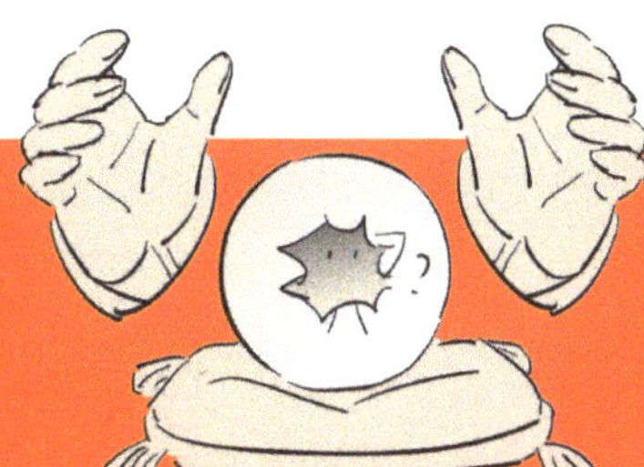

研究发现，纯磨玻璃结节的 VDT 为 1 832 天；实性成分小于 5 毫米的混合磨玻璃结节，平均 VDT 是 1 228 天，而实性成分大于 5 毫米的平均为 759 天。在 MDT 方面，纯磨玻璃结节的平均 MDT 为 1 556 天；实性成分小于 5 毫米的混合磨玻璃结节为 1 199 天，而实性成分大于 5 毫米的为 627 天。

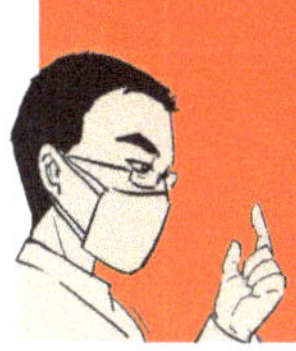

由此可见，实性成分大的混合磨玻璃结节生长速度更快，需要更频繁地进行 CT 随访。

如何预测哪些肺结节会“长大”

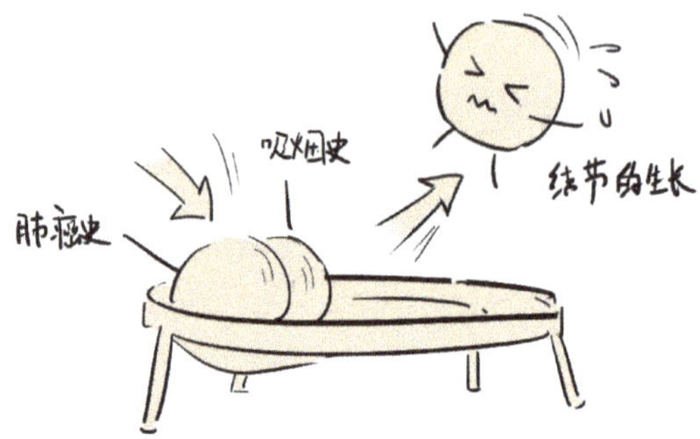

既往的肺癌病史和吸烟史·日本学者中川（Nakagawa）的研究发现，肺癌既往史是能够预测磨玻璃结节生长的独立危险因素。韩国学者肯（Ken）进一步对混合磨玻璃结节和纯磨玻璃结节进行细分，发现既往的个人肺癌病史是混合磨玻璃结节生长的独立预测危险因素。

肺部结节的直径和实性成分·一般来说，结节越大，生长速度越快。首次进行胸部 CT 检查时发现的磨玻璃结节直径，是预测结节生长的重要指标。如果结节直径超过 10 毫米，大约有 42.9% 的结节会出现增长，而直径小于 5 毫米的结节仅有 7.7% 会增长。

纯磨玻璃结节、混合磨玻璃结节及其中实性成分的大小·在一项国外的长期研究中，3 年内保持稳定的混合磨玻璃结节的生长概率是纯磨玻璃结节的 16 倍。

三维重建和定量分析·结节的 97.5 百分位数，以及第 2.5 百分位数到第 97.5 百分位数之间的斜率，可用于预测纯磨玻璃结节的生长倾向。不过，由于计算过程较为复杂，且对软硬件有一定要求，这种方法在临床上的应用并不广泛。

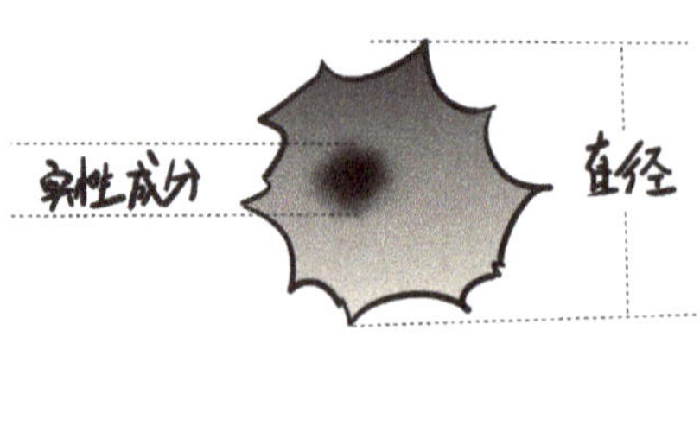

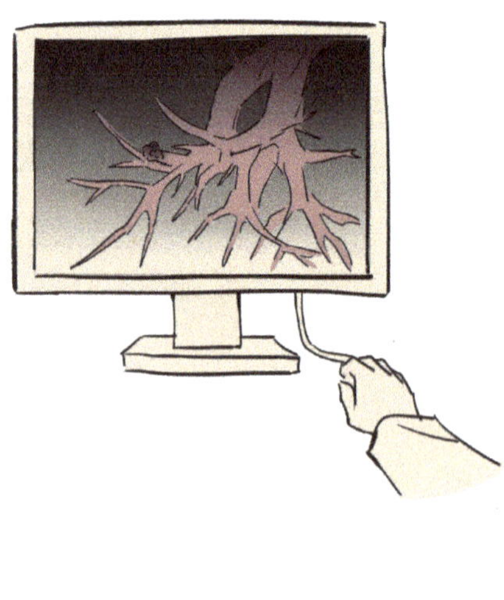

总结：肺结节生长规律

可从“生长速率”和“危险因素”两个角度判断肺结节的生长情况。

生长速率·在随访过程中，混合型磨玻璃结节发生进展的概率相当高，而纯磨玻璃结节的生长速率则较为缓慢。

危险因素·多项不同的研究均一致发现，初始直径大于 10 毫米、个人有肺癌病史及吸烟史，是磨玻璃结节生长的重要危险因素。因此，对于具有这些特征的人群，不仅要采取更密集的随访措施，还需要结合其他影像学检查方式，进行多维度的评估。

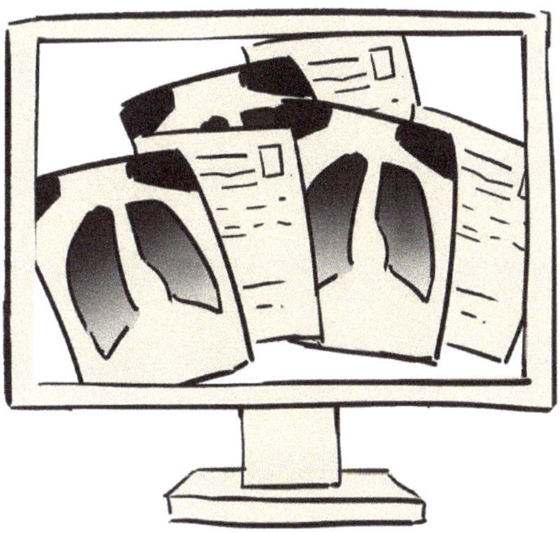

「漫画肺结节与肺癌真相」

未来，随着在人工智能和大数据领域探索的不断进展，相关技术的突破有望改变磨玻璃结节的随访策略。也就是说，未来通过结合临床和影像学特征数据，对磨玻璃结节的进展情况进行评估，将为制订临床诊疗策略提供更有力的参考依据。

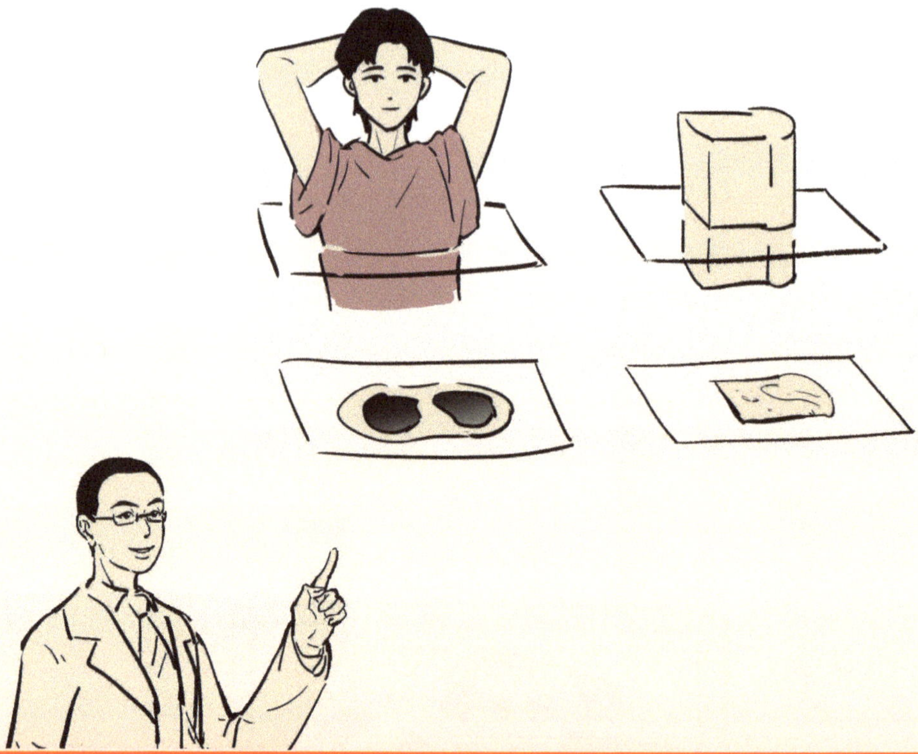

肺结节检查的 CT 选择

CT 的全称是“计算机体层成像”。其主要原理是利用 X 线束穿透人体的特定部位并进行扫描，通过成像技术来显示断层组织的分布情况。简单来讲，如果把人体比作一块面包，那么 CT 就如同将这块面包切成薄片，然后对每一片面包的横断面进行细致检查。

普通平扫 CT

相信在每次体检时，大家都对这样的场景不陌生：一台大型的 CT 机器，受检者躺上去后，按照机器的提示配合好呼吸，几分钟内就能快速完成检查。这种快速、简便的 CT 检查，就是在体检和急诊中最常使用的胸部平扫 CT。

普通平扫 CT 的扫描厚度为 5~10 毫米，它对设备的要求较低，价格也较为便宜，大多数基层医院都配备了这种设备。它是目前临床上应用最为广泛的 CT 检查方式，也可以说是其他各类 CT 检查的“基础版本”。普通平扫 CT 能够获取胸部各个横断面的肺窗和纵隔窗图像。其中，肺窗可以清晰显示肺组织及其病变情况，纵隔窗则主要用于显示纵隔结构和病变。通过这些图像，医生可以观察患者肺部是否存在占位性病变或者结构上的异常变化，还能够观察到肿瘤、淋巴结肿大、转移病灶、肺部炎症等情况。

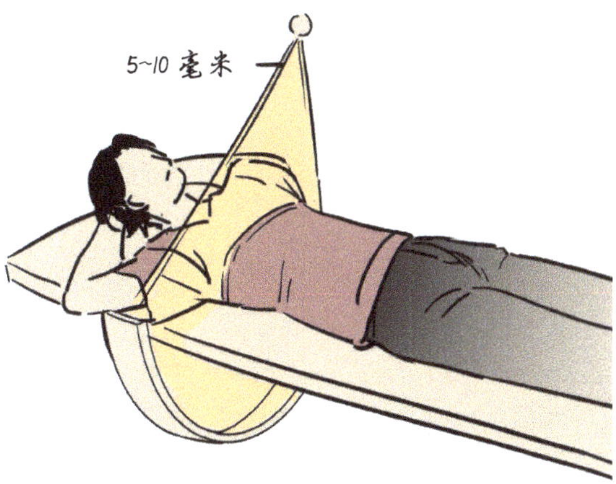

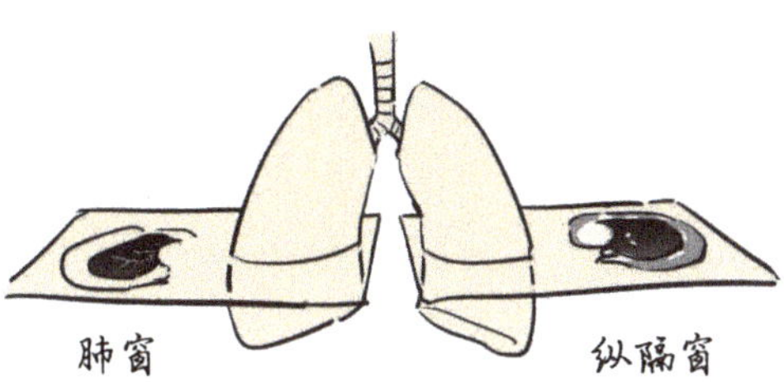

标准的平扫 CT 能够较为灵敏地发现早期病变。然而，由于多次进行平扫 CT 检查会带来较大的辐射剂量，并且费用也相对较高，所以它并不适合作为高危人群定期进行肺癌筛查的首选方式。

低剂量 CT

低剂量 CT 是通过优化扫描参数，从而降低辐射剂量的一种 CT 检查方法。一般而言，低剂量 CT 的辐射量是平扫 CT 的 10%~30%。它在筛查方面的敏感性显著高于胸片，同时其辐射暴露量又明显低于普通 CT。

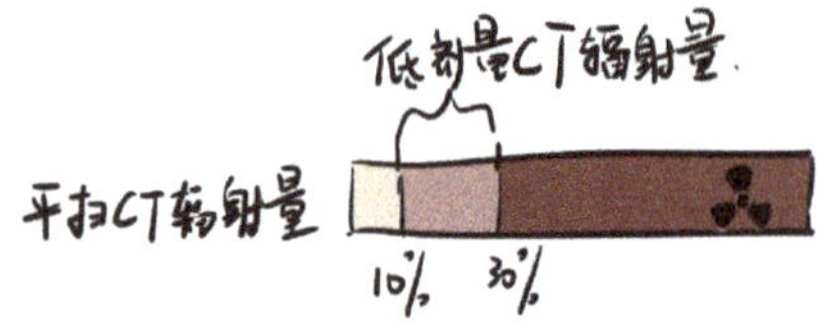

2011 年，美国全国肺部筛查试验（NLST）的研究结果表明，低剂量 CT 筛查能够使高危人群的肺癌病死率降低 20%。此后，荷兰、意大利、德国等随机对照试验也进一步验证了低剂量 CT 在肺癌筛查中的重要作用。国内外的相关指南也逐渐开始推荐使用低剂量 CT 对肺癌高危人群进行筛查。目前，低剂量 CT 也常被应用于体检之中，在疾病的检出和定性方面，其效果已与常规剂量 CT 扫描基本一致。

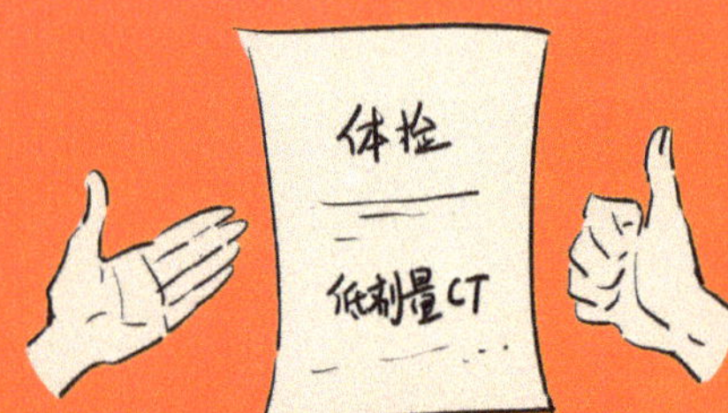

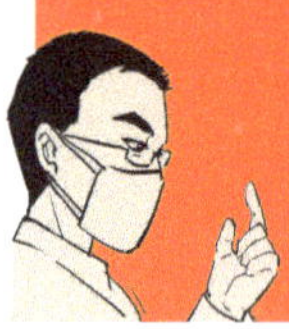

不过，由于辐射剂量的减少，低剂量 CT 图像的清晰度也会相应降低。因此，对于已经发现的肺结节，如果需要进一步明确病变的特征以及其变化情况，低剂量 CT 就不再适用了。此时，就需要高分辨率薄层 CT 登场了。

薄层 CT

从名称就可以看出，薄层 CT 指的是层距较小的 CT 检查。

薄层 CT • 一般来说，当层距达到 5 毫米时，就可以称为薄层 CT。而为了实现更小的层距，则需要使用更为先进的高分辨率 CT。

高分辨率薄层 CT • 扫描层厚为 1~2 毫米，能够清晰显示小叶间隔、小叶细支气管、小叶肺动脉和小叶间肺静脉等结构，在肺小叶的层面上清晰呈现肺的解剖结构，还能够显示肺部微小病变的边缘及其内部的细微变化等情况。

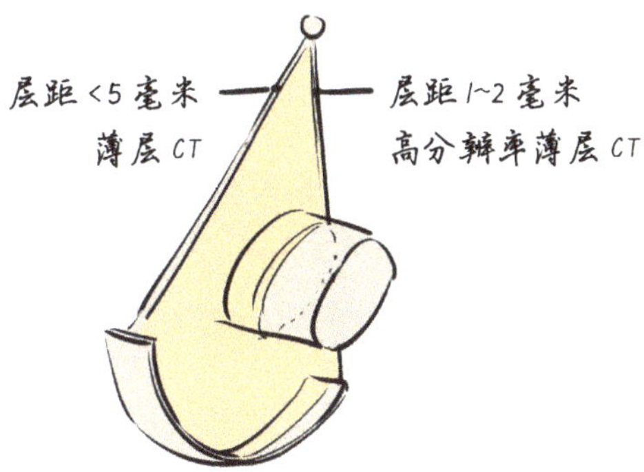

与平扫 CT 相比，高分辨率薄层 CT 就像是“高配版本”，它提高了“摄像头”的分辨率，使得胸部 CT 图像更加清晰。这就好比切西瓜，切得越薄，就越能清楚地看到藏在里面的西瓜籽。因此，高分辨率薄层 CT 常用于进一步明确结节的类型，是发现早期肺癌的首选检查方法。

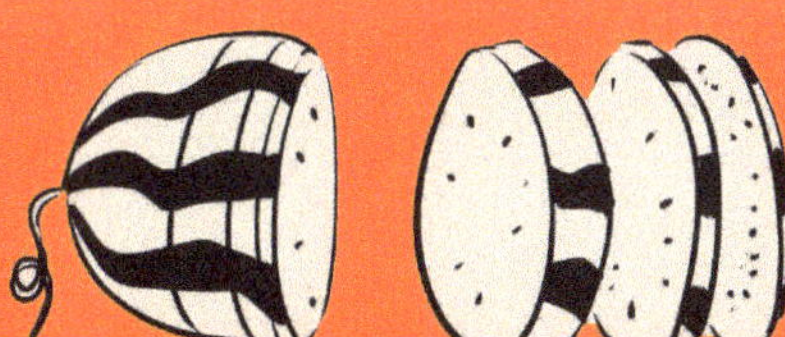

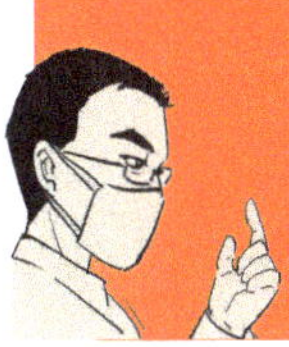

靶扫描

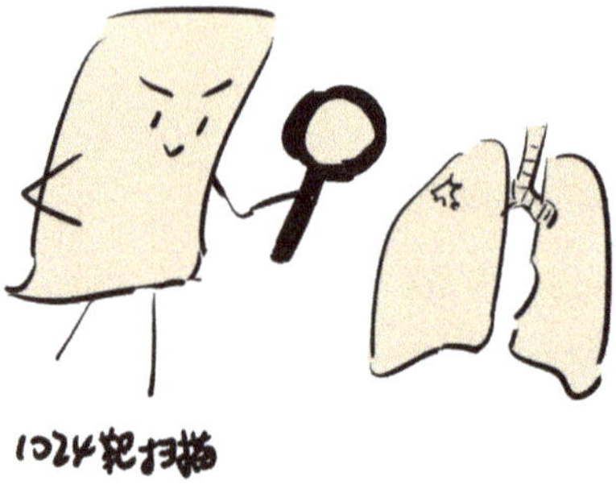

当发现了早期肺癌，若想要进一步清晰地展现肺结节的影像特征，包括结节的边缘、血供情况及胸膜侵犯等，有没有更强大的CT扫描方式呢？

这时就不得不提到1024靶扫描了。传统的高分辨率CT扫描采用的是512×512矩阵，而1024靶扫描是在高分辨率薄层CT的基础上，拥有更大的扫描矩阵（1024×1024），并且扫描的视野更小，图像分辨率更高。这就如同拿着放大镜仔细观察局部的小病灶。

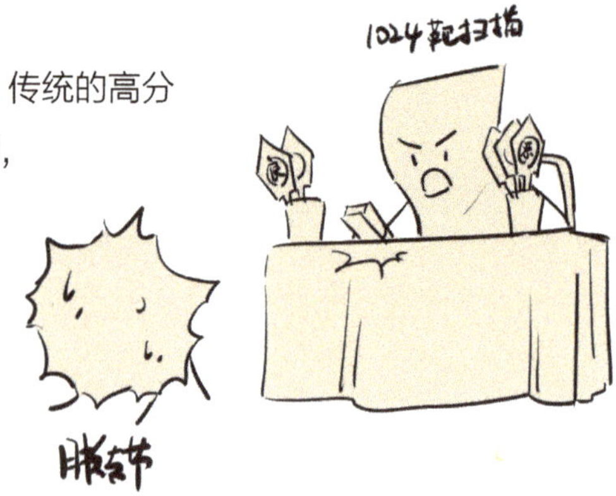

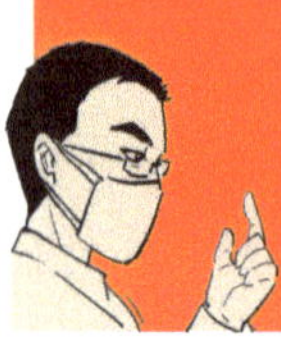

如果把高分辨率薄层CT比作1080p的高清图像，那么1024靶扫描就相当于4K图像。它能够弥补常规CT在放大后，因分辨率较低而导致的图像模糊问题，帮助医生更准确地判断结节的良恶性，对于早期恶性肿瘤的筛查具有重要意义。

增强 CT

除了上述几种 CT 检查方式外，增强 CT 也常被用于判断结节的良恶性。

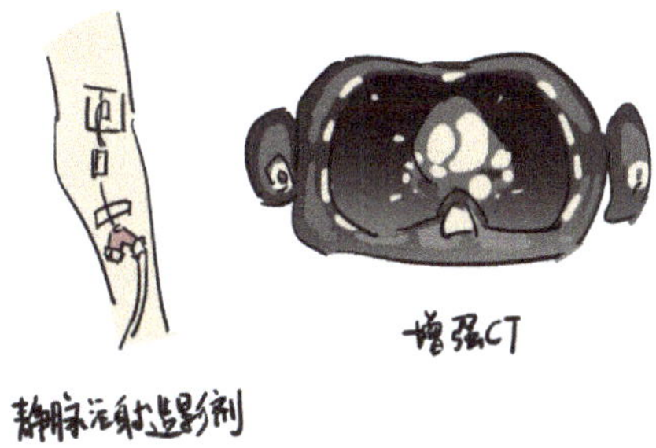

- 与前面几种 CT 不同的是，在进行增强 CT 检查前，需要向患者的静脉注射造影剂。由于造影剂在时间和空间上的分布不均匀，使得同一结构在不同时间、同一时间的不同结构能够显示出不同的密度。
- 增强 CT 有助于鉴别病变的良恶性、判断病变的血供来源、明确病变与胸部心脏血管之间的关系，以及发现发生重大转移的淋巴结等情况。
- 因此，当遇到结节合并淋巴结肿大，且需要仔细辨别肿瘤组织与血管之间的关系时，增强 CT 就会发挥出十分有效的作用。

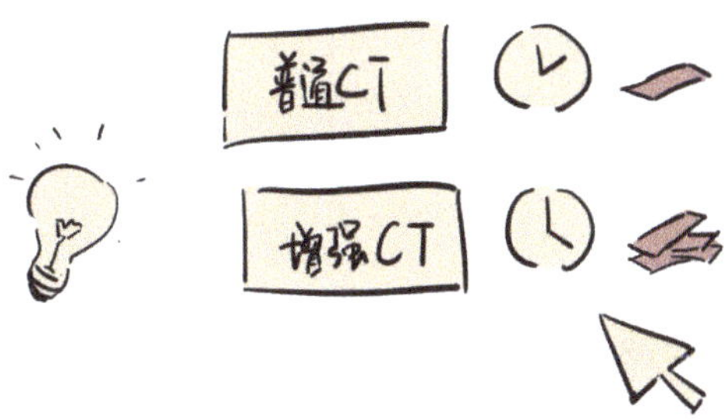

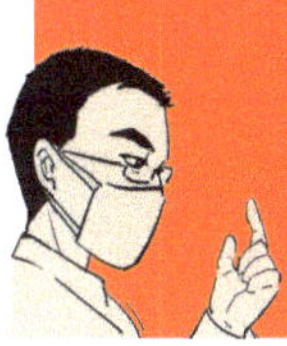

但是，与普通 CT 相比，增强 CT 的检查耗时更长，费用也更高。而且，普通的病灶通过平扫 CT 通常也能够发现。所以，是否需要进一步进行增强 CT 检查，还需要医生根据患者的具体情况来判断，而不是为了追求“一步到位”，就直接选择增强 CT 进行筛查。

总结：肺结节的 CT 检查

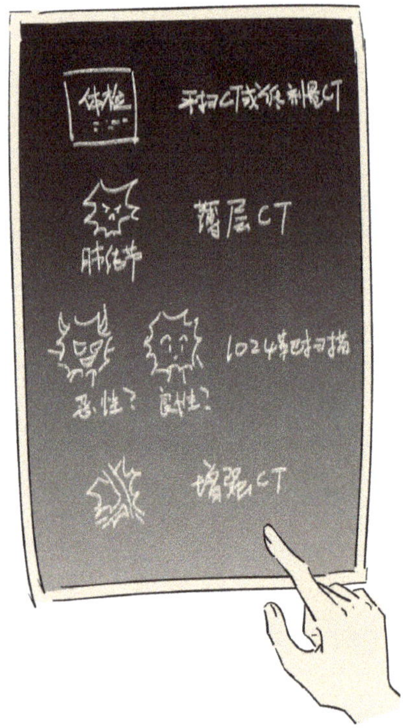

- 在进行体检筛查时，可以选择常规平扫 CT 或低剂量 CT。

- 如果常规 CT 检查提示存在肺部结节，建议采用薄层 CT 进行复查。

- 对于肺部小结节的定期随访，同样建议使用薄层 CT。

- 若需要进一步检查肺部小结节，并辅助判断其良恶性，可以进行 1024 靶扫描检查。

- 当肺部小结节出现可疑变化，怀疑为恶性，或者在术前需要明确定位时，建议进行增强 CT 检查。

「漫画肺结节与肺癌真相」

胸部 CT 的种类繁多，每种 CT 都有其独特的作用，在不同患者的不同诊疗阶段，都有与之相适宜的选择。

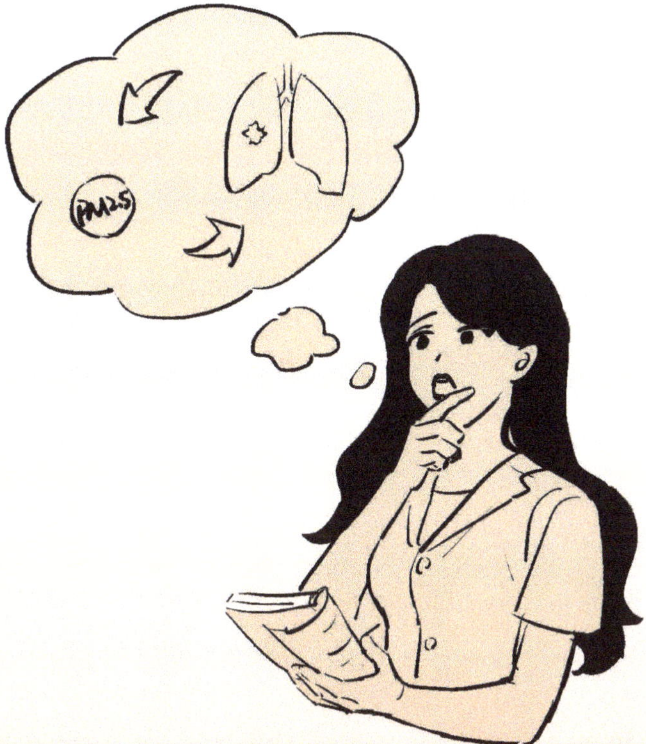

磨玻璃结节三要素

磨玻璃结节是肺部影像学检查中常见的一种表现形态，因其影像学特征类似于磨砂玻璃而得名。随着影像学技术的持续发展，越来越多的磨玻璃结节得以检出，其中部分结节潜藏着恶性风险。接下来，我们将深入探讨磨玻璃结节的大小、结节密度变化及其与浸润程度之间的相互关系，这对于肺癌的早期诊断与治疗具有至关重要的意义。

结节大小、结节密度与浸润程度

结节大小 · 磨玻璃结节的大小一般通过测量其最大直径来确定。在临床上，不同大小的磨玻璃结节，在管理策略及预后情况方面存在明显差异。

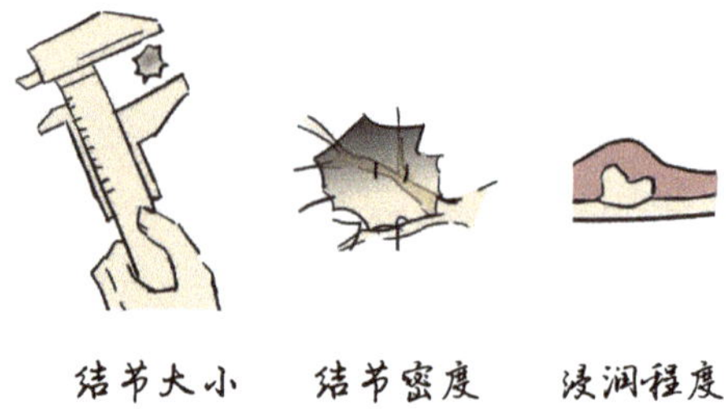

结节密度 · 依据密度的不同，磨玻璃结节可以分为纯磨玻璃结节（pGGN）和混合磨玻璃结节（mGGN）。简单来说，CT 值（单位 HU）越高，表明结节内的实性成分占比越多，相应地，该结节恶性的可能性也就越大。

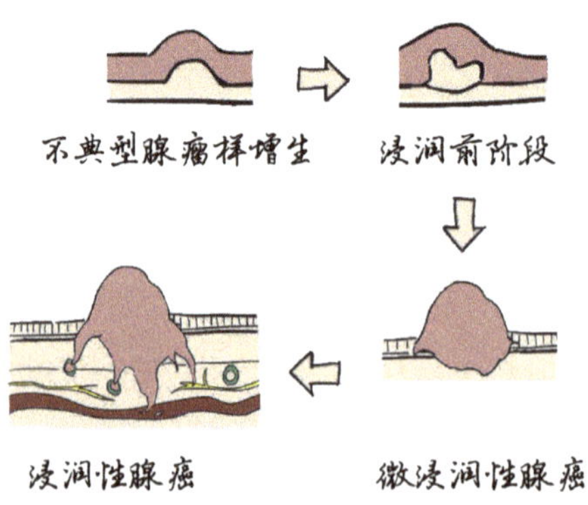

浸润程度 · 浸润程度主要指结节对周围肺组织的侵袭状况，具体涵盖了对肺泡正常结构的破坏，以及对血管和淋巴管的侵犯等。结节的浸润性越强，往往意味着它的恶性程度越高，对患者后续的预后情况产生的不良影响也就越大。

结节大小与浸润程度之间的关系

微小肺结节 • 一般来说，直径小于 5 毫米的微小结节，大多属于良性病变，如由炎症引发的炎性结节、肺部组织纤维化形成的结节等。大量研究结果显示，这类微小结节的恶性概率较低，很少会出现明显的体积增大或者对周围组织浸润的情况。2020 年，渡边（Watanabe）等开展的一项研究明确指出，这类结节发生恶性转化的概率不到 5%。这些微小结节通常无明显临床症状，在进行影像学检查时被偶然发现。

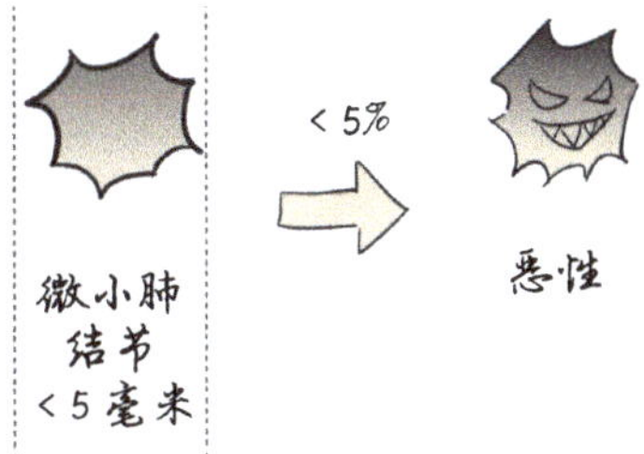

小肺结节 • 直径 5~10 毫米，其潜在的恶性风险则相对更高一些，尤其是当结节的密度出现变化时，更需引起重视。这类结节有可能是原位腺癌（AIS）或微浸润性腺癌（MIA）的早期表现形式。2018 年，亨施克（Henschke）等通过对大量数据进行深入分析后发现，在中等大小的结节中，约 20% 最终被确诊为 MIA。这一研究结果提示我们，尽管这些结节的尺寸相对较小，但依然不能掉以轻心，需要对其变化情况进行密切监测。

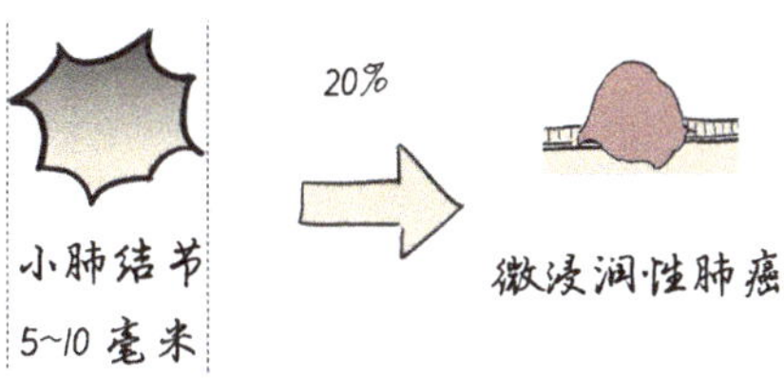

肺结节 • 直径 > 10 毫米，尤其是那些带有部分实性成分的较大结节，其恶性的概率会显著上升，这类结节常常预示着可能是浸润性腺癌（IAC）。2021 年，金（Kim）等研究表明，对于直径超过 10 毫米的部分实性磨玻璃结节，尤其是其中实性成分占比超过 50%，几乎都属于恶性病变，恶性概率高达 80%。这些较大的结节通常会伴随比较明显的临床症状，如咳嗽、胸痛等。因此，在对这类结节进行诊断和制定治疗方案时，必须给予高度的重视。

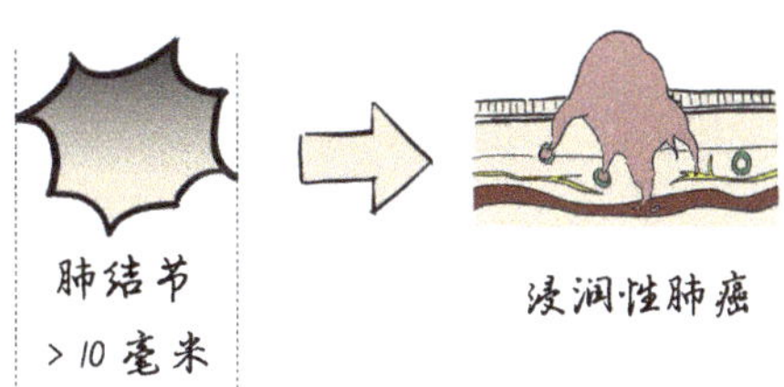

结节密度变化与浸润程度的关系

纯磨玻璃结节·往往代表着肺部的早期病变，常见的如非典型腺瘤样增生（AAH）和原位腺癌等。这些病变在影像学上大多表现为纯粹的磨玻璃样影，结节内部不存在实性成分。2019 年，铃木（Suzuki）等开展的研究结果显示，在纯磨玻璃结节当中，恶性病变的发生率约为 10%。尽管这些早期病变通常生长较为缓慢，恶性潜能相对较低，然而，为了及时掌握其发展动态，依然需要对它们进行定期的随访观察。

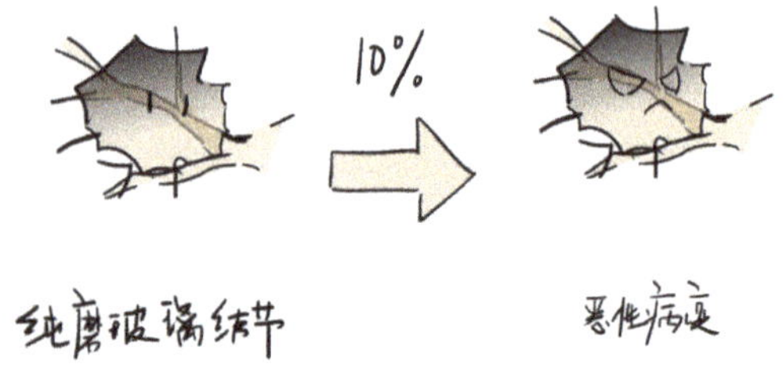

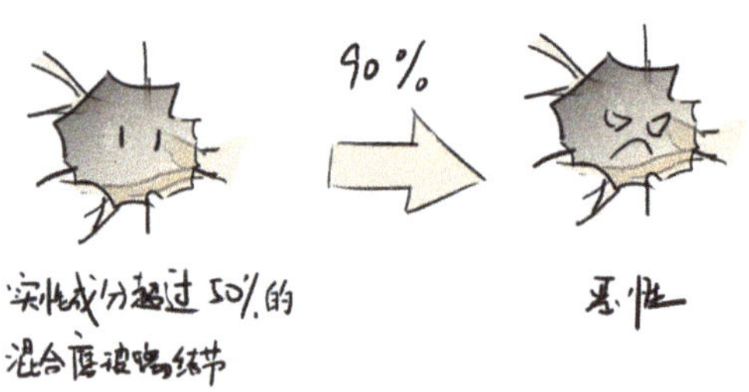

混合磨玻璃结节·磨玻璃结节中实性成分的比例与结节的浸润程度之间存在着紧密的关联。简单来讲，实性成分所占比例越高，就意味着结节对周围组织的浸润性越强。2017 年，李（Lee）等明确指出，对于实性成分占比超过 50% 的混合磨玻璃结节，其具有恶性的概率及浸润程度会显著提升，恶性发生率高达 90%。鉴于此，在临床实际工作中，医生们常常将实性成分的比例作为判断结节恶性潜能的一项关键指标，以此来为后续的诊疗决策提供重要参考依据。

CT 值的意义

CT 值作为一项重要参数，在衡量结节的密度及浸润程度方面发挥着关键作用。通常情况下，纯磨玻璃结节的 CT 值范围为 −800 ~ −300 HU，而那些含有较多实性成分的结节，其 CT 值往往高于 −300 HU。2019 年，朴（Park）等开展的研究表明，对于 CT 值超过 −300 HU 的结节，其存在恶性病变的风险会显著上升。基于此，研究建议对于这类结节应采取更为密切的随访观察措施，并在必要时进行早期干预。

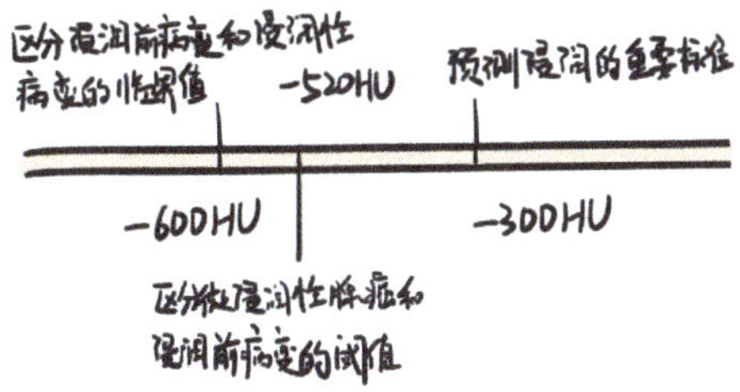

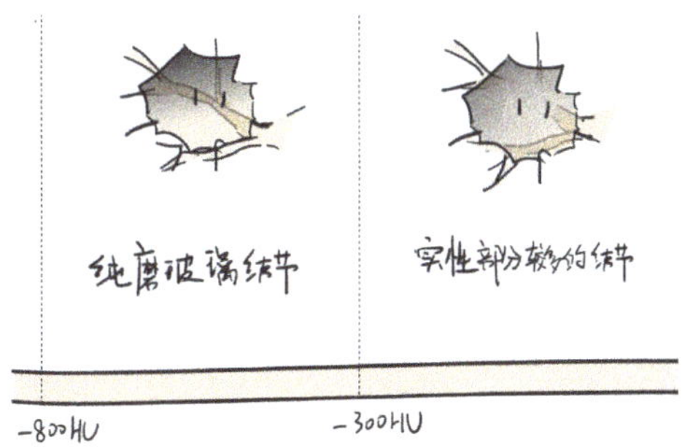

一般而言，CT 值越高，就意味着结节内的实性成分占比越多，相应地，该结节的恶性潜能及对周围组织的浸润性也会随之增加。具体来说，平均 CT 值 −600 HU，可作为区分浸润前病变和浸润性病变的临界数值；平均 CT 值为 −520 HU，作为辨别微浸润性腺癌和浸润前病变的阈值标准；最大 CT 值≥−300 HU，是预测结节是否具有浸润性的重要参考标准（灵敏度为 83%，特异度为 88%）。

总结：肺结节的管理

微小肺结节·对于直径<5 毫米的磨玻璃结节，一般无需立刻采取干预措施。通常建议每年进行一次定期随访检查，以便持续监测结节的变化情况。由于这类微小结节发生恶性转化的概率相对较低，通过定期监测，能够有效规避因过度治疗而带来的不必要风险。

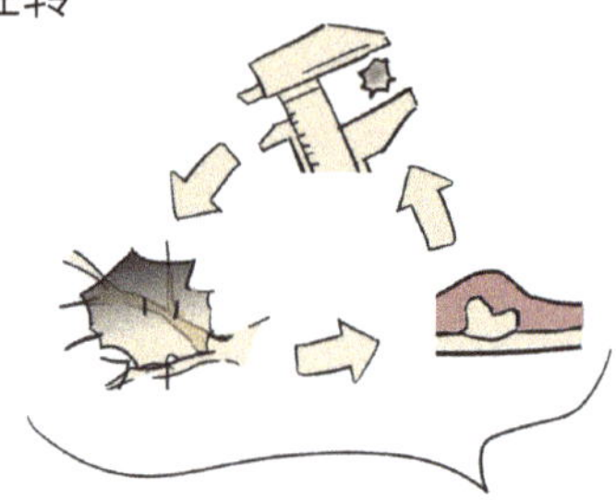

小肺结节·直径为 5~10 毫米的磨玻璃结节，建议每隔 6 个月至 1 年进行一次随访观察，密切留意其大小和密度的改变。一旦发现结节出现显著增大或者密度有所增加的情况，则需考虑进一步开展相关检查，甚至进行必要的干预措施。需要注意的是，这类结节具有相对较高的恶性潜在风险，尤其是当其中的实性成分有所增多时，更应予以高度警惕。

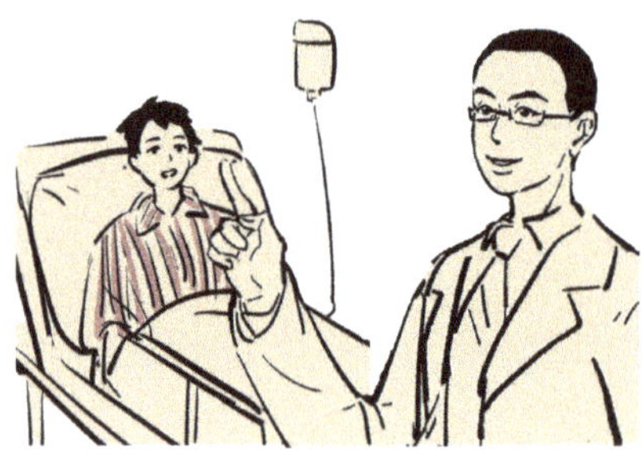

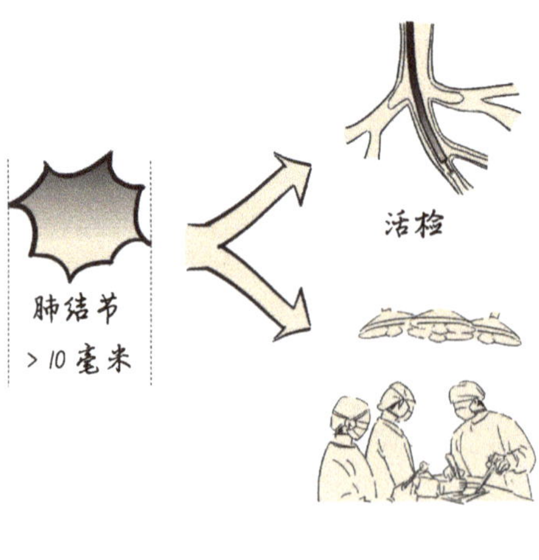

肺结节·对于直径>10 毫米的磨玻璃结节，特别是那些含有较多实性成分的结节，建议尽早进行活检或者手术切除操作，以此来明确结节的性质诊断，并根据诊断结果开展相应的治疗。因为这类大结节的恶性概率极高，及时进行早期干预，有助于提高患者的生存率，同时也能改善患者的生活质量。

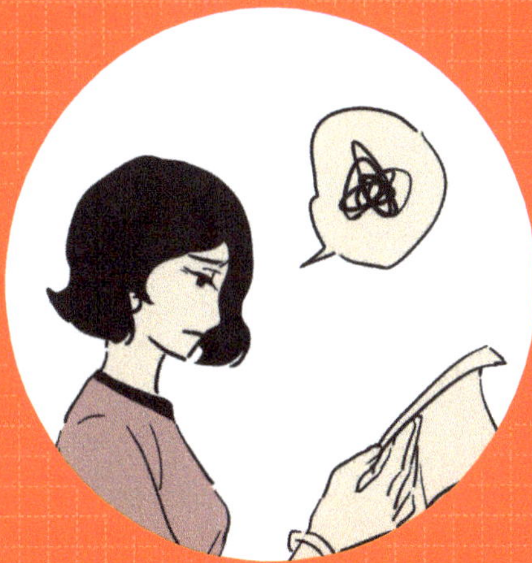

肺结节应对策略

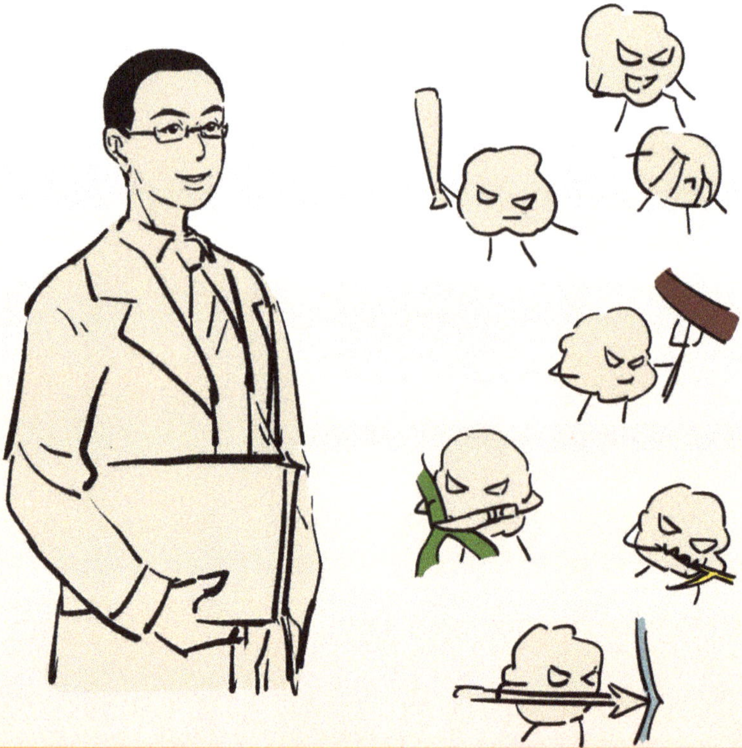

良性磨玻璃结节的应对策略

随着体检的不断普及，许多人突然查出了肺上有“磨玻璃结节”。磨玻璃结节一定会演变成肺癌吗？是不是早点手术就能把肺癌扼杀在摇篮里？

良恶性磨玻璃结节的定义

磨玻璃结节分为良性病变和恶性病变两种，其中良性病变一般不会发展成为肺癌。

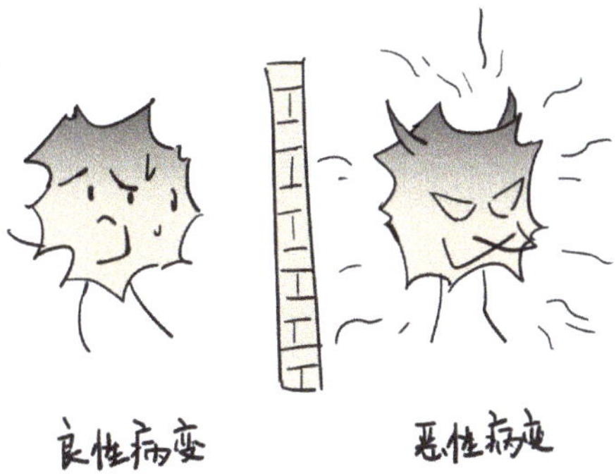

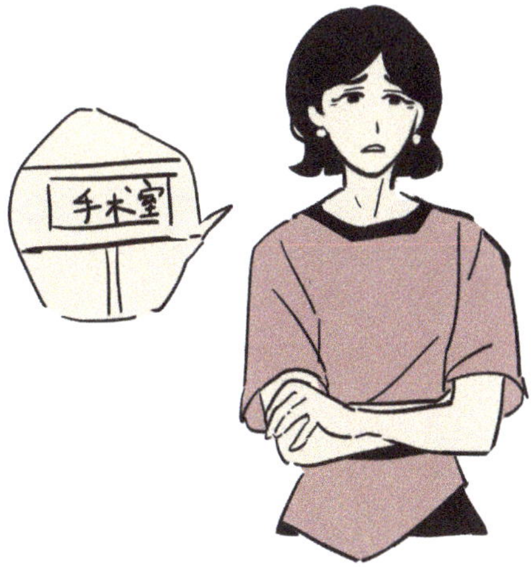

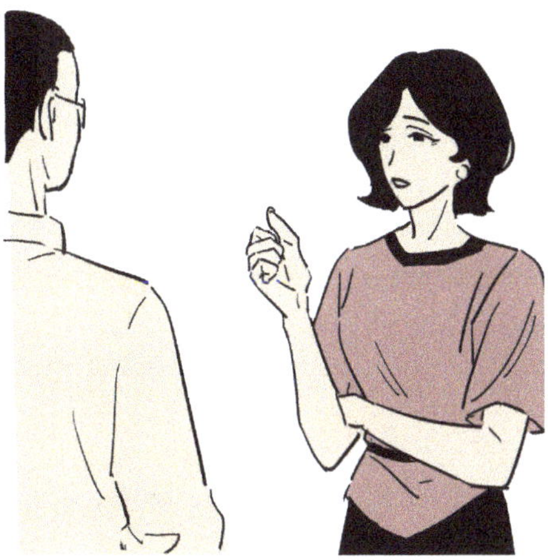

良性病变・包括肺部炎症、真菌感染、炭末沉积等。良性的磨玻璃结节可以在一定时间内（1~12 个月，甚至更久）消散、缩小、消失。

恶性病变・也就是肿瘤性病变。

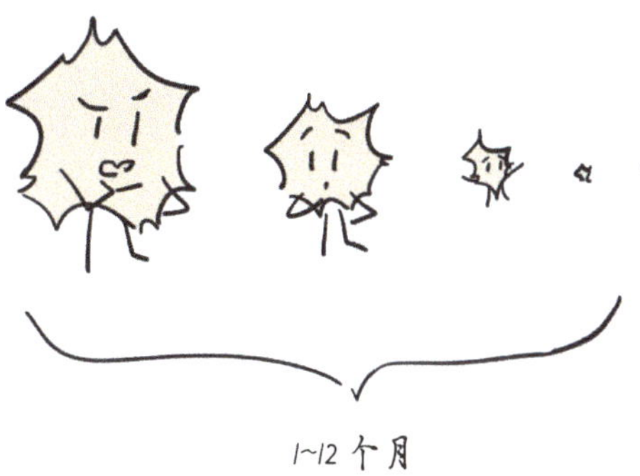

肿瘤的良性阶段病理特征

肿瘤的发生是一个阶段性的过程，并非突然出现，通常都是从正常细胞的异常增殖开始的。

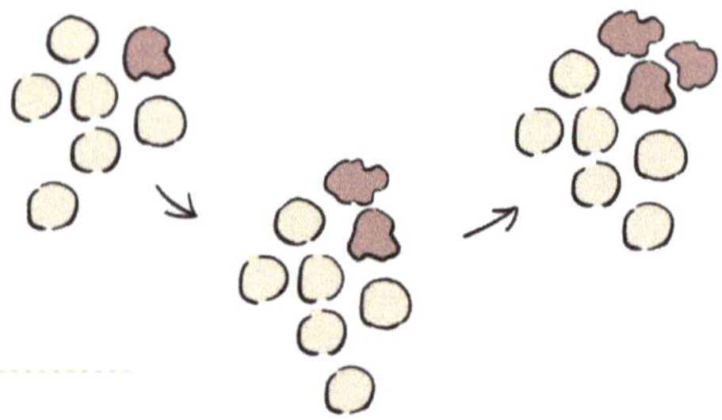

不典型腺瘤样增生 • 如果病变没有得到及时控制和改善，就会进一步发展。这一阶段被称为不典型腺瘤样增生，不典型增生的细胞处于从良性病变到恶性病变的过渡阶段。世界卫生组织（WHO）将该阶段列为肺腺癌浸润前病变，不属于肺癌的范畴，在影像学上多表现为纯磨玻璃结节。

这个时期的肺泡细胞，如同心思摇摆不定的平民，有可能回归正常，也有可能演变为作恶的“坏蛋”。

原位腺癌 • 第二阶段，细胞会发生癌变，但此阶段的癌细胞仅局限在上皮细胞内，尚未侵犯周围组织，被称为原位腺癌，也有人将其称作“超早期肺癌”，在 CT 影像上可能表现为纯磨玻璃结节或混合磨玻璃结节。

当不典型腺瘤样增生中的“平民”细胞逐渐向恶性方向发展，众多具有恶性特征的细胞聚集在一起，就发展成了原位腺癌。此时的细胞形态更加异常，且呈现聚集性生长。

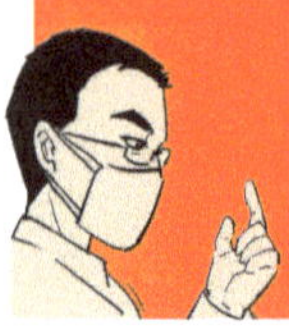

在 WHO 最新的胸部肿瘤分类中，原位腺癌已从肺癌范畴中剔除，被列为良性病变，所以前面提到的不典型腺瘤样增生和原位腺癌这两个阶段都属于良性阶段。

肺结节良性阶段诊疗共识

《中国肺部结节分类、诊断与治疗指南（2016 年版）》• 直径 > 5 毫米的纯磨玻璃结节，建议在首次发现后的第 3 个月、6 个月、12 个月和 24 个月进行 CT 复查。若结节出现生长迹象，建议采取手术治疗；若结节无变化或者缩小，则建议继续进行 CT 随访观察。

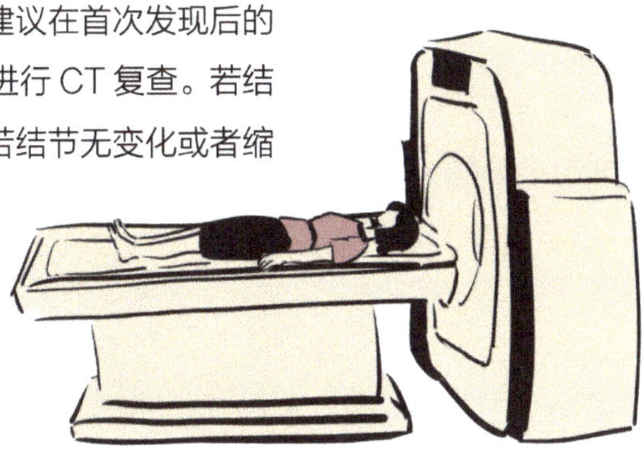

《肺结节多学科微创诊疗中国专家共识》• 直径 < 8 毫米的纯磨玻璃结节，建议每年随访一次；直径为 8~15 毫米的纯磨玻璃结节，应每 6 个月随访一次。对于位于肺外 1/3 处、直径 ≤20 毫米的纯磨玻璃结节，或者实性成分 < 5 毫米的混合磨玻璃结节，首选楔形切除手术。

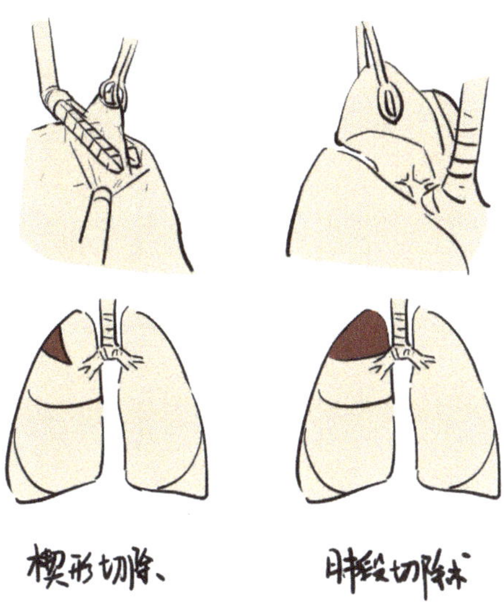

《肺结节诊治中国专家共识（2018 年版）》• 针对疑似原位腺癌的结节，如果病灶直径 ≥8 毫米（或有实性成分），且患者具备手术条件，同时因病情产生焦虑情绪、严重影响生活质量、身体一般情况良好、预期寿命大于 10 年者，可考虑施行肺楔形切除、亚肺段或肺段切除手术；对于在随访过程中，结节增大或实性成分增多的患者，应考虑实施肺楔形切除、亚肺段或肺段切除手术。

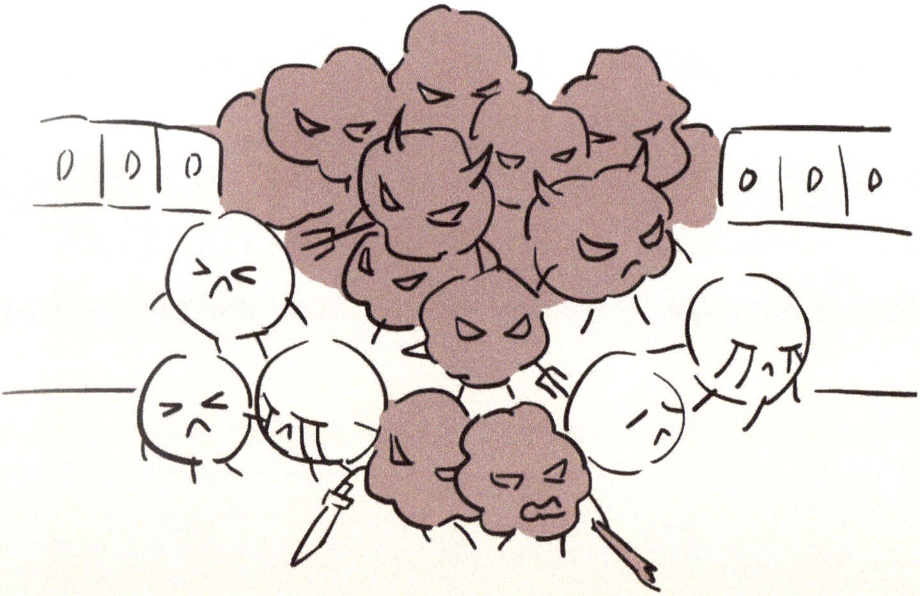

恶性肺癌的应对策略

在什么情况下磨玻璃结节会转变为真正的肺癌呢?

当部分已经发生恶变的细胞进一步侵犯周围组织，比如侵犯血管、淋巴管、神经以及胸膜时，就发展为我们通常所说的浸润性肺腺癌。

恶性肺癌的病理表现

当肿瘤细胞突破基底膜，侵入其他细胞层，对其他正常细胞产生破坏时，这种现象被称作“浸润”。

微浸润性腺癌 ● 如果肿瘤直径≤3 厘米，最大浸润厚度≤5 毫米，且未侵犯血管、淋巴管和胸膜，不存在肿瘤坏死情况，此时其破坏性相对较小，恶性程度及对身体的影响不算特别严重，一般不会发生远处转移，故而被称为微浸润性腺癌。

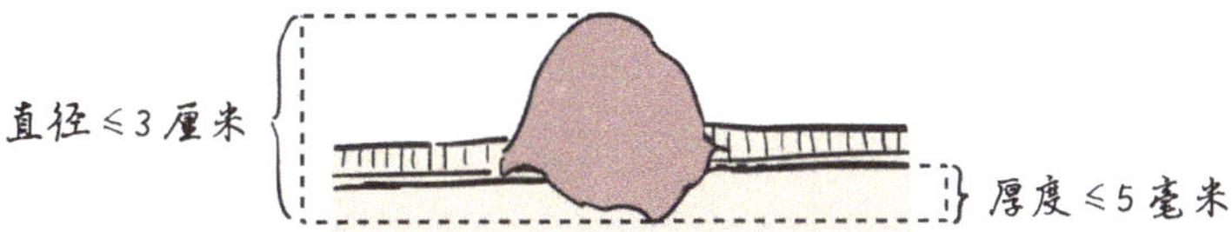

浸润性腺癌 ● 若这些恶变的癌细胞浸润直径超过 5 毫米，并且开始侵犯血管、淋巴管、神经及胸膜，那就是浸润性腺癌。依据肿瘤学的形态学特征，还能将其进一步细分为贴壁型、腺管型、乳头型、微乳头型等类型。浸润性腺癌的恶性程度大幅增强，发展极为迅速，容易发生淋巴结转移和远处转移。

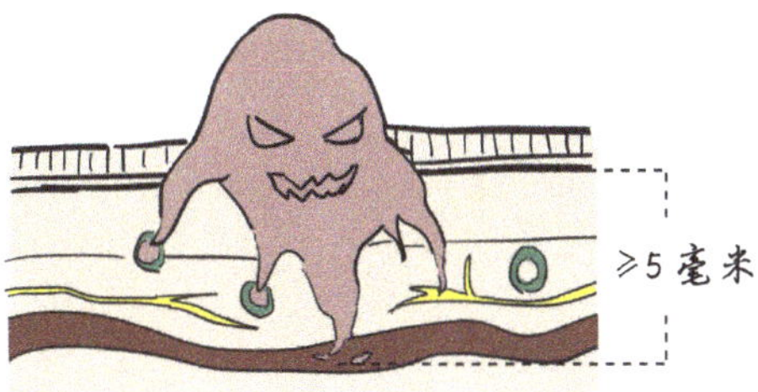

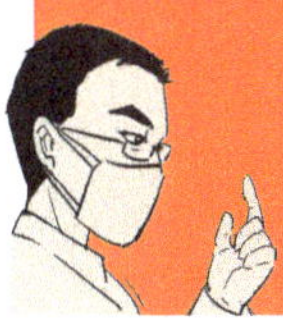

- **微浸润性腺癌**在影像学上大多呈现为纯磨玻璃结节和混合磨玻璃结节，仅有极少数表现为实性结节。
- 在影像学上，**浸润性腺癌**可表现为实性结节、混合磨玻璃结节或者纯磨玻璃结节。

恶性肺癌的诊疗

微浸润性腺癌 • 对于微浸润性腺癌患者，只要手术能够完整切除肿瘤，其 10 年生存率接近 100%，基本意味着可以治愈。日本学者于 2021 年在《胸部肿瘤学杂志》(*Journal of Thoracic Oncology*) 发表的研究表明，微浸润性腺癌患者术后 10 年疾病特异性生存率为 100%，即 10 年无复发。

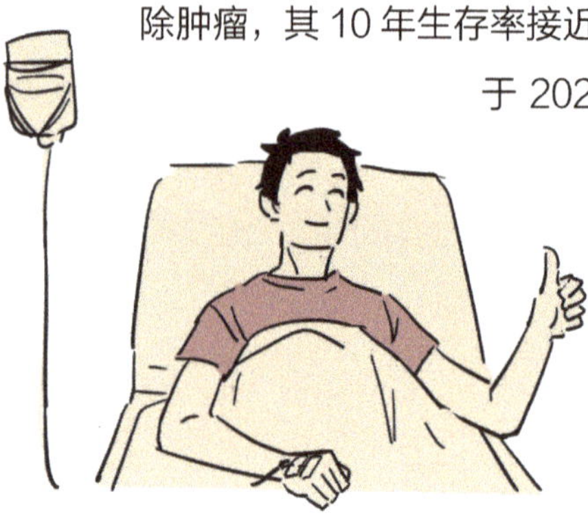

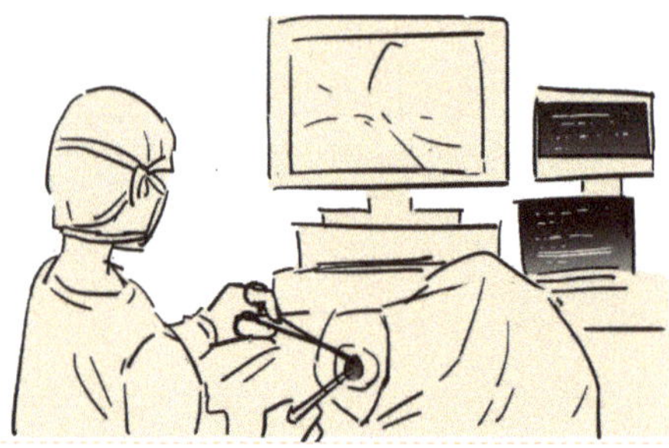

浸润性腺癌 • 对于浸润性腺癌患者，由于分期不同、影像学表现各异，治疗后的生存率也有所不同。有研究发现，在接受手术切除后的浸润性 I 期非小细胞癌中，纯磨玻璃结节的 5 年无复发生存率为 100%。2021 年，上海市肺科医院放射科发表在《转化癌症研究》(*Translation Cancer Research*) 的文章也指出，273 例经术后证实为浸润性肺腺癌的纯磨玻璃结节患者，即便结节直径超过了 30 毫米，术后 5 年也无一复发。对于出现转移或无法接受手术治疗的患者，目前也有术前化学治疗、靶向治疗或免疫治疗等多种辅助手段，所以不必过于悲观。

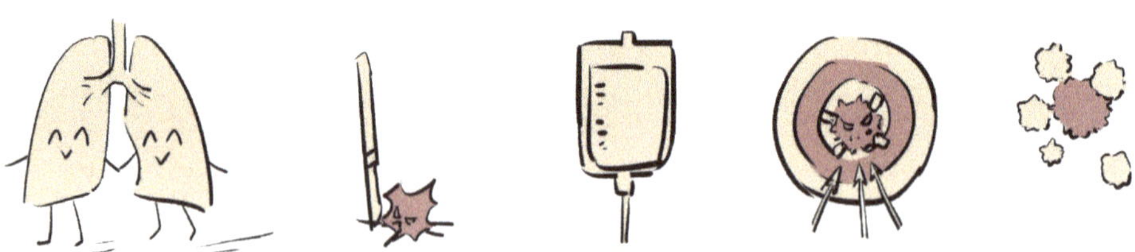

总结

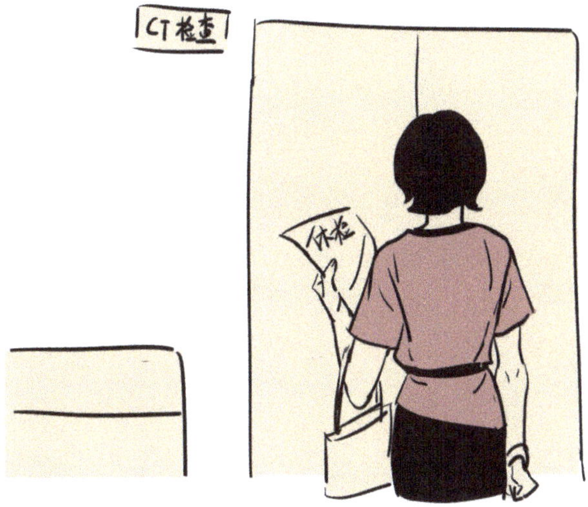

「漫画肺结节与肺癌真相」

- 微浸润性腺癌和浸润性腺癌为处于恶性阶段的磨玻璃结节，其病死率主要与发现时间的早晚及是否发生远处转移相关。
- 若能及时进行早期诊断与治疗，可显著提高患者的 5 年生存率。
- 大家要增强筛查意识，按时参加健康体检，尽早开展癌症防治工作。

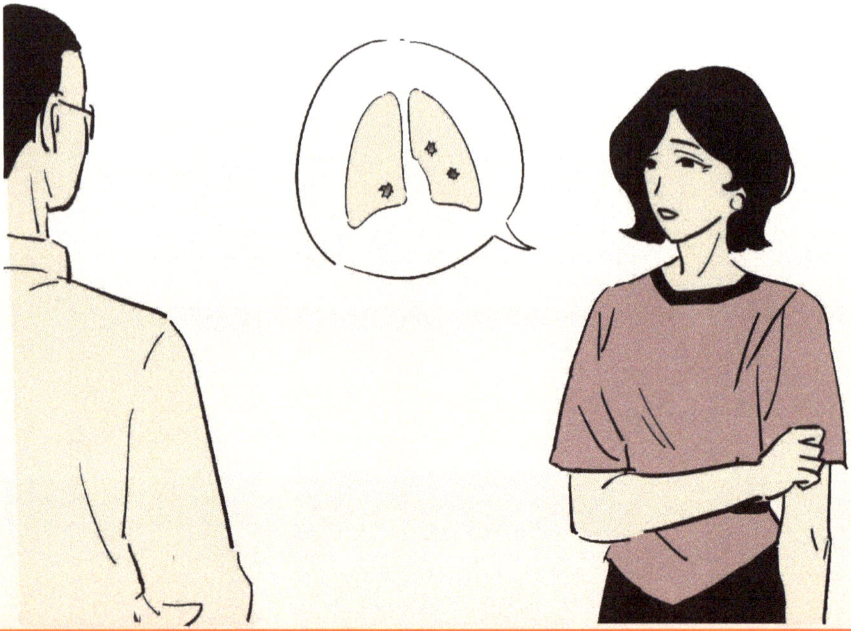

多发磨玻璃结节的应对策略

赵主任，我最近在进行体检的过程中，不幸地发现我的肺部出现了多个磨玻璃结节，这听起来确实让人感到相当的忧虑和不安。因此，我想请教您，究竟是哪些因素导致了肺部磨玻璃结节的多发呢？

多发磨玻璃结节

定义及发病率 • 多发肺结节，是指肺内存在 2 个及以上的结节，且每个结节的直径小于 3 厘米。近年来，肺部多发磨玻璃结节的发病年龄呈现出年轻化态势，且发病率会随着年龄增长而上升：<30 岁，检出率为 13.7%~14.5%；30~50 岁为 20.2%~25.2%；50~70 岁为 26.12%~35.4%；70 岁以上为 35%~37.52%。

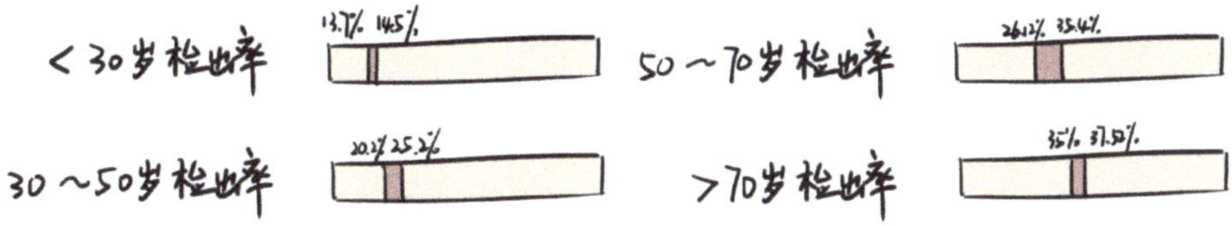

危险因素 • 肺部多发磨玻璃结节的危险因素涵盖遗传风险、环境因素、职业因素、饮食习惯、感染及其他疾病等。

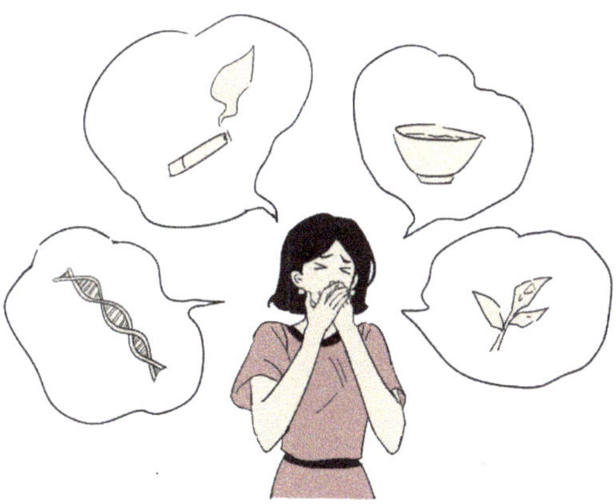

• 遗传因素：肺癌家族史是肺结节发生恶变的关键危险因素。

• 外部因素：环境污染与食品污染日益严重，人类生活环境持续恶化，并且人们与各类致癌因素（如烟草烟雾、化学物质、塑料微颗粒、农药残留等）的接触愈发频繁，这些都是导致多发磨玻璃结节出现的重要外部原因。

多发磨玻璃结节的治疗

依据结节的类型及其变化情况，针对多发磨玻璃结节的治疗方案也存在一定差异。

体积较小且处于状态稳定的结节• 一般建议定期进行随访观察。

结节呈现出增大迹象（或实性成分有所增加）• 建议接受进一步检查（如活检），甚至考虑手术切除。

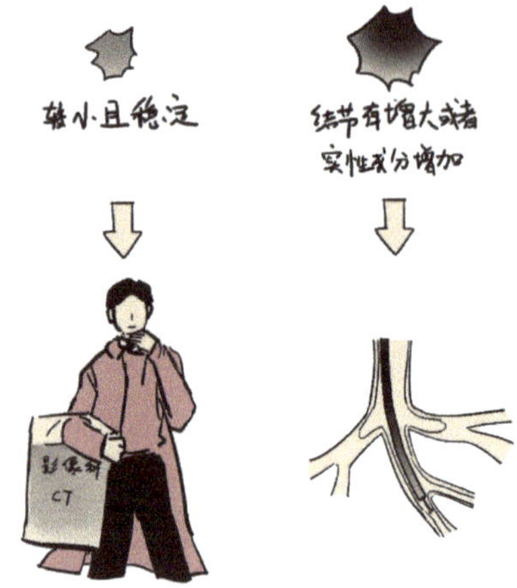

- 活检：即通过获取一小块结节组织，在显微镜下展开检查。活检方式主要有经支气管镜活检和经皮穿刺活检，相关研究显示，活检的准确率超过85%。
- 手术切除：尽可能采用微创手术（如胸腔镜手术），以此降低对肺功能的影响。倘若结节数量较多且分布广泛，可能需要分阶段实施手术。具体的手术时机与方式，需要全面综合考量结节的实际状况及患者的身体条件。通常情况下，微创手术的恢复期约为2周，术后并发症的发生率低于5%。

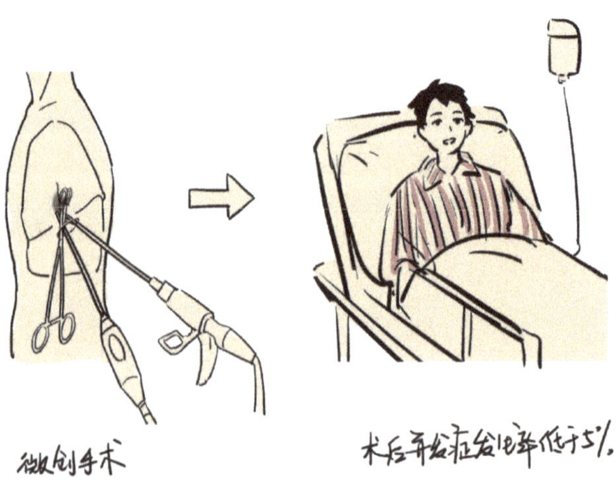

多发磨玻璃结节的诊疗指南与共识

美国国立综合癌症网络（NCCN）肺癌筛查指南（2024）• 对于多发非实性结节，若结节增长超过 1.5 毫米，且直径达到 20 毫米，可考虑在 6 个月后复查薄层 CT，也可选择进行活检或实施外科手术。对于实性成分超过 8 毫米的结节，建议采用 PET/CT 评估其恶性风险。若评估结果为高危，则应进行活检，或者通过手术予以切除。

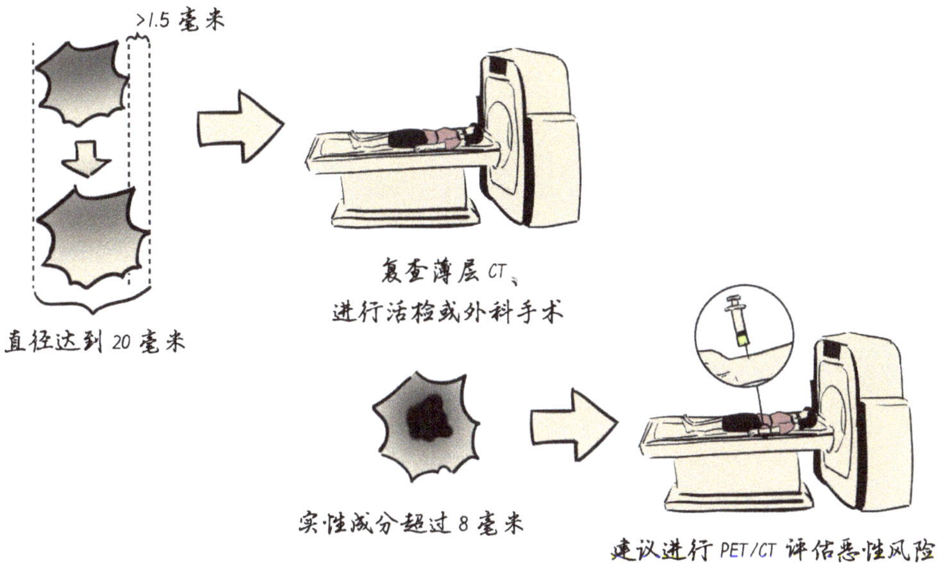

费莱舍尔（Fleischner）学会肺结节管理指南• 对于多发实性结节，建议将最具可疑特征的结节作为管理参照标准，随访时间依据结节的大小及风险因素来确定。对于多个直径 <6 毫米的非钙化实性结节，一般不建议进行常规随访，不过处于高危状态的患者，可考虑在 12 个月时进行随访。对于多发亚实性结节（直径 >6 毫米），建议在 3~6 个月后复查 CT。

上海市肺科医院磨玻璃结节早期肺腺癌的诊疗共识• 针对多原发肺癌的手术治疗，遵循的原则是优先处理主要病灶，同时兼顾次要病灶。若多个磨玻璃结节处于同一侧的多个肺叶中，需依据病灶的具体位置及患者个体状况，精心设计手术方案，目的是最大限度保留患者的肺功能。

总结：多发磨玻璃结节患者的日常注意事项

对于查出多发磨玻璃结节的患者而言，保持健康的生活习惯至关重要。

• 应避免吸烟，也要远离二手烟环境，注重饮食均衡，并坚持适量运动。

• 定期体检与随访极为关键，特别是高危人群，做到早期发现并及时治疗，能够显著改善预后效果。

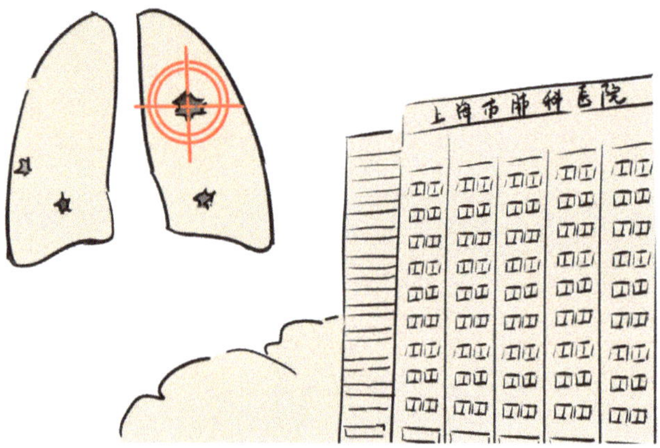

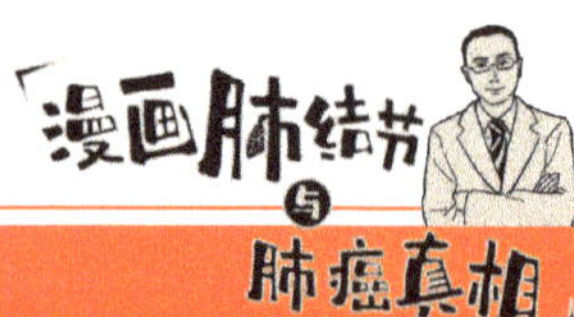

总体来说，并非所有结节都会发生恶化，也并非每一个磨玻璃结节都必须通过手术切除。患者要减少恐慌情绪，听从医生给出的专业诊疗建议，如此一来，多发磨玻璃结节其实并没有那么可怕！

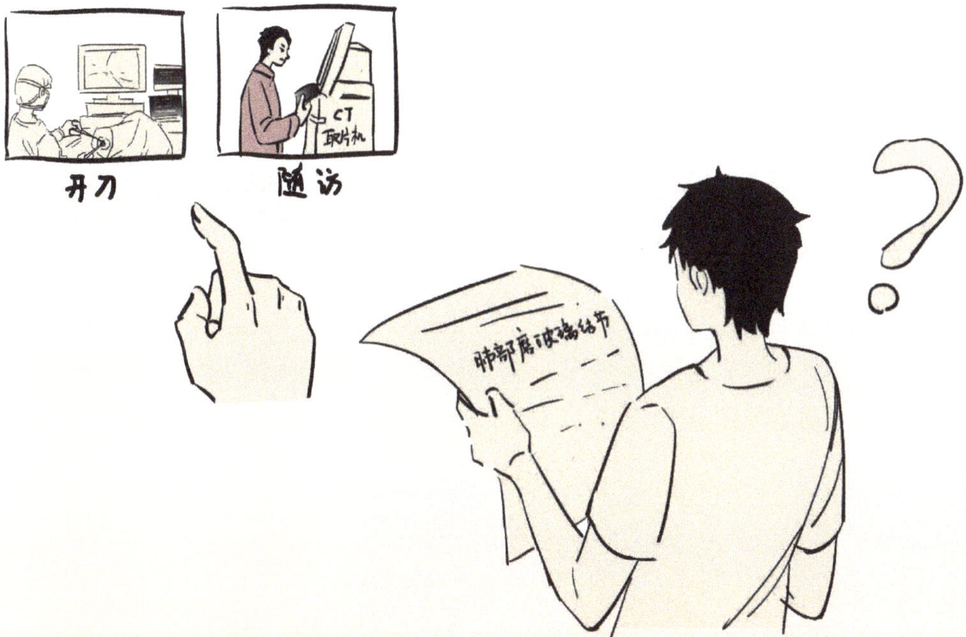

磨玻璃结节开刀与随访的选择

当面对磨玻璃结节时，许多人都会发出直击灵魂的疑问：到底是该选择保守的随访，还是通过开刀一劳永逸？

首先，您需要克服内心的障碍，平复刚刚发现磨玻璃结节时产生的焦虑情绪，先弄清楚一个关键问题：这个结节究竟是趋于良性的炎性感染，还是潜在恶性的惰性肿瘤？

要回答这个问题，其实就无形中优先选择了随访这一条道路。

磨玻璃结节随访过程中的变化

初次发现磨玻璃结节 • 至少需要进行 3~6 个月的随访，通过动态复查 CT 来观察结节的变化情况。倘若随着时间推移，结节逐渐密度变浅、直径缩小，那么它很可能是良性病变，与肿瘤毫无关联，开刀自然更是毫无必要。

> 若经过 3~6 个月，甚至 12 个月的随访观察，复查 CT 发现结节既没有变淡、变小或消失，反而出现增大、变实，又或者没有任何变化，那么这个结节极有可能是惰性肿瘤。

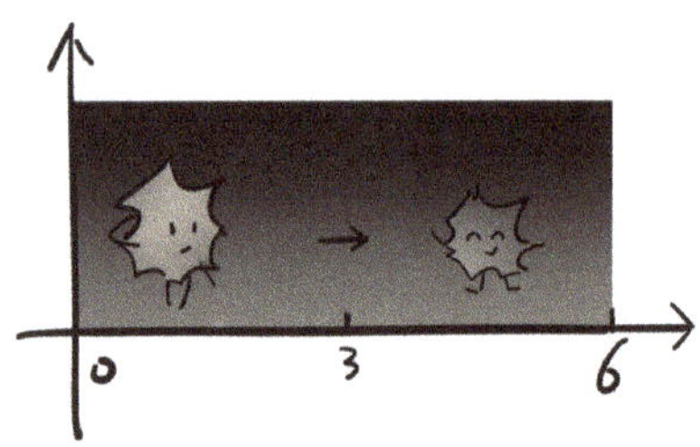

不典型腺瘤样增生 • 对于病理阶段处于不典型腺瘤样增生的磨玻璃结节，医学界普遍认为其处于肿瘤的良性阶段，目前的共识是无需手术切除，建议定期随访观察。原位腺癌则存在较多争议，2023 年世界卫生组织已将其从恶性肿瘤范畴中剔除，与不典型腺瘤样增生一同被列为惰性肿瘤的良性阶段，堪称良恶性病变的分水岭。

浸润性腺癌 • 从病理学角度属于肺癌，归为恶性肿瘤范畴，具有一定的侵袭性。因此，医学界一致认为对于这类结节无需再进行随访观察，应尽早切除，以消除隐患。

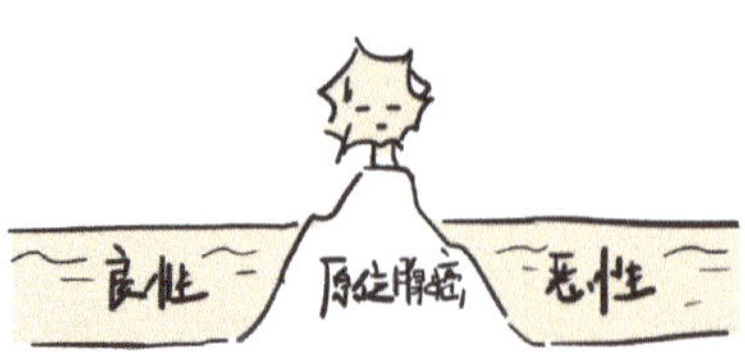

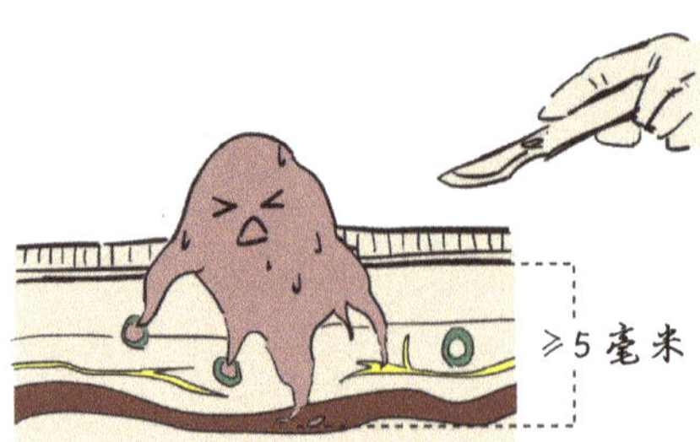

原位腺癌是否一定要手术

关于原位腺癌究竟应不应该进行手术，长久以来一直存在争议。

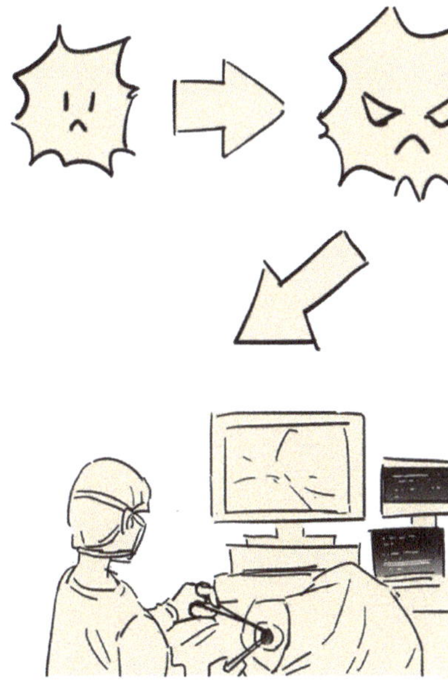

客观分析·原位腺癌在影像学上大多表现为纯磨玻璃结节。在随访观察其动态变化的过程中，当结节出现适度增长及密度增高的情况时，选择进行手术不失为一种可行方案。当然，手术治疗也可能面临病理升级的风险，如结节变化后发展为微浸润性腺癌、浸润性腺癌等，但通常不会对患者的预后产生明显影响。

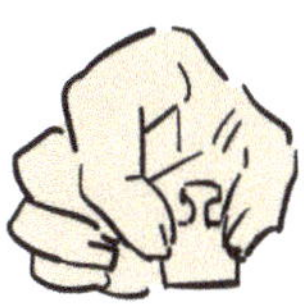

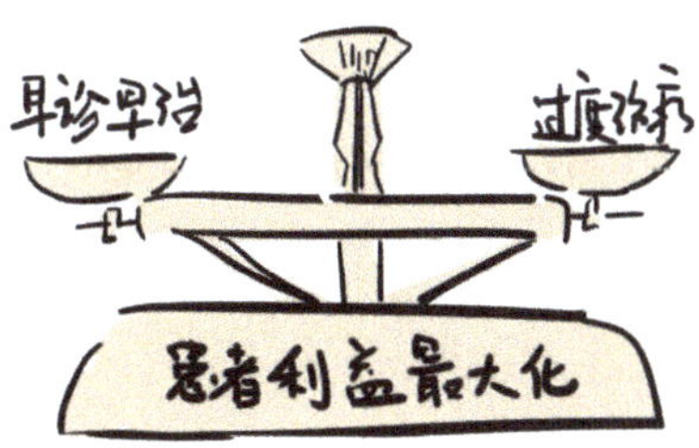

主观因素·医生会尊重患者的意愿，严格遵循临床指南，精准把握肺部磨玻璃结节手术切除的指征。在早诊早治与过度治疗这架天平上，医生会慎重权衡，力求实现患者利益的最大化。

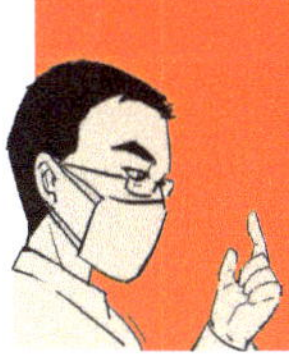

对于肺部磨玻璃结节，如果诊断倾向于原位腺癌，鉴于其被新划分为肿瘤良性阶段这一特性，那么关于手术与随访的争议便会随之产生。我们认为，这并非仅仅是简单的开刀或者随访的抉择，“两害相权取其轻，使患者利益最大化”，这才是在手术与随访之间做出选择时的重要原则。

考虑随访与开刀的影响因素

患者年龄 • 如果患者年事已高，在决定是否进行手术时需要格外慎重。一般来说，对于预计寿命超过 10 年的高龄患者，可以在综合考虑患者个人意愿的基础上，再决定是否实施手术。对于年轻患者而言，重点应该考虑在什么时机进行手术。鉴于不同阶段存在细微差异，在一定时间内进行随访观察，也是一种可行的方案。

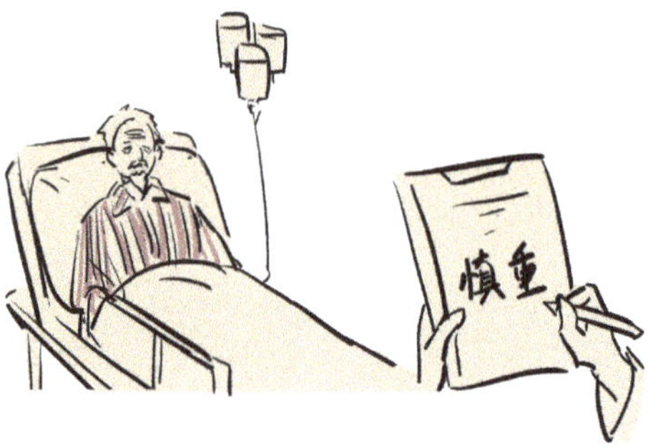

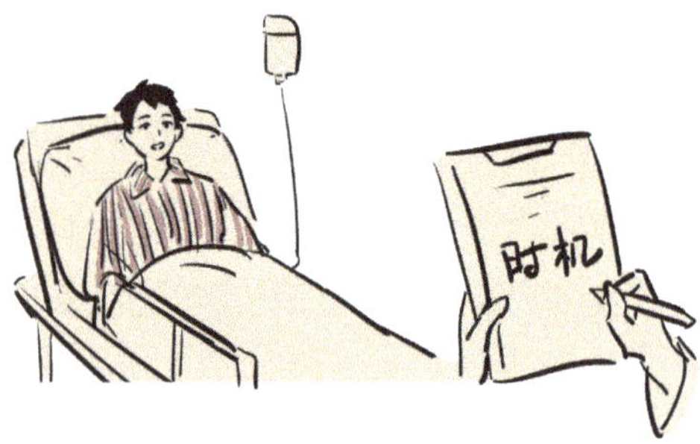

结节位置 • 处于肺部边缘位置的结节属于相对优势的部位，往往可以通过单孔微创胸腔镜手术进行局部切除，从而达到治愈的效果，而且对患者造成的损伤较小。

心理因素 • 如果患者反复纠结，心理压力过大，那么在符合诊疗原则的前提下，可以通过医生与患者共同协商，来决定最终的治疗方案。

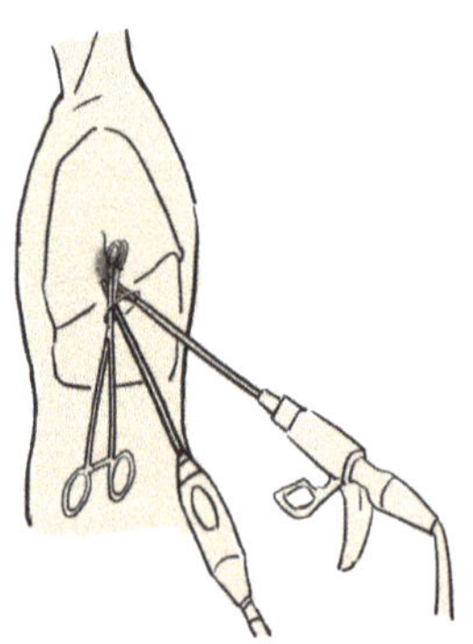

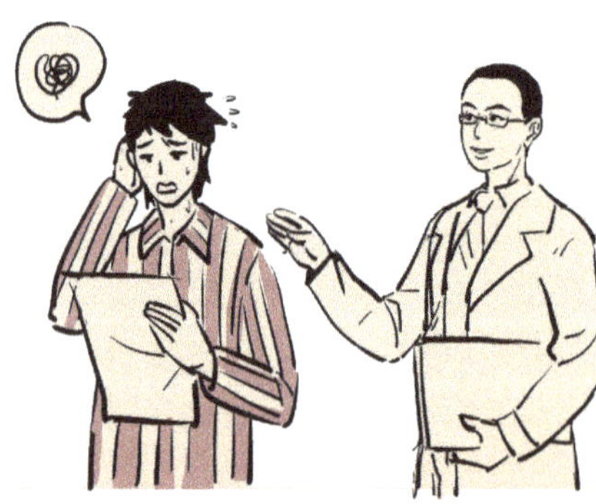

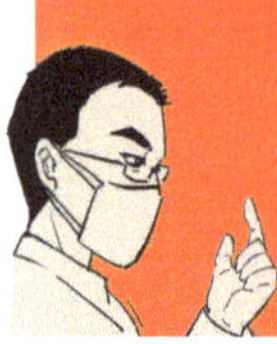

需要注意的是，微创手术并不意味着完全没有创伤，同样也会给患者带来一定程度的损伤和不适。所以，患者应该在充分了解手术利弊的基础上，合理做出选择。

总结

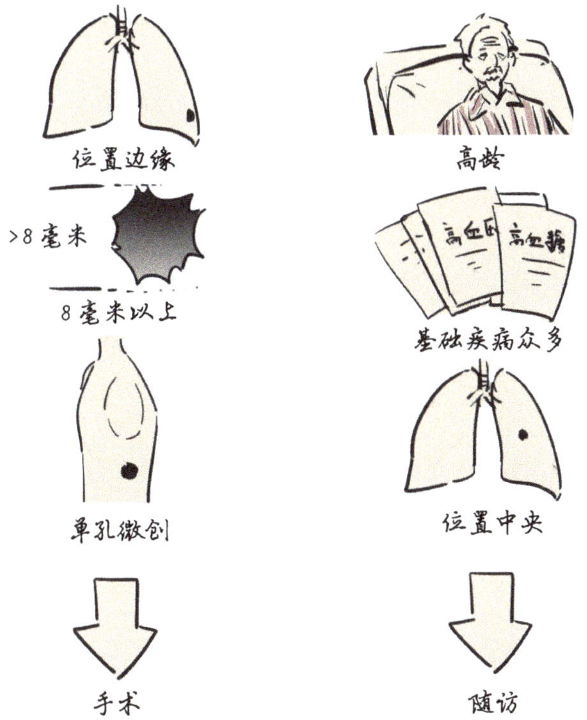

「漫画肺结节与肺癌真相」

- 结节处于肺部边缘位置、直径 > 8 毫米，且能够通过单孔微创手术进行治疗，这些都是选择手术治疗的有利条件。
- 患者年龄较大、患有多种基础疾病，或者磨玻璃结节处于肺部中央位置，则是选择随访观察的有利因素。
- 患者的心理压力大小也是决定是否进行手术的重要考量因素之一。

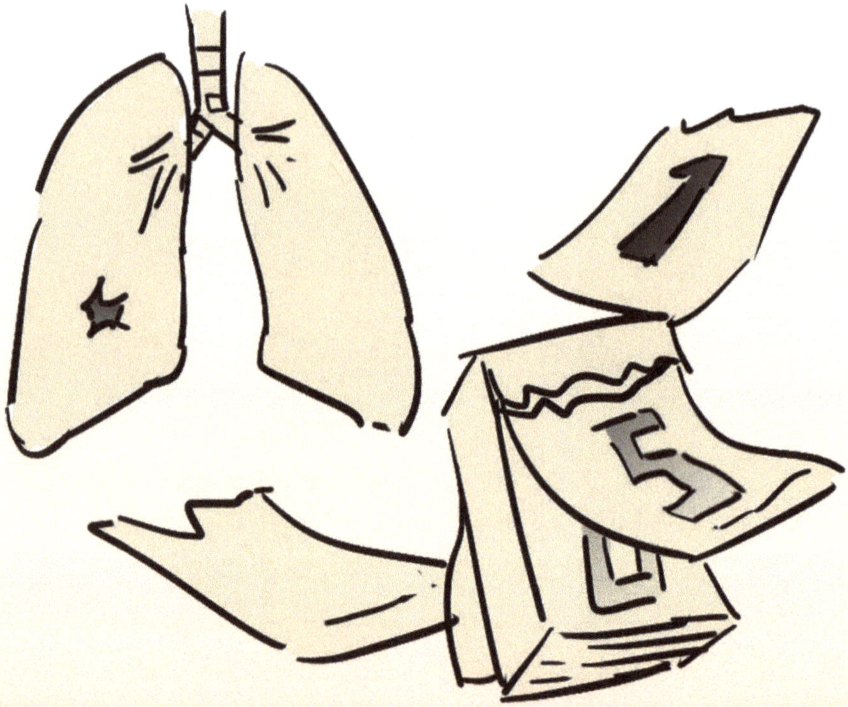

磨玻璃结节的最佳手术时机

对于具有肿瘤性质且需要进行手术治疗的磨玻璃结节，究竟在哪个阶段实施手术才是最佳时机呢？简而言之，最佳手术时机就是在病灶发生成功转移之前将其切除。

“转移成功之前阶段”的界定

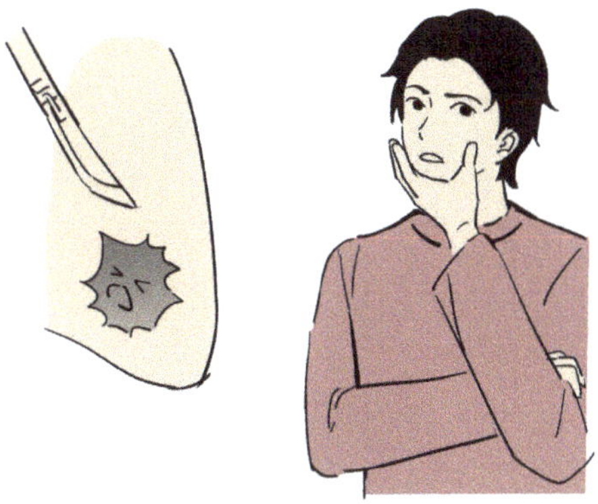

“转移成功之前阶段”从表面上看似乎是一个过程，患者往往认为，在这个阶段切除磨玻璃结节，就能实现结节永不复发、疾病得到根本治愈，并且不会对自身的自然寿命产生影响。那么，在实际进行手术之前，究竟该如何判断当前情况是否处于“转移成功之前阶段”这个阶段呢？

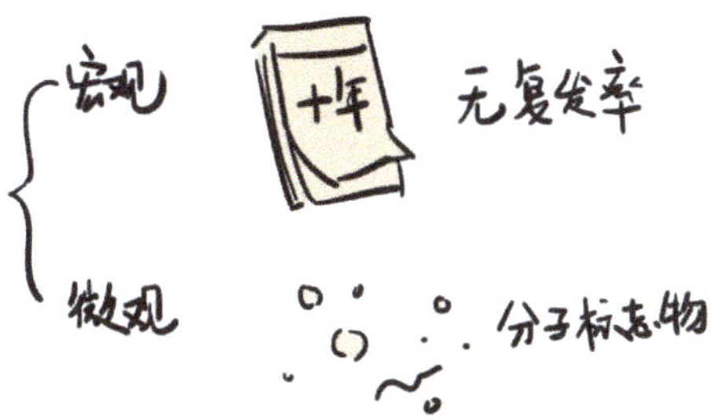

从理论层面来讲，我们对“转移成功之前阶段”的评估存在宏观和微观两种界定方案。

- 在现实生活中，要确切评估疾病“永不复发”是极为困难的，因此在宏观层面，一般采用“10 年无复发率”这一指标，来替代对“永不复发”的评估。
- 在微观层面，随着不断有新的分子标志物被研发出来，我们力求微观层面的评估能够与宏观层面的评估相互印证，从而更准确地判断“转移成功之前阶段”。

“转移成功之前阶段”的宏观界定

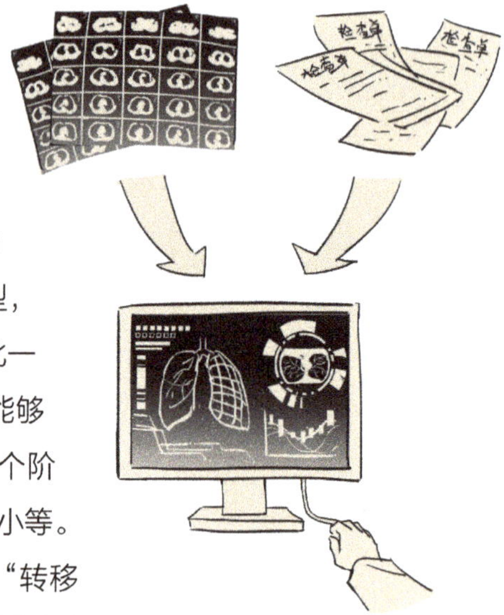

• 从宏观角度而言，在手术之前，医生会依据影像组学及影像基因组学的相关知识，对磨玻璃结节的病理类型及肿瘤所处的分期进行推测，进而做出判断。

• 通俗来讲，就是将各类检查所获取的信息整合在一起，构建起与之相关的模型，借助数字化的海量数据进行运算分析，如此一来，医生在肺部结节处于早期阶段时，便能够预测该结节的良恶性，判断其发展到了哪个阶段，有无发生转移的可能性及转移概率的大小等。

通过这样的方案，能够更深入地了解“转移成功之前阶段”的特点。不过，这种方法要求所有的数据都必须实现标准化，算法具备可重复性，而且还需要多个不同中心的机构进行验证，目前这一方法仍处于探索研究阶段。

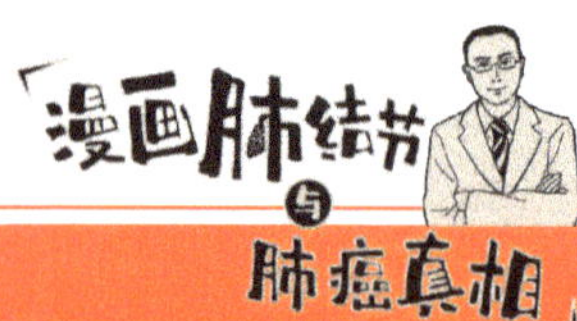

就目前的情况来看，我们所推荐的方式是，依据 CT 影像上磨玻璃结节的 CTR 分类，深入探究最接近“转移成功之前阶段”的特征，以此来筛选出实施手术的最佳时机。

说得通俗易懂一些，就是在已经接受过手术的患者里，筛选没有复发和转移的群体，判断是否处于“转移成功之前阶段”，把这部分患者的磨玻璃结节在影像学检查（如 CT 等）上呈现出的具体形态特征详细记录下来。之后，对于尚未接受手术的患者，将其磨玻璃结节的影像学形态，与“转移成功之前阶段”的影像学形态进行对比，患者就能够最大限度地推测出自己是否处于“转移发生之前阶段”。

"转移成功之前阶段"的微观界定

为了尽早实现对"癌症发生转移之前阶段"的精准预判，研究人员正在积极深入地探索着磨玻璃结节腺癌的微观分子领域。2021 年，有文献发表报告，通过多基因组学研究，揭示了磨玻璃肺结节在免疫微环境方面的分子特征。

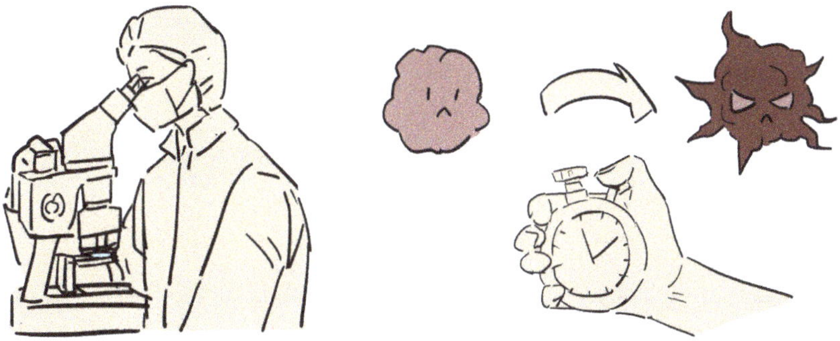

从微观层面来看，癌症发生转移之前的阶段，应是癌细胞获得具有关键性、侵袭性的分子突变特征之前的时间节点。一旦我们探究清楚癌细胞在分子转移能力上的差异，也就意味着能够在微观世界里更为精确地界定出癌症发生转移之前阶段的全新范围、赋予其新的定义并确立新的指标。到那时，我们或许就可以依据微观世界里的分子特征作为分类标准，来精准确定原位腺癌、微浸润性腺癌、浸润性腺癌纯磨玻璃样表现这三个阶段的最佳手术时机，进而找出其中最为理想的那个最佳时间点。

「漫画肺结节与肺癌真相」

总而言之，患者应当尊重医生给出的专业建议，深入了解疾病的发展规律，参考已知的临床数据，同时关注微观世界在这一领域的研究进展，从而在上述三个阶段中，结合自身实际情况，选择最为适合自己的阶段来进行手术治疗。

如何看磨玻璃结节的“长相”

肺结节的实性成分占比（CTR），指的是在影像学 CT 上，实性成分最长直径 / 磨玻璃结节最长直径。临床上，CTR 是目前最常用的对磨玻璃结节处理方式选择的重要指标。纯磨玻璃结节，CTR=0；纯实性结节，CTR=1；混合磨玻璃结节，CTR 为 0~1。

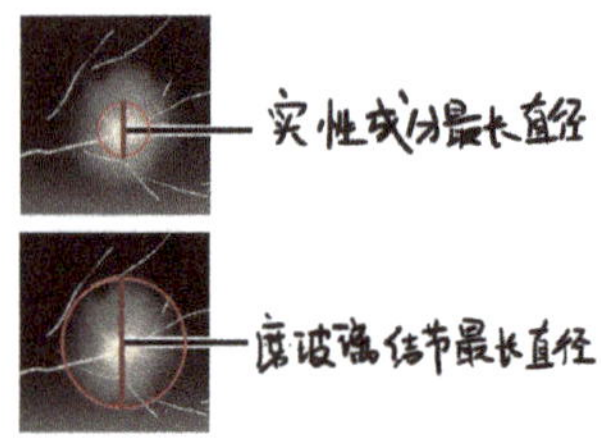

$$CTR=\frac{\text{实性成分最长直径}}{\text{磨玻璃结节最长直径}}$$

磨玻璃结节腺癌发展的六阶段

- 原位腺癌（多为纯磨玻璃结节）。
- 微浸润性腺癌（多为纯磨玻璃结节，少数为混合磨玻璃结节）。
- 浸润性腺癌（仍然表现为纯磨玻璃结节，CTR=0）。
- 混合磨玻璃浸润性腺癌（CTR≤0.25）。
- 混合磨玻璃浸润性腺癌（0.25＜CTR≤5）。
- 混合磨玻璃浸润性腺癌（CTR＞0.5）。

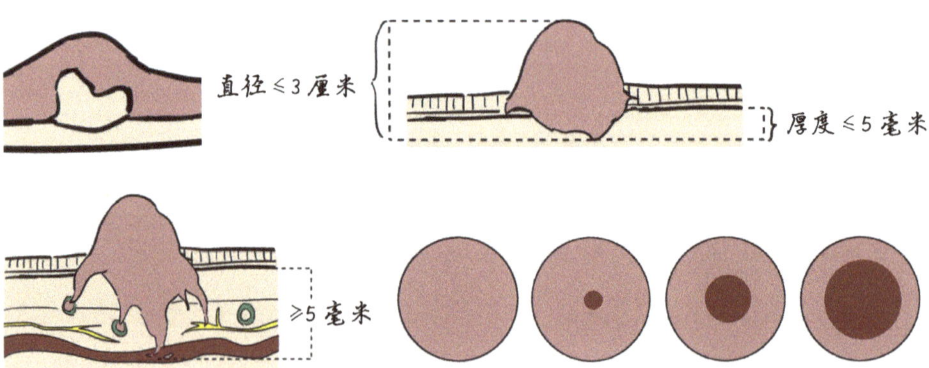

“转移成功之前阶段”的最优选择

癌症发生转移之前的最佳选择·首选包括原位腺癌、微浸润性腺癌、浸润性腺癌纯磨玻璃样表现，是进行手术的最佳时机；次优选择则是 0<CTR≤0.25。

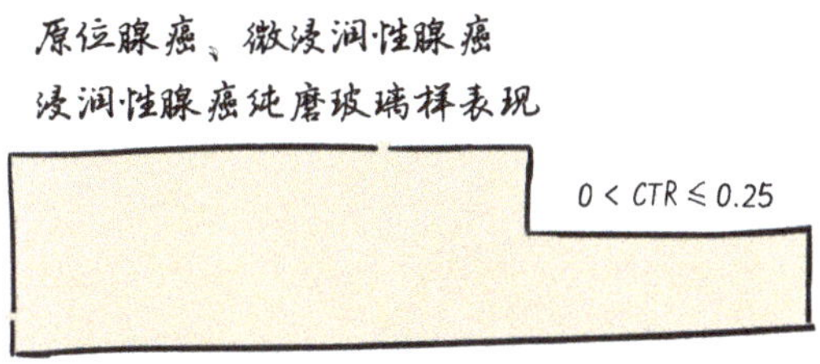

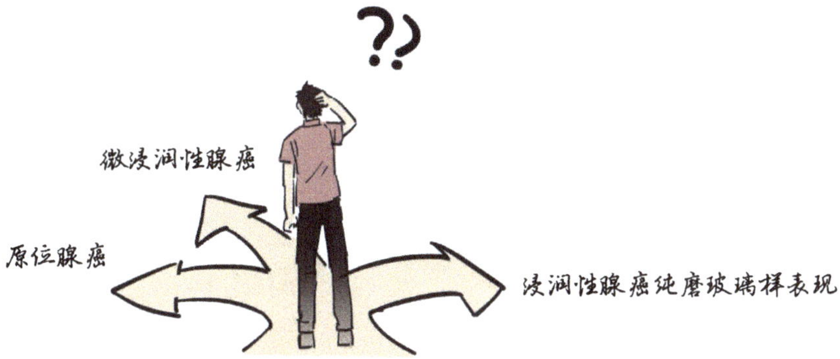

最佳手术时机并非一个确切的时间点，而是一个阶段范围，几乎所有患者都会在不同程度上面临“选择困难”的情况。这就如同汽车以一定速度朝着悬崖深渊急速冲去的场景，我们最期望看到的画面效果是：当汽车行驶到飞过悬崖一半距离时，主人公艰难地从车内爬出，顺势脚踩车身，奋力一跃，重重地跌落在地面上从而成功获救，而汽车则坠入了深渊。

但在现实中，并非每个人都能接受这样的“最佳获救时间节点”。对于原位腺癌、微浸润性腺癌、浸润性腺癌纯磨玻璃样表现这三个阶段，究竟该如何选择合适的手术介入时机呢？毕竟每个人的情况和想法都不相同，各自有着不同的考量。归根结底，这是一个需要将客观医学判断与患者主观意愿相结合的哲学问题。

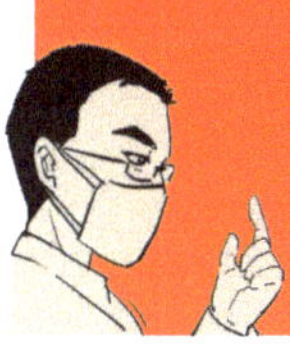

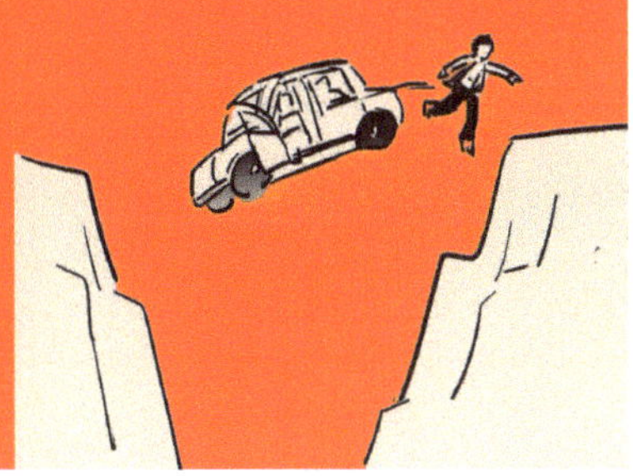

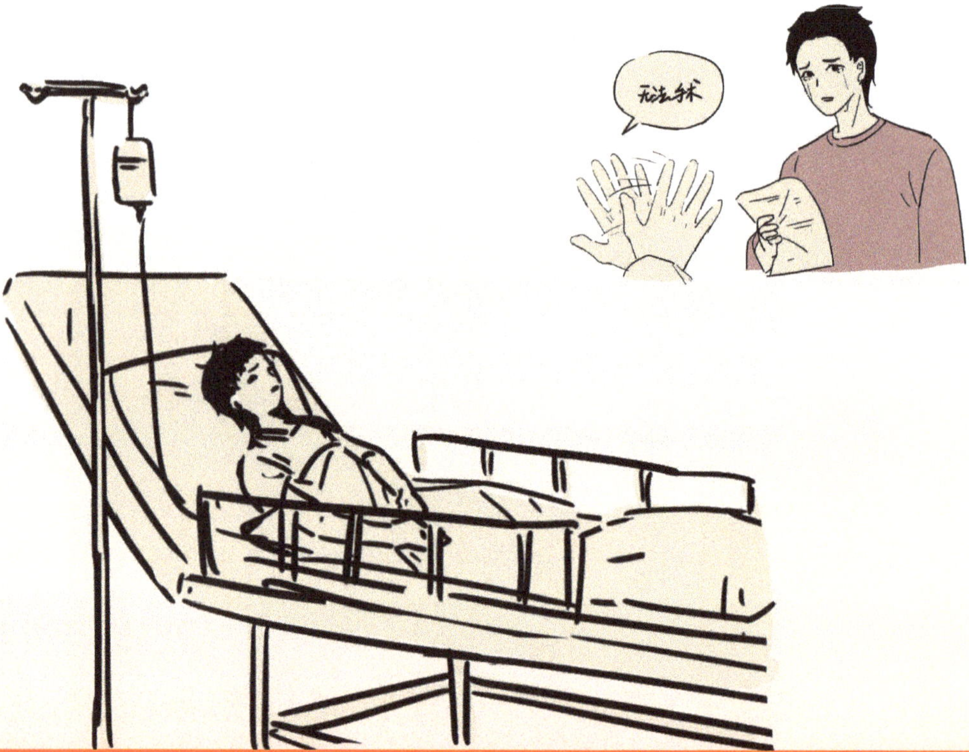

肺癌的非手术治疗手段

不少早期肺癌患者借助手术治疗，实现了临床治愈。然而，每当医生告知患者无法进行手术时，许多人便会认为自己病入膏肓、无药可医，进而陷入心灰意冷的境地。实际上，除了手术治疗外，肺癌还有多种其他有效的治疗方式。诸如化学治疗、靶向治疗、免疫治疗及放射治疗等，这些治疗手段在肺癌的整个治疗过程中都起着举足轻重的作用。

化学治疗

化学治疗，也被称作化疗，是一种广泛应用于癌症治疗中的方法，它主要通过使用药物来杀死或抑制癌细胞的生长。化学治疗可以分为两大类：新辅助化学治疗和辅助化学治疗。

新辅助化学治疗 · 在手术前进行的化学治疗。通过术前的化学治疗，能够有效缩小肿瘤体积，减轻肿瘤对身体造成的负担，从而增加手术完全切除肿瘤的可能性，甚至可以让原本无法进行手术切除的肺癌，转变为可以切除的情况，延长患者生存期。

辅助化学治疗 · 在手术后进行的化学治疗。

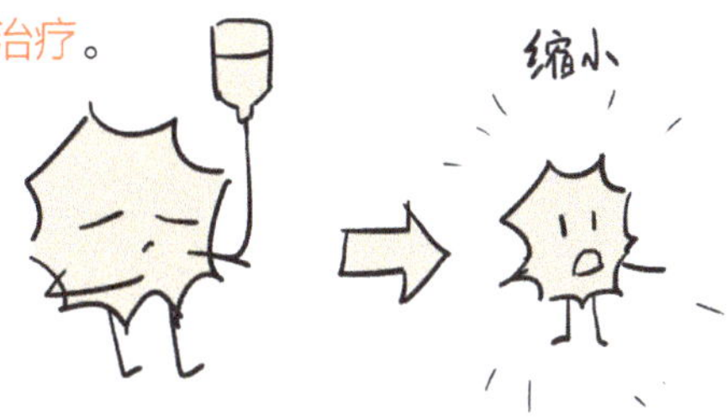

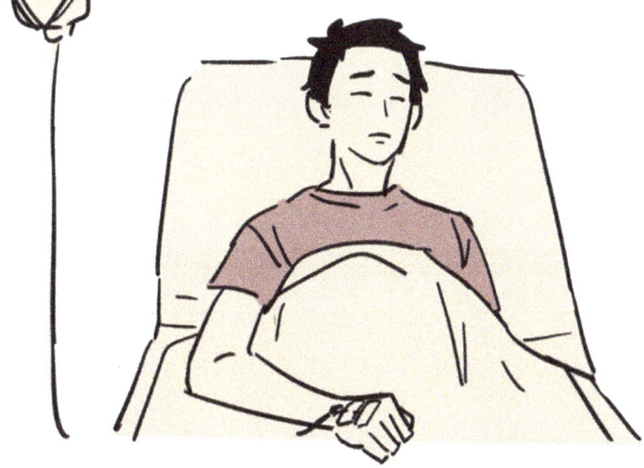

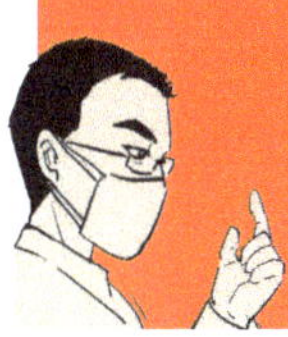

化学治疗属于一种全身性的治疗手段，药物会随着血液循环抵达人体绝大部分的器官和组织，从而对抗疾病。对于具有全身播散倾向，或者癌细胞已经发生转移的中晚期肺癌患者而言，化学治疗往往是主要的治疗方式。

化学治疗适应证•中晚期肺癌，无法接受手术治疗；早期肺癌，但因合并内科疾病而无法接受手术治疗；中期肺癌，需要进行新辅助化学治疗；中期肺癌，需要进行辅助化学治疗；早期肺癌，合并复发高危因素；早期肺癌，手术后出现复发；晚期肺癌，出现癌细胞转移或病情出现进展。

化学治疗优势•显著延长其生存时间，并且在一定程度上改善患者的生活质量。

化学治疗副作用•如消化系统方面会出现恶心、呕吐等反应，还可能引发骨髓抑制，导致白细胞、血小板等减少，出现脱发的现象，以及对肝肾功能造成损害等。

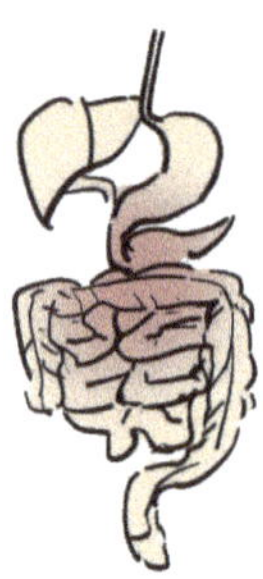

消化系统反应

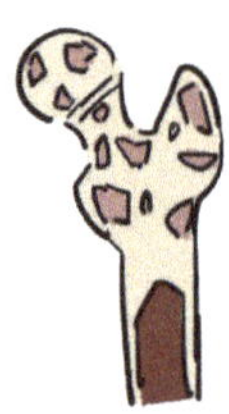

骨髓抑制

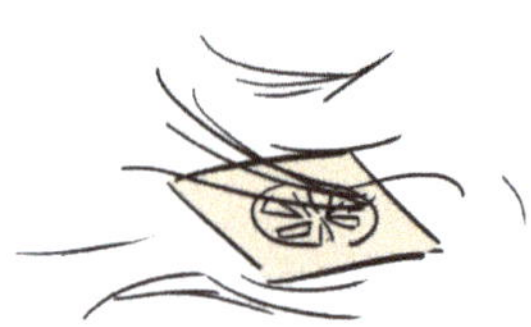

脱发

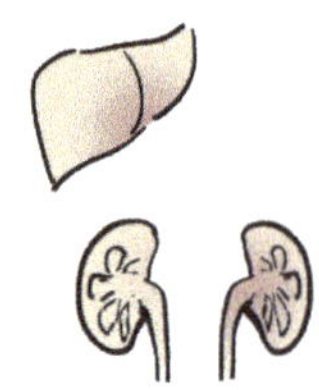

肝肾功能损害

漫画肺结节与肺癌真相

最早期的肺癌患者，如原位腺癌、微浸润性腺癌或者 IA 期肺癌，如果通过手术就能够实现根治性切除，通常不需要再进行化学治疗。

分子靶向治疗

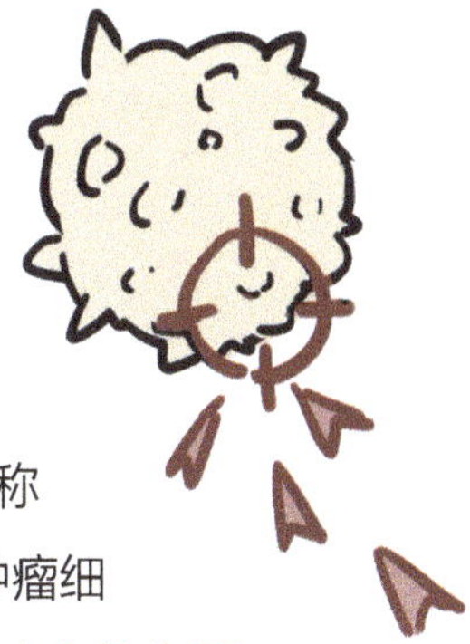

分子靶向治疗是近年来兴起的一种极具创新性的肺癌治疗手段。它聚焦于肿瘤发生与发展进程中的关键分子，通过特异性地阻断细胞信号转导通路或者抑制血管生成，精准地抑制肿瘤细胞的生长与繁殖，而对正常细胞几乎不产生损害，具有毒副作用小、患者耐受性良好等显著优势，堪称治疗肿瘤的“精准利器”，能够做到“稳、准、狠”地打击肿瘤细胞。相较于传统的化学治疗，这种治疗方式不仅能显著提高患者的生活质量，还能大幅提升治疗效果。

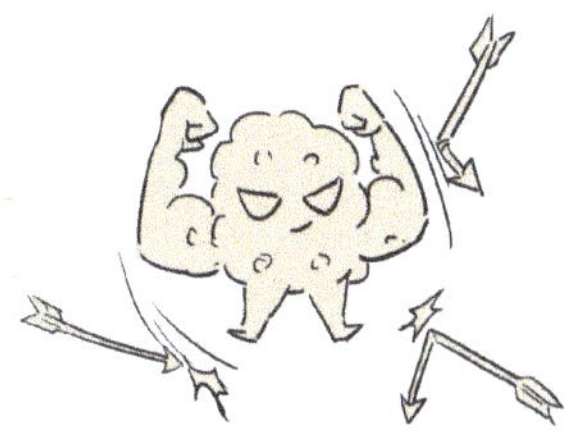

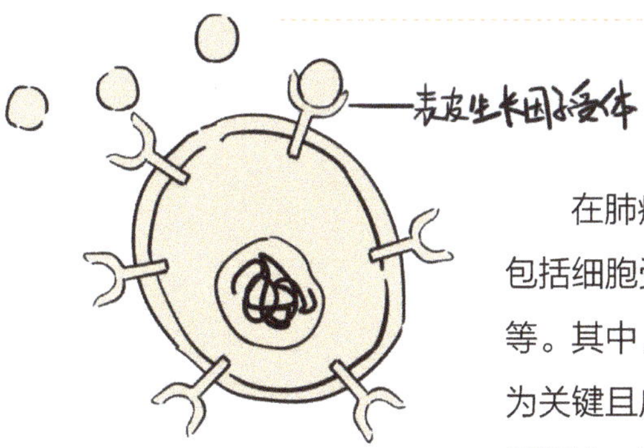

在肺癌的分子靶向治疗领域，常用的治疗靶点包括细胞受体、信号转导途径以及抗血管生成途径等。其中，表皮生长因子受体（EGFR）是目前最为关键且应用最为广泛的靶点，众多靶向药物都是围绕这一靶点发挥治疗作用。随着对靶向药物研究的不断深入，如今超过半数的肺腺癌患者都能找到已知或潜在适用的靶向药物。

漫画肺结节与肺癌真相

在过去没有靶向药物的时期，晚期肺癌患者的中位生存期仅为 8 个月左右。然而，现在患者通过服用靶向药物，生存期能够延长至 3~5 年，甚至更久。这使得肺癌正逐渐从一种令人谈之色变的恶性疾病，转变为一种可以通过服药来控制的慢性疾病，或许在不久的将来，这一愿景就会成为现实。

免疫治疗

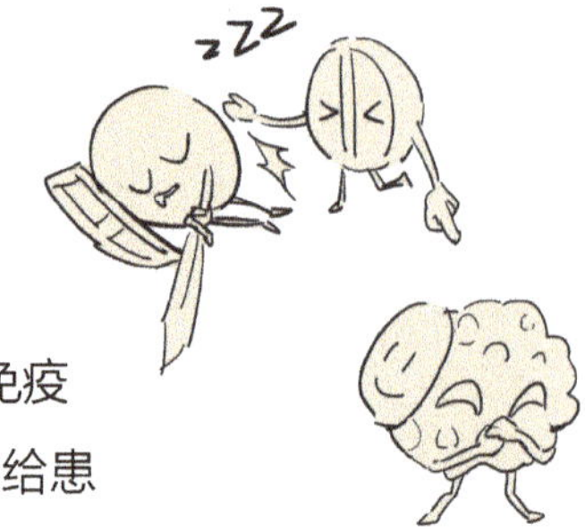

肿瘤细胞极为狡黠，它们常常伪装成身体的正常组成部分，以此来躲避人体免疫系统的识别与攻击。而免疫治疗则另辟蹊径，通过药物的作用“唤醒”沉睡的自身免疫系统，撕开肿瘤细胞的伪装面纱，让免疫细胞能够精准识别并有力地攻击肿瘤细胞；或者通过给患者输入效应细胞、抗体或者细胞因子等物质，使患者被动地增强自身的抗肿瘤活性。

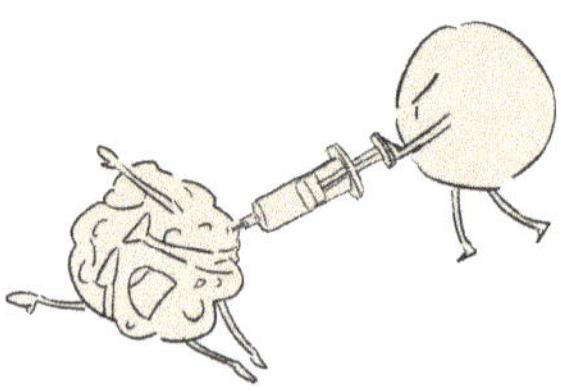

近些年来，医学界积极探索并运用多种不同的方法，致力于增强人体免疫细胞——T 细胞的活力。

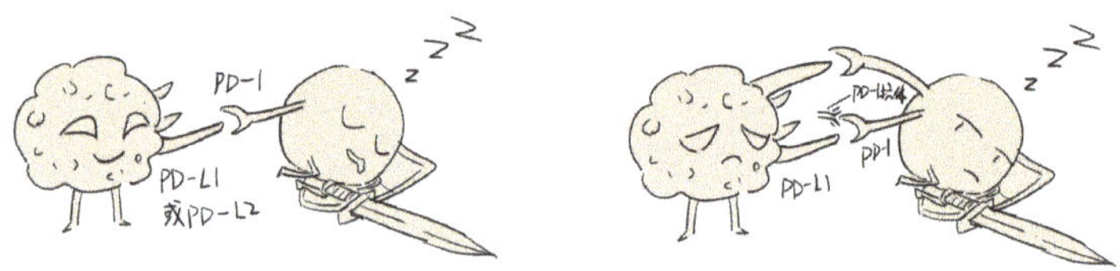

程序性死亡受体 1（PD-1）作为 T 细胞表面至关重要的抑制性受体，它的存配体有程序性死亡配体 1（PD-L1）和 PD-L2。当受到 T 细胞攻击时，肿瘤细胞会大量表达 PD-L1 和 PD-L2，这些配体一旦与 T 细胞上的 PD-1 受体相结合，就会抑制 T 细胞的活化过程。正因如此，注射 PD-1 的抗体就如同给 T 细胞注入了一剂“清醒剂”，能够让处于“昏睡”状态的 T 细胞重新“醒来”，进而继续发挥其强大的抗肿瘤作用。

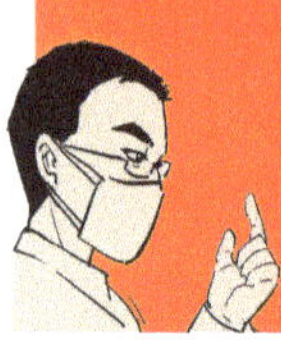

T 细胞在抗击肿瘤细胞的战斗中，堪称冲锋在前的“先锋战士”。它具备独特的能力，能够在肿瘤细胞的表面“打孔”，进而将一些特定的酶注入癌细胞内部，最终实现对整个癌细胞的彻底消灭。然而，肿瘤细胞也并非毫无还手之力，它们拥有一种特殊的本领，能够让 T 细胞陷入“昏睡”状态，从而使其丧失杀伤肿瘤细胞的活力。

放射治疗

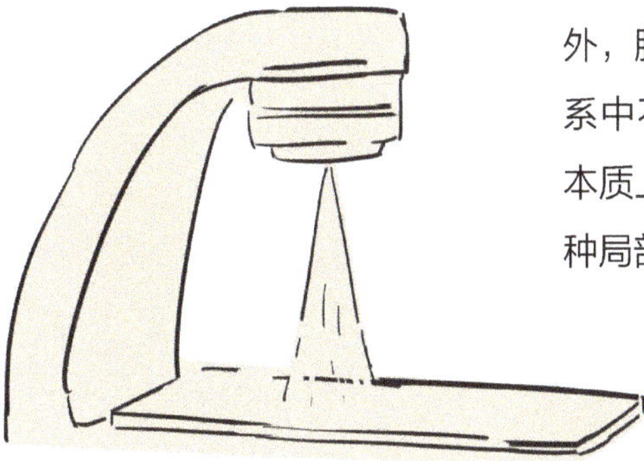

除了化学治疗、靶向治疗及免疫治疗之外，肺癌的放射治疗同样是肺癌综合治疗体系中不可或缺的重要手段之一。放射治疗，本质上是借助放射线来对肿瘤进行治疗的一种局部性治疗方法。

随着 CT 影像技术的不断进步及计算机技术的蓬勃发展，如今的放射治疗技术实现了巨大的飞跃。从早期的二维放射治疗逐步发展到了更为先进的三维放射治疗，乃至四维放射治疗技术。其中，立体定向放射治疗（SRT）在近年来得到了广泛的应用与推广。这种先进的放射治疗技术具有显著的优势，它能够在精准破坏肿瘤细胞的同时，对周围的正常组织起到较好的保护作用，其治疗效果甚至如同手术刀一般，能够较为精准地“切除”肿瘤。

在临床应用中，放射治疗既可以作为一种独立的治疗方式单独使用，也能够与手术治疗或化学治疗相互配合、协同使用。不过，需要明确的是，放射治疗终究还是属于局部治疗的范畴，虽然它在肺癌的治疗中发挥着重要作用，但并不能完全替代手术治疗。

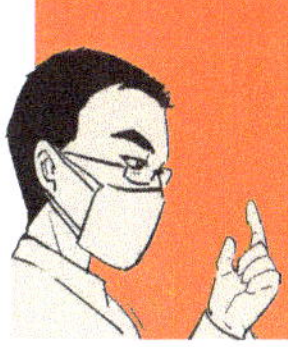

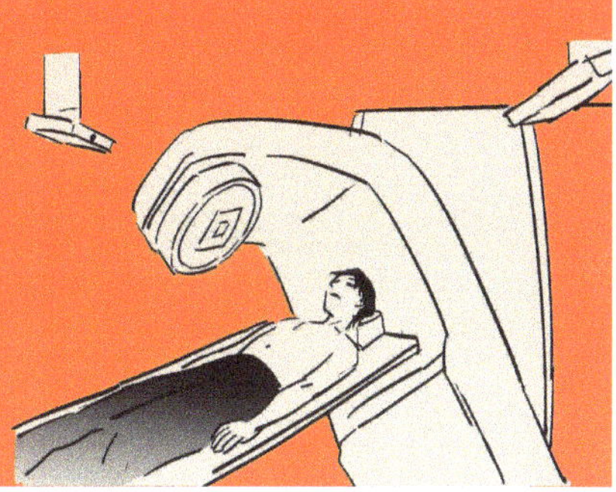

总结：多学科综合治疗

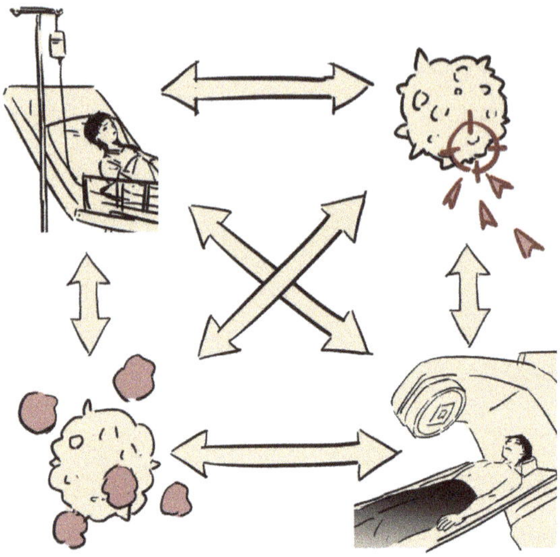

在肺癌的治疗过程中，多学科综合治疗的模式正逐渐成为主流。例如，手术治疗可以直接切除肿瘤病灶，化学治疗能够对全身可能存在的癌细胞进行打击，靶向治疗可以精准作用于肿瘤细胞的特定靶点，免疫治疗则能激发人体自身的免疫系统来对抗肿瘤，放射治疗可局部控制肿瘤的生长。这些治疗方式相互补充，能够更全面、有效地控制病情。

「漫画肺结节与肺癌真相」

医患之间应密切沟通、共同决策，根据患者的具体病情、身体状况、个人意愿等多方面因素，制订最适合患者的个性化治疗方案，从而最大限度地提高治疗效果，实现患者最满意的治疗结果。

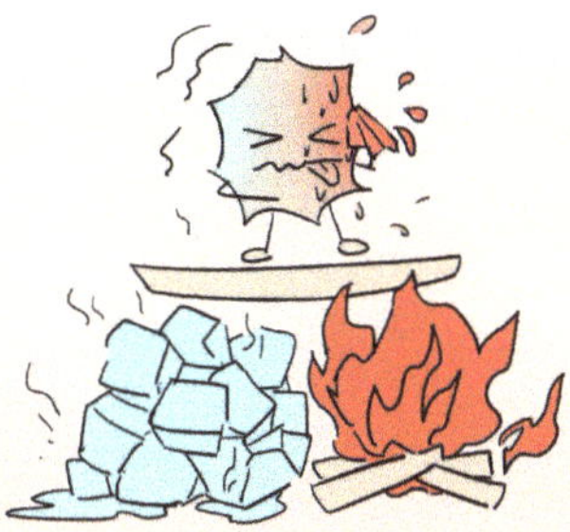

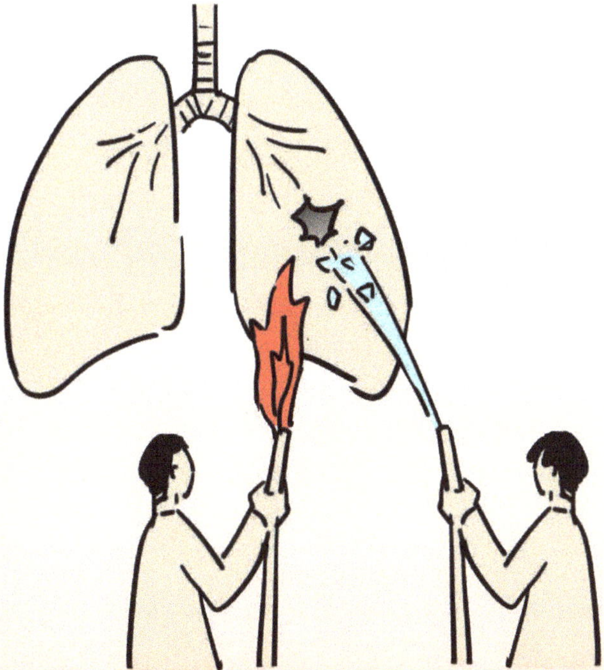

肺结节的消融治疗，看完这篇就懂了

随着医学检测技术的不断进步，肺部小结节的检出率日益攀升，与之相应的，针对肺结节的微创治疗方式也愈发丰富多样。在众多治疗手段中，有一种备受瞩目的热门治疗方式——“消融”，正越来越多地吸引着人们的关注。

肺结节消融，通俗来讲，就是运用热或冷的方式，通过“烤”或“冻”来去除肺部的肿瘤。实现这一过程主要依靠三种技术，分别是射频消融（RFA）、微波消融（MWA）和冷冻消融（CA）。

射频消融：让肿瘤“热”起来

射频消融（RFA），堪称热消融技术中的“元老”，是将射频电极精准插入肿瘤内部，随后利用频率在 375~500 千赫兹的交流电，促使肿瘤细胞相互摩擦、碰撞，产生热量，最终使肿瘤细胞所处环境的温度升高至 60~120 摄氏度，从而导致细胞凝固坏死。这一过程就如同一场高科技的“烧烤”。

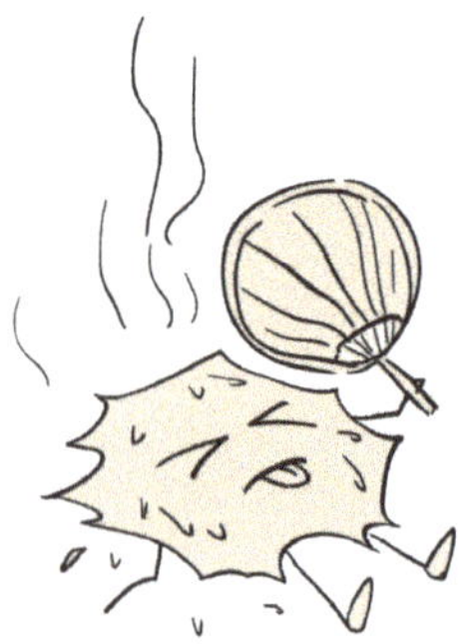

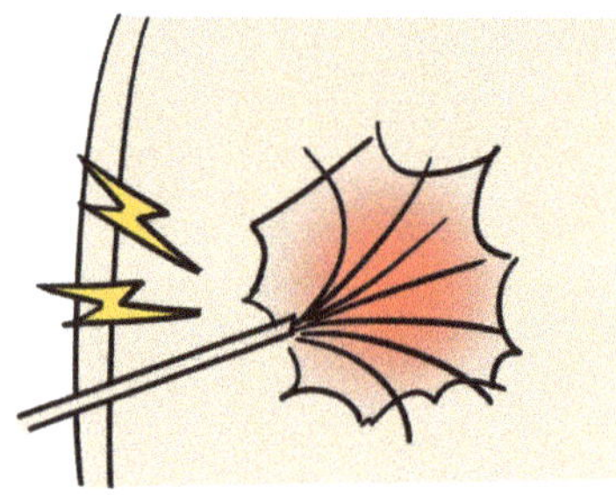

RFA 的优点

• 精准性高：射频电极能够精确地定位肿瘤位置，对肿瘤进行针对性治疗。

• 治疗高效：可以快速提升肿瘤的温度，迅速有效地杀死癌细胞。

• 适用范围广：适用于多种类型的肿瘤，在临床应用中较为广泛。

RFA 的缺点

• 受呼吸干扰：由于肺部的呼吸运动，可能会对消融效果产生一定的影响，干扰治疗的精准度。

• 局部进展率较高：部分患者在接受治疗后，存在局部复发的风险，这可能会影响治疗的长期效果。

• 操作复杂：该治疗方式对操作技术要求极高，需要医生具备精湛的操作技巧和丰富的经验。

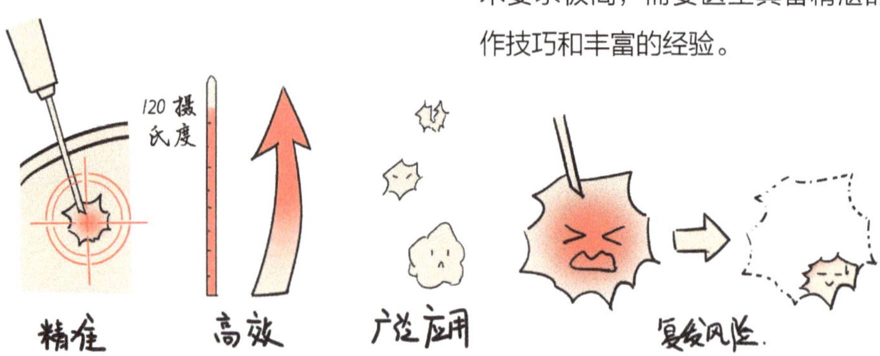

微波消融：微波炉的进阶版

微波消融（MWA），这名字听着是不是和微波炉颇有几分相似？确实，它是利用微波促使肿瘤细胞高速振动，这些细胞在快速振动中彼此相互摩擦，进而产生大量热量，形成高温环境，最终达到杀灭肿瘤细胞的目的。MWA 一般使用 915 兆赫或者 2 450 兆赫的微波频率，肿瘤细胞的温度能够在短时间内迅速飙升至 60~150 摄氏度，如此强大的高温杀伤力堪称“高温杀手”。

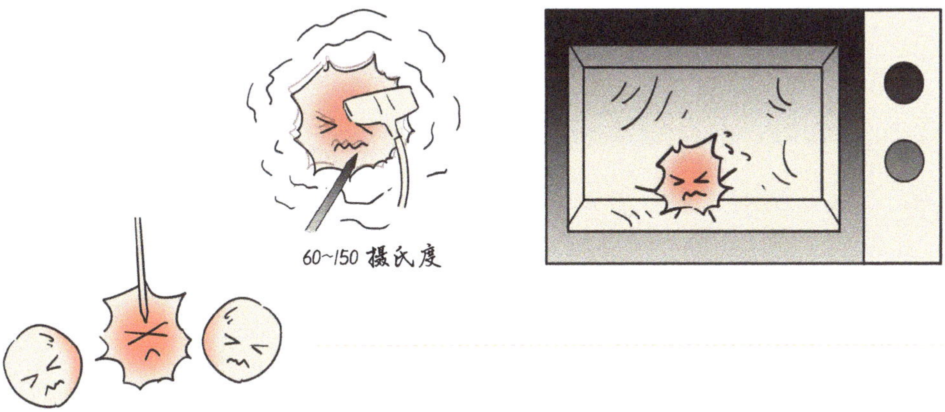

MWA 的优点

• 具备更高的能量和温度水平，这使得消融过程更为高效，能够以更快的速度对肿瘤细胞进行破坏。

• 其创伤性较小，对肿瘤周围正常组织的损害程度相对较低，患者术后感受到的疼痛也较为轻微，有利于身体的恢复。

• 具有可重复性，能够依据治疗需求多次进行反复消融操作，并且不会对最终的治疗效果产生不良影响。

MWA 的缺点

• 由于其能量强大，必须对能量输出进行精准、细致的把控，否则可能损伤正常组织。

• 操作过程较为复杂，对医生的操作技术要求较高。

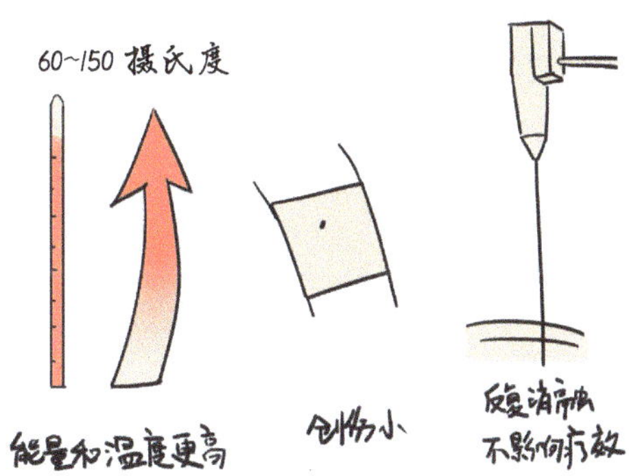

冷冻消融

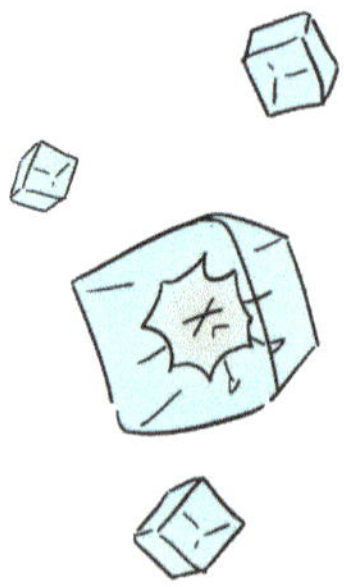

冷冻消融（CA）与其他消融方式截然不同，既不用高温炙烤，也不用微波加热，而是直接依靠“冷冻”来消灭肿瘤。冷冻消融技术包含氩 - 氦冷冻和液氮冷冻两种，其原理是借助快速降温和升温所形成的温差梯度变化，来实现对肿瘤细胞的杀灭。

氩气能够使温度降至零下 140 摄氏度，随后氦气又能迅速将温度提升至 20~40 摄氏度，在这种急剧的温度变化下，肿瘤细胞会直接“冻裂”。而液氮冷冻消融可使组织冷却到零下 196 摄氏度，之后利用无水乙醇升温至 80 摄氏度。

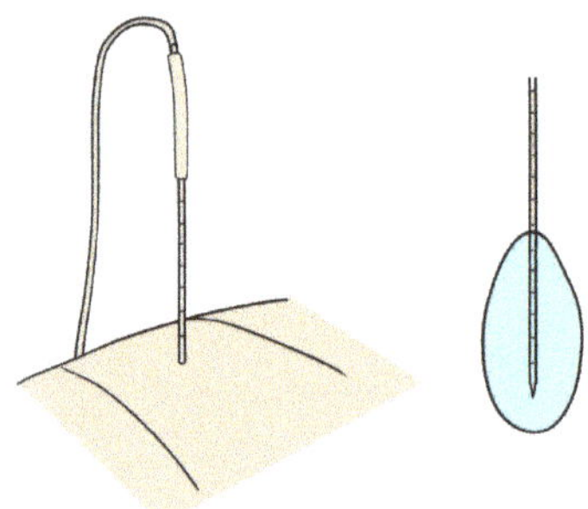

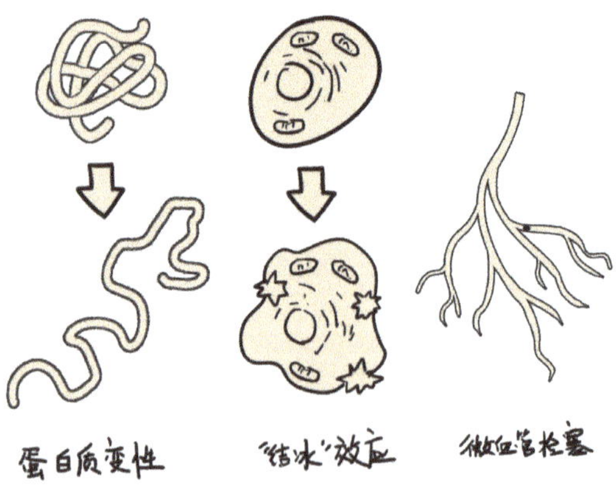

CA 的优点

• 镇痛效果良好：与热消融相比，冷冻消融给患者带来的疼痛感更少。

• 安全性较高：对于邻近重要结构（如大血管、气管等）的损伤相对较小。

• 具有免疫增强作用：可能增强人体的免疫反应，促使机体产生抗肿瘤抗体。

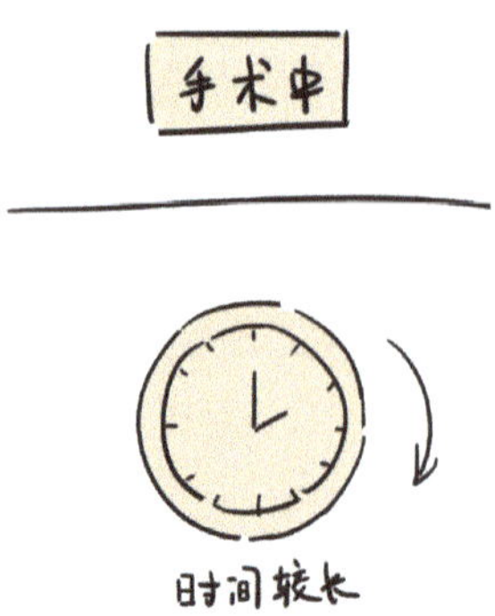

CA 的缺点

• 治疗时间较长：由于需要进行反复的冻融循环，导致操作时间相对较久。

• 存在复发风险：某些部位的肿瘤在采用冷冻消融后，复发率可能较高。

消融方式的选择

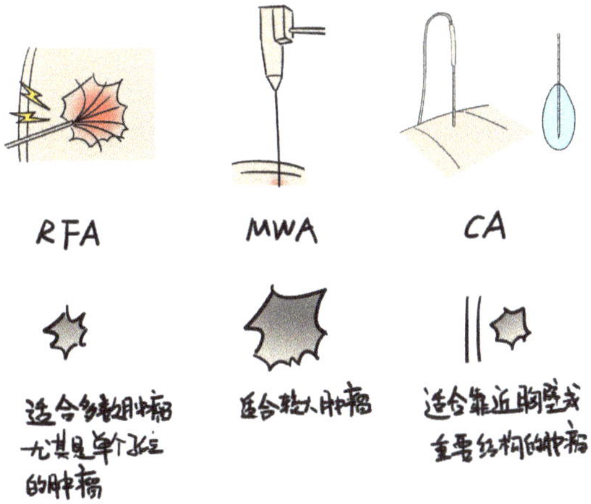

RFA、MWA 和 CA 这三种技术，究竟该如何抉择呢？这需要综合考量多个因素，包括肿瘤所处的位置、大小，以及患者的个体身体状况等。

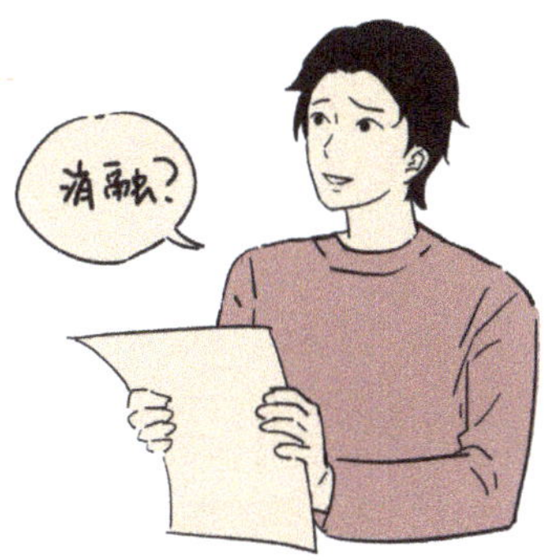

RFA • 适用于大多数类型的肿瘤，特别是单个孤立存在的肿瘤，能够较好地发挥其治疗效果。

MWA • 由于具备更高的能量和更快的消融速度，则更适合用来处理体积较大的肿瘤，能够更高效地对肿瘤组织进行破坏。

CA • 在处理靠近胸壁或人体重要结构的肿瘤时更具优势，因为它产生的疼痛感相对较少，同时对周围重要结构的损伤风险也较低。

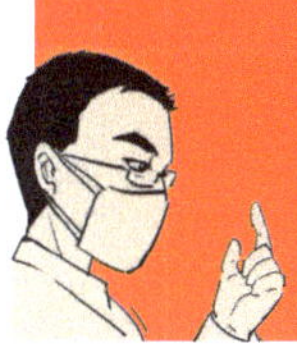

在理想的状况下，经验丰富且专业的医生会全面评估患者的各项情况，依据实际治疗的需求，精准地选择最为合适的消融方法，以此来确保治疗效果达到最佳状态，最大程度地为患者减轻病痛，提高治疗的成功率和患者的生活质量。

消融是否能替代手术

对于早期肺结节，消融并非首要选择，消融主要局限于无法接受手术治疗的患者。

消融治疗的风险与并发症• 可能出现消融不完全的情况，进而导致肺癌复发或转移；在消融过程中，还有可能引发血气胸，使得患者不得不接受手术处理；此外，消融还可能引发反复咳嗽、咯血、肺部感染等一系列不良症状。

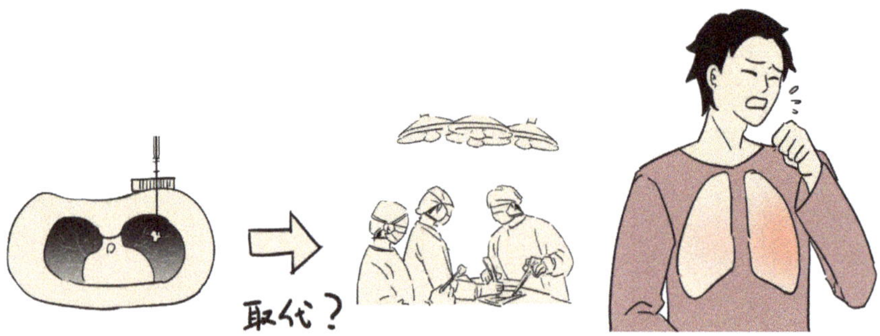

若要提高消融的完全成功率并降低术后病情进展的可能性，精准筛选合适的患者就显得尤为关键。其中，患者肿瘤的大小和位置是重要的考量因素。一般来说，肺结节体积较小、周围没有明显的血管和支气管、远离胸膜等，都是选择消融治疗的有利因素。

就目前已发表的临床数据而言，针对早期周围型非小细胞肺癌的消融治疗研究，大多属于回顾性研究，消融治疗能否成为首选方案，目前还缺乏前瞻性、大规模、多中心且随机、对照的临床研究来予以明确。

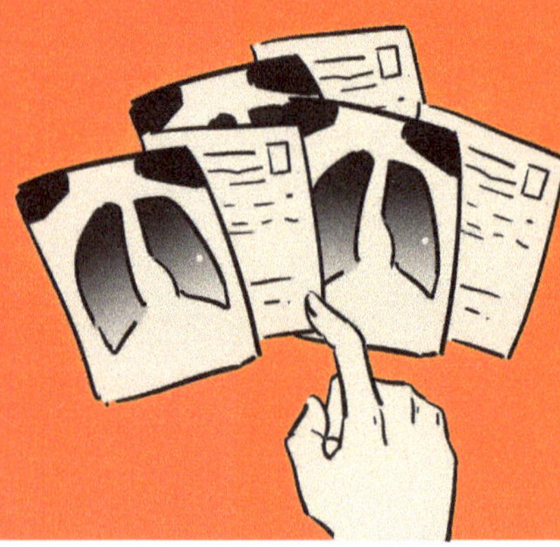

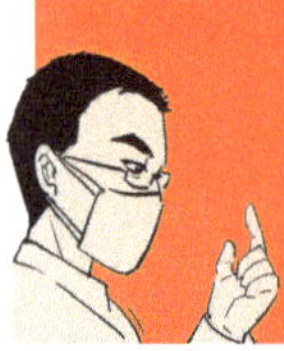

总结

当然，我们也必须承认，若能成功实施肺结节消融术，这无疑是一种高效且微创的治疗方式。它能够在较大概率上，精准地对经过严格筛选的肺部肿瘤进行局部杀灭，切实有效地改善患者的生活质量。无论是热消融凭借高温“炙烤”肿瘤细胞，还是冷消融依靠低温“冻结”肿瘤细胞，都为肺癌患者带来了全新的治疗希望与曙光。

作为一项独立的肿瘤局部治疗技术，消融治疗的重要地位日益凸显，已然成为继手术治疗、放射治疗之后的第三大肿瘤局部治疗手段。然而，与发展相对成熟的手术治疗和放射治疗相比，消融治疗尚属于较新的领域，犹如一位充满潜力的“新生代”成员。

「漫画肺结节与肺癌真相」

不过，我们有足够的理由相信，随着医学科技的持续飞速发展与不断进步，消融治疗技术必将日臻完善。在未来，它极有可能在肺部肿瘤的综合治疗体系中扮演更为关键的角色，为更多的肺癌患者带来更为有效的治疗方案和更好的治疗效果。

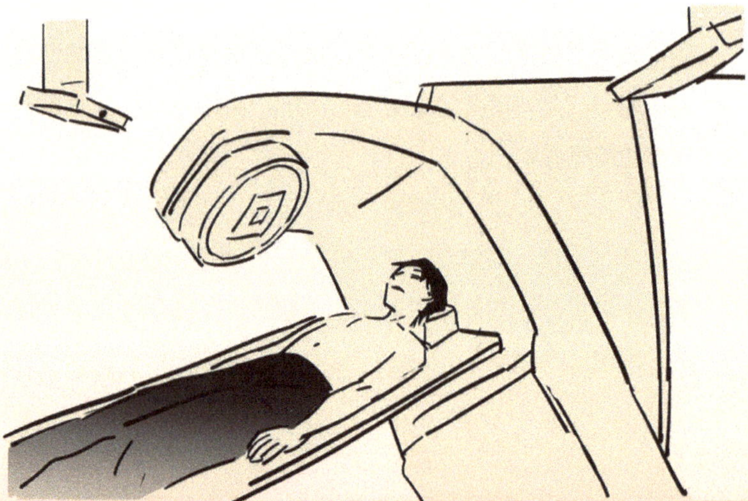

肺结节的立体定向放射治疗

想象这样一个场景：医生手持一把聚焦着高能量的“激光枪”，将目标牢牢锁定在肿瘤之上，然后从不同的角度，连续“砰砰砰”地进行射击。这生动的一幕，其实就是立体定向放射治疗（SRT）的简易呈现方式。它听起来宛如电影中出现的科幻武器一般神奇，而在现实的医学领域中，对于那些无法接受手术治疗的早期非小细胞肺癌患者而言，应用于体部肿瘤的SRT技术——体部立体定向放射治疗（SBRT）已然成为一种标准的治疗选择。

SBRT 优势

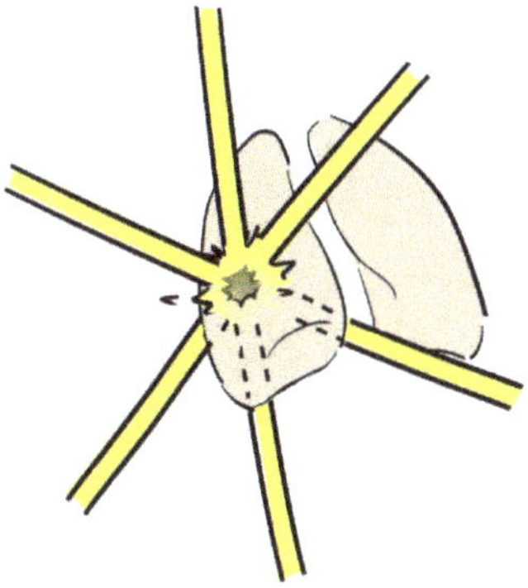

精准定位 · 在精准定位的坚实基础之上，SBRT 能够巧妙地把高剂量的放射线高度集中在肿瘤部位。这一过程，就如同一场精心策划、精准实施的打击行动，在最大限度破坏肿瘤细胞的同时，还能使周边正常组织所接受的放射剂量快速衰减，从而对正常组织起到更有效的保护作用，在治疗肿瘤的同时，尽可能减少对身体正常组织和器官的不良影响。

疗程更短 · 相较于传统的放射治疗手段，SBRT 具有疗程显著缩短的优势。其疗程通常仅需进行 4~8 次治疗，与常规放射治疗动辄需要进行 30 次相比，明显少了许多。

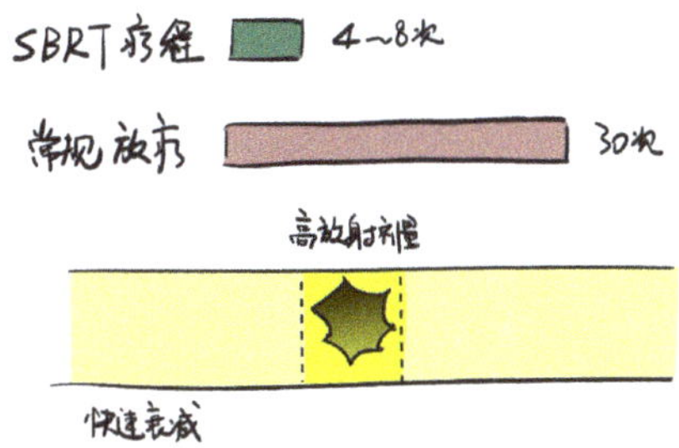

根据美国放射治疗肿瘤学组（RTOG）的 RTOG 0236 试验所提供的数据表明，接受 SBRT 的早期无法进行手术的肺癌患者，2 年局部控制率达 97.6%，5 年局部控制率为 93%。我国首部《早期非小细胞肺癌立体定向放射治疗中国专家共识（2019 版）》也明确指出，对于无法接受手术治疗的早期非小细胞肺癌患者，SBRT 的局部控制率超过了 90%，其治疗效果与手术治疗相当。

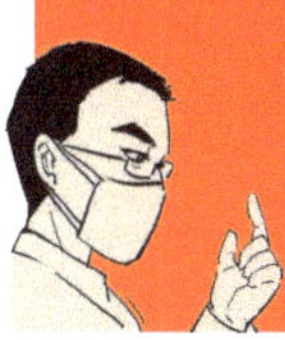

SBRT 治疗过程及疗效

SBRT 治疗过程·首先，患者需妥善固定好体位，保证在治疗过程中身体不会随意移动。接下来，运用 4D-CT 技术实时跟踪患者在呼吸时肿瘤位置的动态变化，以此确保每一束放射线都能准确无误地击中目标肿瘤。最后，治疗会在加速器治疗床上进行，患者只需舒适地躺着，保持放松状态即可。医生会借助影像引导设备对肿瘤进行精确的定位，随后开展放射治疗操作。

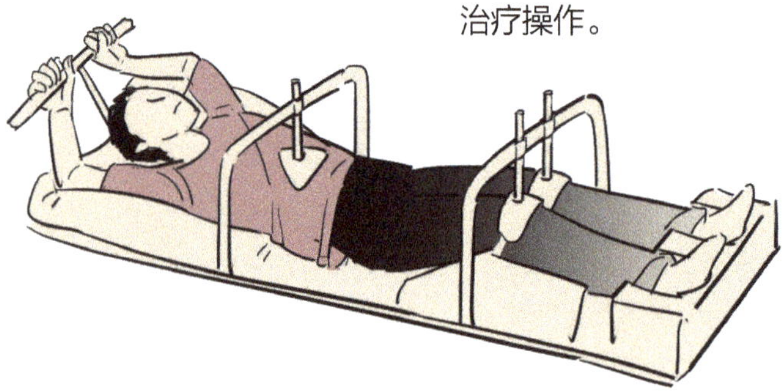

定期随访·治疗结束后，患者需定期随访。首次随访通常安排在治疗后 4~6 周，以评估是否出现急性毒性反应。接下来的随访安排如下：第 1 年，每 3 个月进行一次；第 2 年，每 3~6 个月进行一次；2 年之后，每年进行一次，且随访期限至少持续 5 年。医生会依据《实体瘤临床疗效评价标准（RECIST 1.1）》来评估肿瘤的具体状况，并进行定期肺功能检查。

SBRT 与手术治疗方式的对比

那么，究竟哪些肺癌患者适合采用 SBRT 呢？需依据患者的具体状况展开全面评估。例如，要考量患者肿瘤的大小、所处位置，以及是否存在其他并发症等。倘若患者肿瘤直径 <5 厘米、不存在远处转移、属于周围型肺癌等，便可考虑通过 SBRT 来进行治疗。

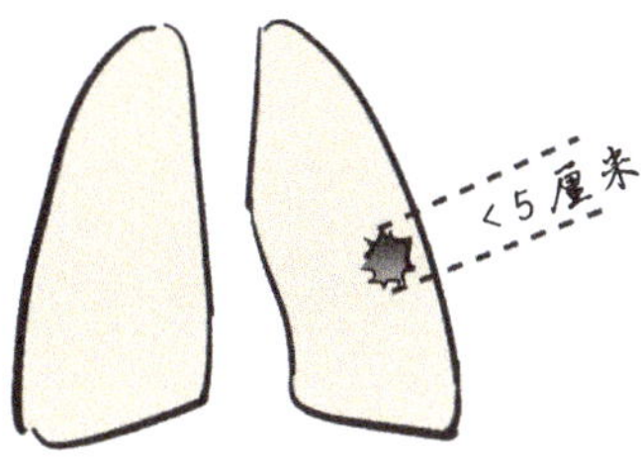

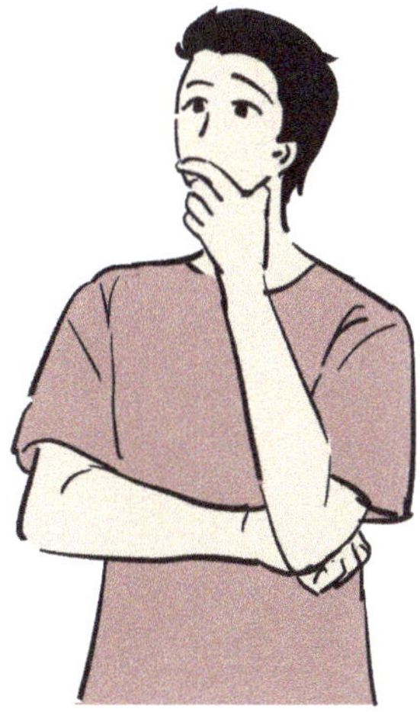

对于那些能够接受手术治疗的非小细胞肺癌患者而言，目前，手术切除依旧是早期肺癌的标准治疗方式，这是因为手术切除的治愈率相对较高。由美国放射治疗肿瘤学组（RTOG）开展的 RTOG 0618 实验，对 SBRT 应用于可手术的早期肺癌患者的治疗效果进行了评估。实验结果表明，无创 SBRT 能够在可手术的早期肺癌患者群体中替代手术，实现较高的胸内肿瘤控制率，并且毒副作用较低。不过，立体 SBRT 是否真的能够完全替代手术切除，还需要通过随机Ⅲ期临床试验做进一步的验证。

或许在未来，SBRT 能够治愈那些原本可以接受手术治疗的肺癌患者，为这类患者提供另一个具有潜力的治疗选择。

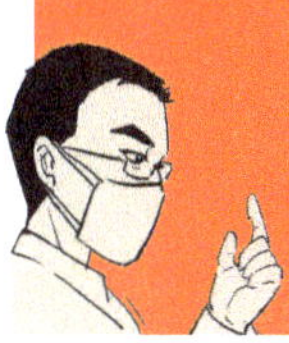

SBRT 治疗后注意事项

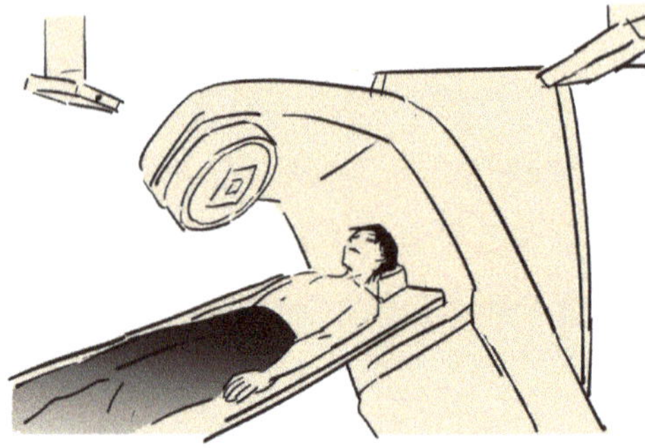

治疗后，医生会密切监测您的健康状况。建议采用由美国卫生和公共服务部发布的《常见不良反应事件评价标准（CTCAE 4.0）》，来评估放射治疗期间以及放射治疗后的不良反应。对于接受 SBRT 治疗后的患者，建议首次随访安排在放射治疗后的 4~6 周，以评估急性毒性。后续随访安排为：第 1 年，每 3 个月进行 1 次；第 2 年，每 3~6 个月进行 1 次；之后每 6 个月进行 1 次，且随访时间应至少持续 5 年。医生会依据《实体瘤临床疗效评价标准（RECIST 1.1）》来评估肿瘤的具体情况，并且每年为患者进行肺功能检查。

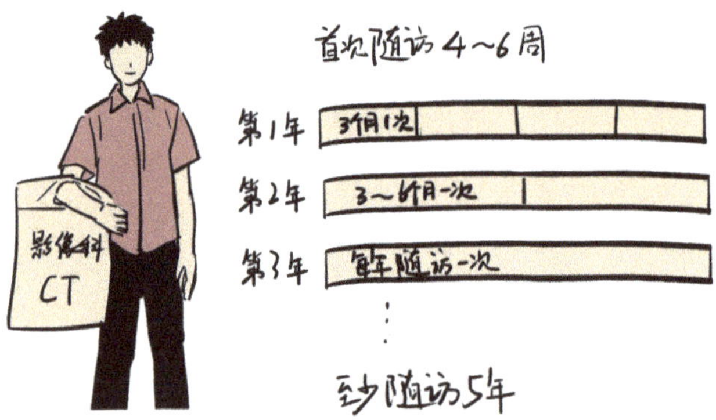

漫画肺结节与肺癌真相

总的来说，对于无法接受手术治疗的患者，胸外科医生定会全力以赴，提供除手术之外合适的治疗方案。相信随着科技的不断发展以及医学的持续进步，未来将会涌现出更多更精准、更高效的治疗方法，助力肺癌患者战胜疾病，能够安心地生活。

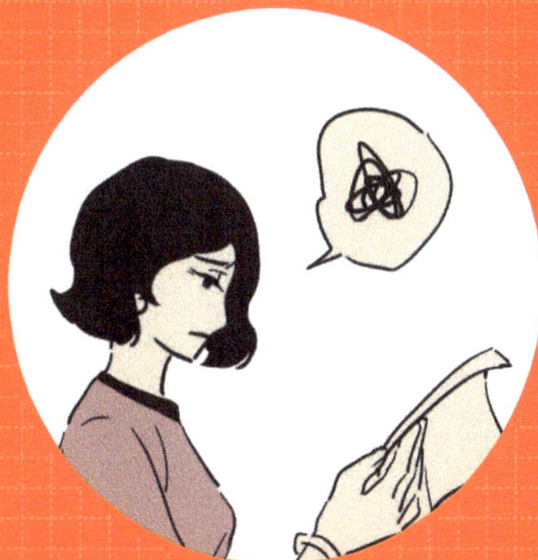

肺结节手术治疗

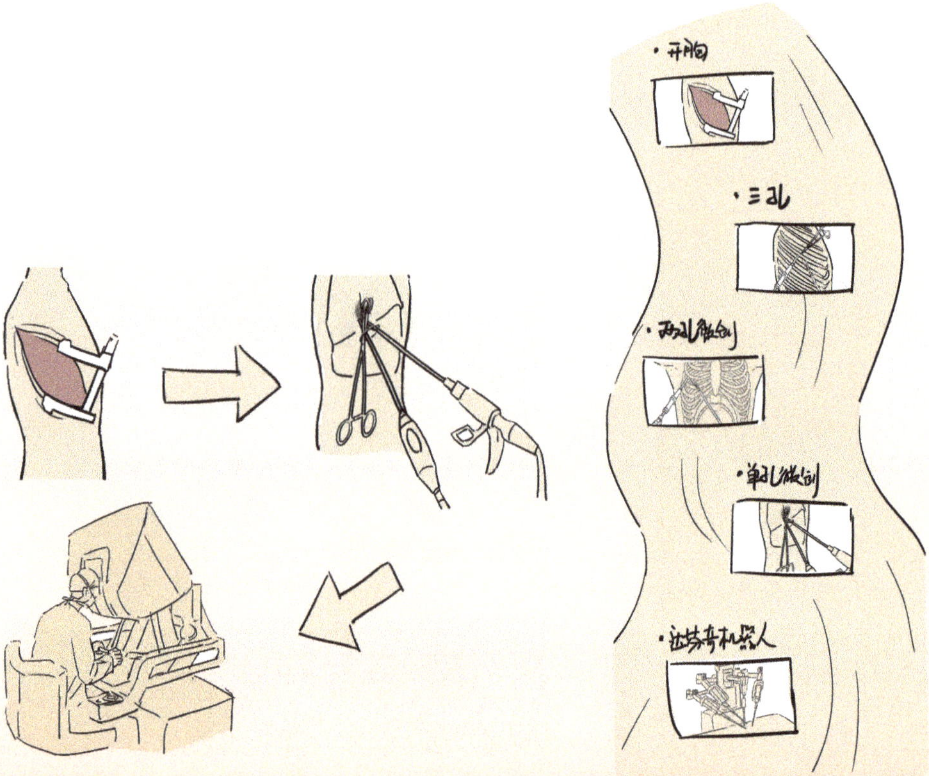

肺部结节手术方法的变迁

肺癌一直以来都让人们闻之色变，因为它是全球发病率和病死亡率最高的癌症类型。而手术，已然成为肺癌治疗中至关重要的手段。然而，一提起手术，大多数人心中还是会不自觉地涌起恐惧与忐忑。手术是否是微创的呢？有没有面临开胸的风险呢？需不需要选择机器人手术呢？想必很多人都有这样的疑问。

今天，我们就带领大家了解一下肺部手术方法的历史变迁，一同分析开胸手术、三孔手术、两孔微创手术、单孔微创手术及达芬奇机器人手术等不同方法的优势与不足。

开胸手术

• 开胸手术，就是需要打开人体胸壁，进入胸腔内进行操作的手术方法。

• 经典的开胸手术切口位于第五肋骨间隙的后外侧，长度约为 20 厘米，并且必须使用金属撑开器将肋骨之间的间隙撑大，从而使整个胸腔内部完全暴露在视野之下。

• 外科医生能够在直视的情况下，用手伸入胸腔内完成手术操作。

• 然而，开胸手术常常需要将肋骨撑开长达数小时之久，这会引发较为严重的术后疼痛，并且还可能导致一些并发症。

• 但另一方面，这种手术方式由于切口较大，所以视野良好、操作空间充足。对于那些肺癌肿瘤体积巨大、淋巴结融合成团的患者，或者需要进行一些复杂且具有难度的手术时，开胸手术依旧是医生的首要选择。

• 此外，当在手术过程中出现大出血或者组织粘连严重等困难情况时，通过开胸并扩大切口，也是挽救手术局面的必要措施。

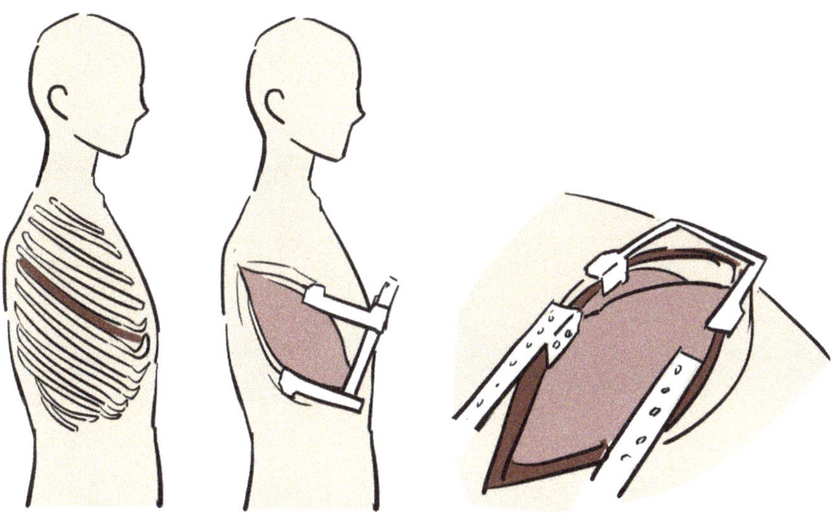

视频辅助胸腔镜外科手术

在 20 多年前，随着手术技术及相关物理机械领域的发展进步，视频辅助胸腔镜外科手术（VATS）应运而生。

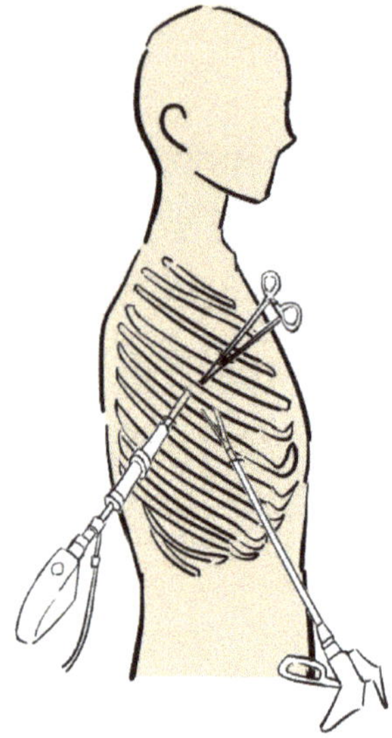

三孔 VATS • VATS 是将 3 样与手术相关的物件置入胸腔内：用视频辅助胸腔镜系统取代了人的眼睛来观察，把带有摄像头的光缆通过小切口送入胸腔内，将较长的器械从肋骨间隙伸入胸腔。如此一来，仅借助 3 个小孔，医生就能够在体外双手操作完成手术。自此，经典的三孔 VATS 正式登上了胸外科的历史舞台。三孔 VATS 于 20 世纪 90 年代被引入我国，此后便开始蓬勃发展。

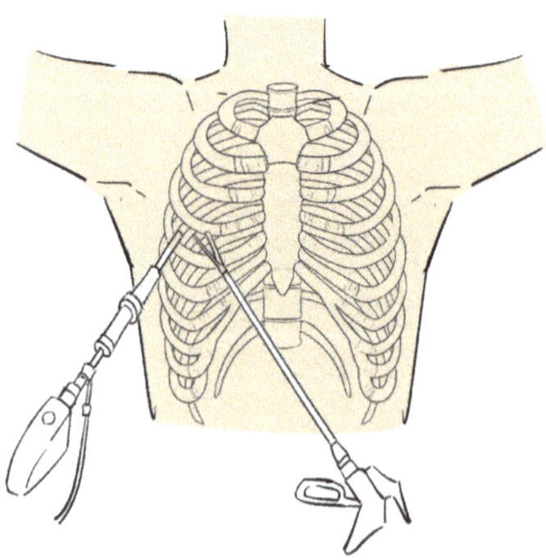

两孔 VATS • 在实际操作过程中，人们发现，后侧胸壁的那个小切口并非一定必要，只要手术医生具备丰富的操作经验，所有的器械都可以从患者前方的切口进出胸腔来完成手术。从那时起，常规的肺叶切除术已完全从传统的三孔 VATS 转变为新一代的两孔 VATS，患者术后的出院时间也大幅缩短。

单孔 VATS

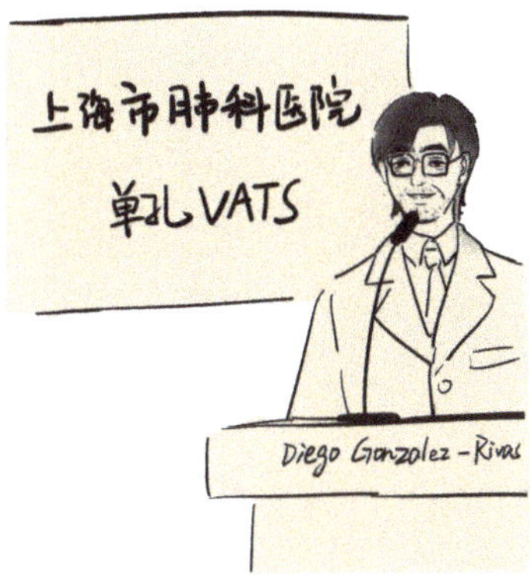

那么，是否还存在更为微创的手术方式呢？欧洲的罗科（Rocco）医生便率先在一些较为简单的胸腔手术中提出了单孔 VATS 的理念。随后，西班牙拉科鲁尼亚的迭戈 · 冈萨雷斯 - 里瓦斯（Diego Gonzalez-Rivas）医生进一步进行了尝试，将单孔 VATS 应用于肺叶切除术中。到了 2012 年，迭戈医生来到了上海市肺科医院，由此开启了单孔 VATS 在中国的推广之路。

单孔 VATS • 通常通过一个 3 厘米的切口来完成各类肺部磨玻璃结节的手术，一般会在第 4~5 肋骨间隙靠近腋前线的位置切开皮肤。手术操作者使用左右手的操作器械进行操作，助手则同时将"眼睛"——胸腔镜摄像头从唯一的小孔伸入胸腔内，协助操作者观察不同角度的视野，真正实现了微创中的极致微创。

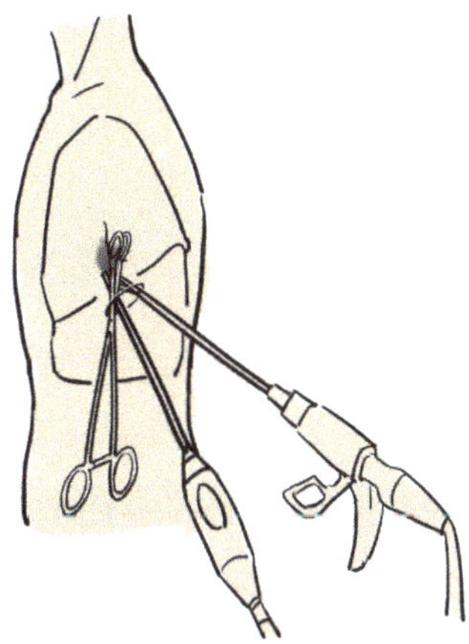

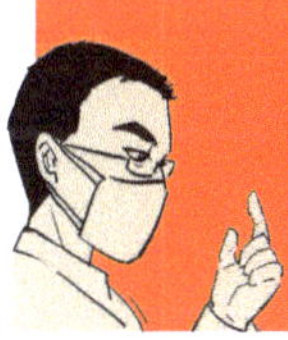

为了减少一个切口给患者带来的创伤，降低切口疼痛和损伤，医生们在技术和器械方面不断进行创新与改进，而患者也正实实在在地成为单孔手术的受益者。

机器人手术

2000 年 7 月，由直观外科公司（Intuitive Surgical）制造的达芬奇手术机器人通过了美国食品药品管理局（FDA）的认证，成为世界上首套能够正式在手术室中投入使用的机器人手术系统。

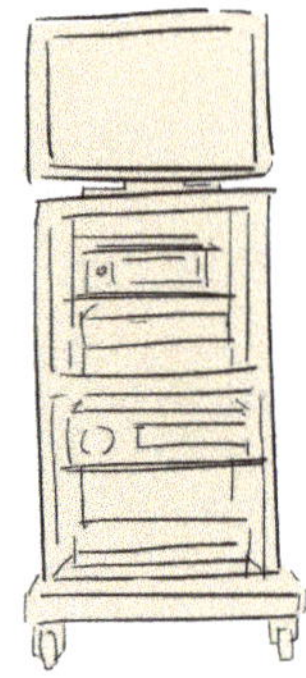

成像系统

- 达芬奇机器人手术系统由 3 个部分组成：外科医生控制台、床旁机械臂系统及成像系统。归根结底，并不是真正的机器人自主为患者实施手术，而是在外科医生的操控之下，借助机器人的器械臂来代替医生的手完成手术操作。

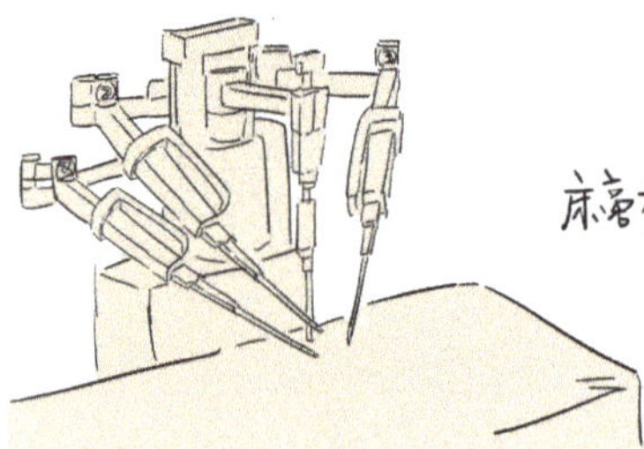

床旁机械臂系统

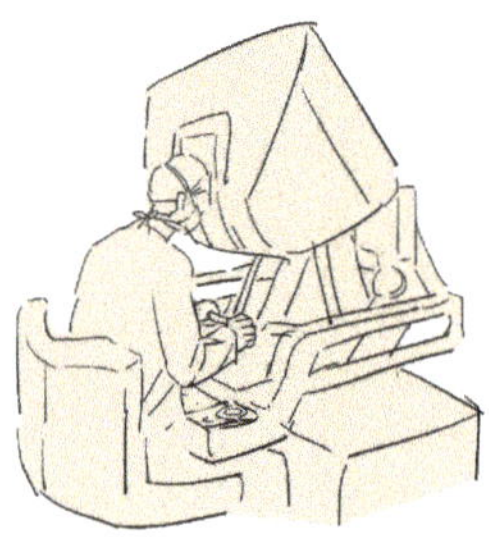

外科医生控制台

- 达芬奇机器人手术系统配备了高分辨率的三维内镜，其视觉效果能够放大 10~15 倍，而且机械手的尺寸仅为 5 毫米或 8 毫米，比人的手指还要细小，在手术过程中，对于一些精细的操作具有一定的优势（如在分离淋巴结与血管的粘连时，能够操作得更加精细）。
- 达芬奇手术机器人系统与 VATS 有相同之处：该机器人系统同样是将类似眼睛和双手的替代物置入胸腔内，而且也是采用类似的三个孔切口，有时甚至需要四个孔。当然，它与 VATS 也存在不同点：在 VATS 中由医生操作的左右手，在达芬奇手术机器人系统里换成了机械臂。

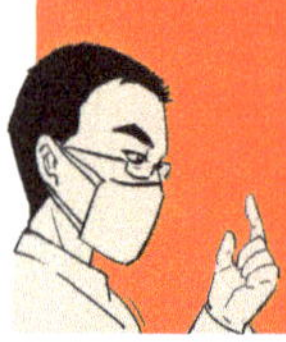

为了达到与单孔手术同样的微创效果，目前机器人手术也在逐渐从常规的三孔、四孔手术方式向单孔手术方式发展。我国的国产手术机器人也在不断进行创新。

机器人手术与 VATS 对比

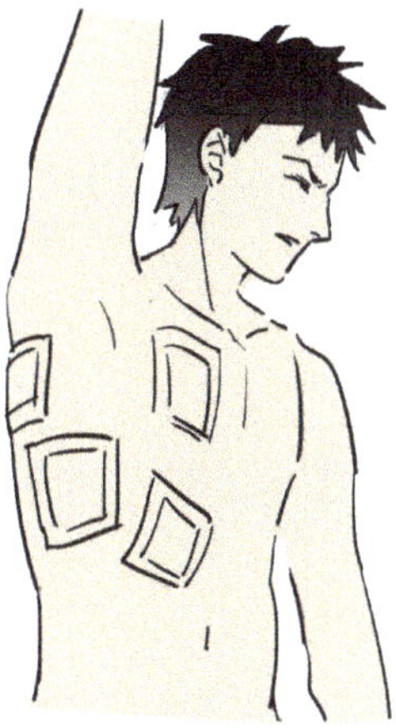

对于常规的肺叶切除术，与 VATS 相比，机器人手术的操作器械更为稳定，局部视野也更为清晰。然而，当前临床上所使用的机器人手术系统大多仍采用 3 个孔的操作方式，与单孔 VATS 相比，便失去了其在微创方面的优势。而且，由于机器人手术设备价格高昂，目前还无法完全取代单孔 VATS。

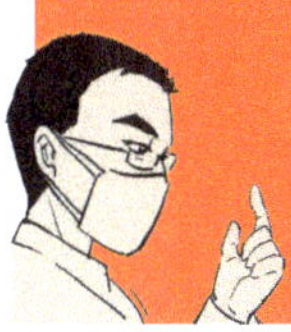

就单孔机器人的研发和临床应用情况来看，对于一些肺部磨玻璃结节的常规手术，其操作会受到机械臂的阻碍，同时缝合器进出时也容易发生碰撞，这些问题导致单孔机器人手术在这些方面并未展现出明显优势。所以，单孔 VATS 能够胜任大多数肺部结节的手术。

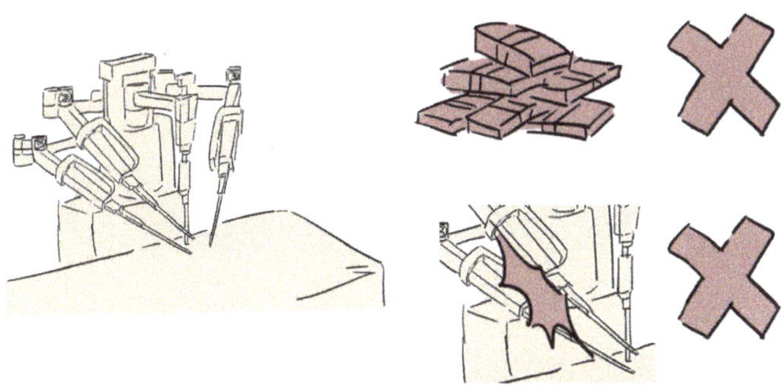

总结

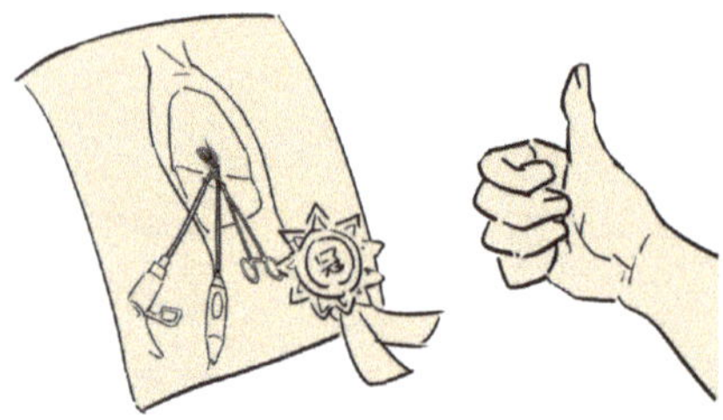

简而言之，从手术入路方法的角度来讲，肺癌手术可分为开胸手术、VATS（包括三孔、两孔、单孔）及机器人手术。至于究竟该选择哪一种手术方式，患者和医生需要做到“知己知彼”，充分了解这三种手术方式的相同点和不同点。

这就如同在战场上选择杀敌武器一样，刀、手枪、导弹各有其优缺点：在近身肉搏的近战场景中，刀更具优势；在中短距离的战斗中，手枪更为适用；而在远距离作战时，导弹则更胜一筹。我们不能脱离具体的战斗情况来评判哪一种武器更好，因为每一种武器都有其用武之地，都有适合它发挥作用的战斗场景，所以，适合具体情况的武器才是最好的武器。

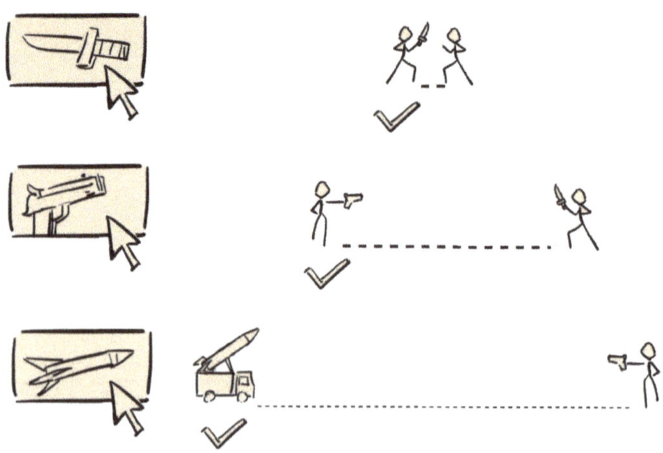

漫画肺结节与肺癌真相

在现阶段，对于常规肺部结节的手术，单孔 VATS 已经成为主流的手术方式选择。

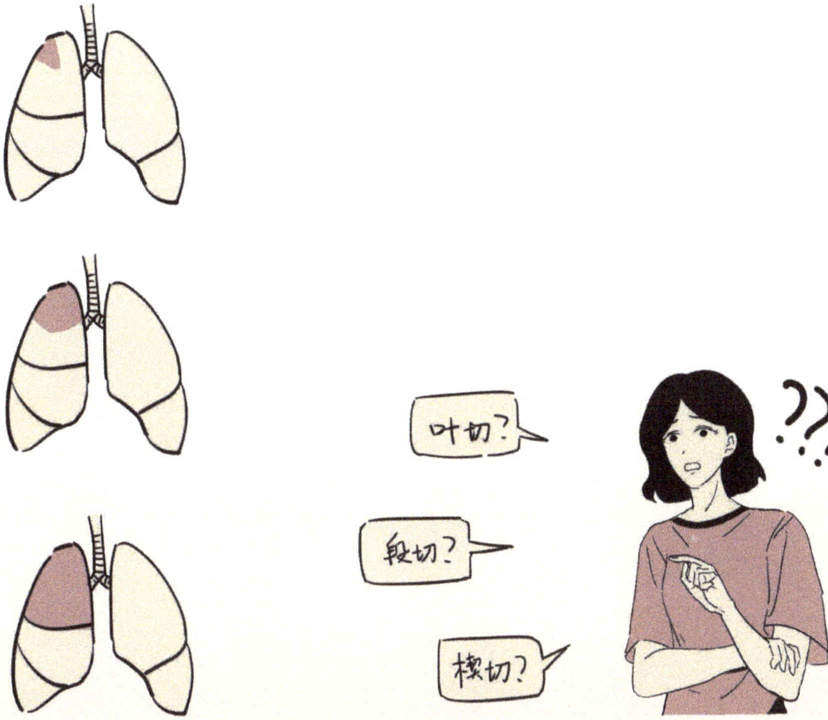

发现了磨玻璃结节，到底该选择楔切、段切还是叶切

许多患者朋友都有这样的疑问：在查出肺结节后，不同的医生给出了不同的手术建议，有的医生主张进行肺叶切除术（叶切），有的建议做肺段切除术（段切），还有人认为做楔形切除术（楔切）就能解决问题。

那么，这些手术方式之间究竟有什么区别呢？到底该如何选择呢？

切除方式分类

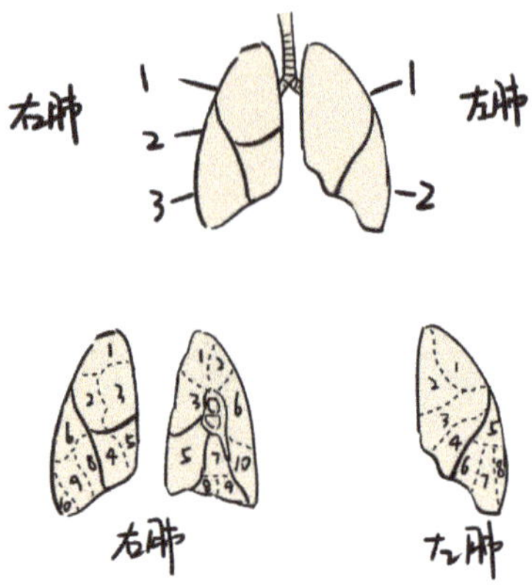

从人体解剖学的角度来看，我们的肺分为左肺和右肺。左肺有上下两叶，共计 8 个肺段；右肺则有上、中、下三叶，包含 10 个肺段。所谓的楔切、段切和叶切，指的是针对肺部磨玻璃结节的不同切除范围。

肺叶切除术 • 如果将肺比作一棵大树，肺叶切除术就如同砍去“较粗的树干”。

肺段切除术 • 像是切掉“较粗树干上的分支范围”。

楔形切除术 • 从其名称便能理解，是将肺的一部分以类似三角楔子的形状切除下来。

在这些手术方式中，楔形切除和肺段切除又统称为亚肺叶切除。

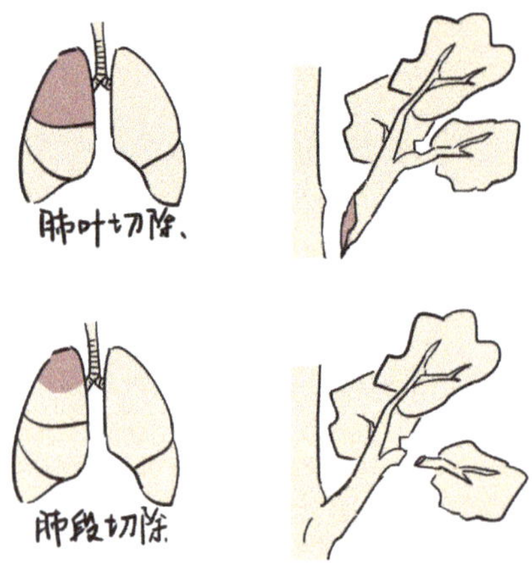

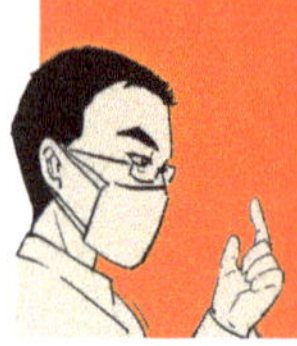

不同类型的磨玻璃结节，需要采用不同的手术方式来进行处理。其遵循的原则是，既要最大限度地将肿瘤彻底切除干净，又要尽可能地保留更多健康的肺组织，以此在不严重影响肺功能的基础上，实现对肿瘤的根治性切除。

楔形切除术适应证

对于一些处于非常早期阶段的肺癌，如原位腺癌及微浸润性腺癌，根据国际上的共识，通过采用楔形切除术（楔切）便能够达到根治的效果。然而，对于那些病灶位置较深的患者而言，实施肺楔形切除术并非易事。

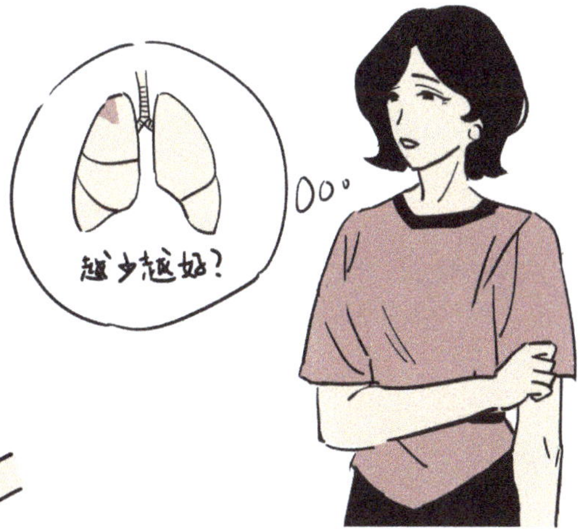

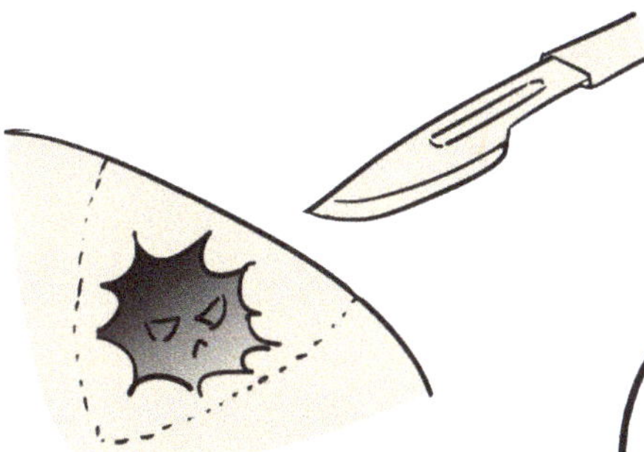

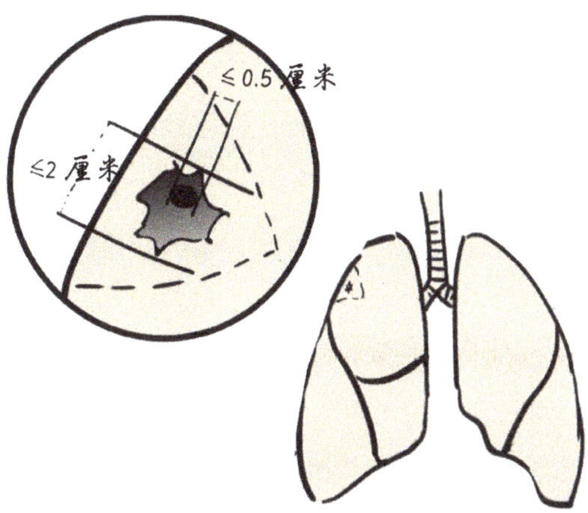

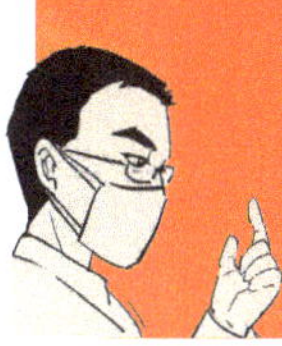

《中华医学会肺癌临床诊疗指南（2024版）》建议：对于外周型、T1a~b、N0的非小细胞肺癌患者，但是肺功能储备差或者存在其他重大合并症不适宜进行肺叶切除术的，推荐选择楔形切除术，其次考虑肺段切除术。亚肺叶切除术要求：①应保证肺实质切缘≥2厘米或大于病灶长径；②除非患者功能状况不允许，否则在不显著增加手术风险的情况下，应对N1、N2淋巴结进行采样。

肺叶切除术适应证

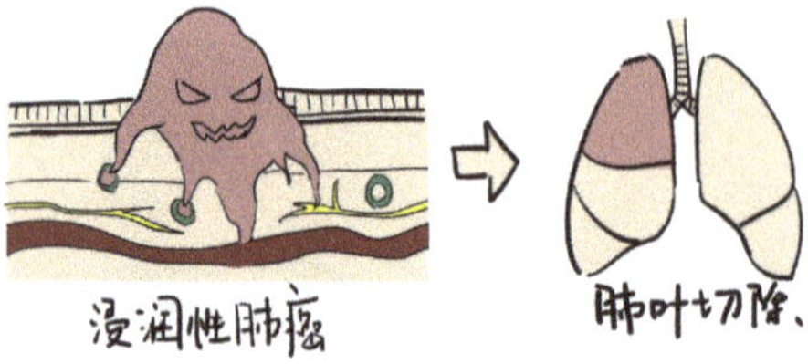

不同分类的磨玻璃结节，究竟该采用肺叶切除还是肺段切除，存在一定的争议。

早在 1995 年，金斯伯格（Ginsberg）教授就对肿瘤直径≤3 厘米的 T1N0 期非小细胞肺癌（NSCLC）患者，进行了不同手术方式对生存影响的回顾性研究比较。研究结果显示，肺叶切除组患者的无复发生存期和总体生存率均优于亚肺叶切除组。也正因如此，肺叶切除术成为浸润性肺癌手术方式的“金标准”。

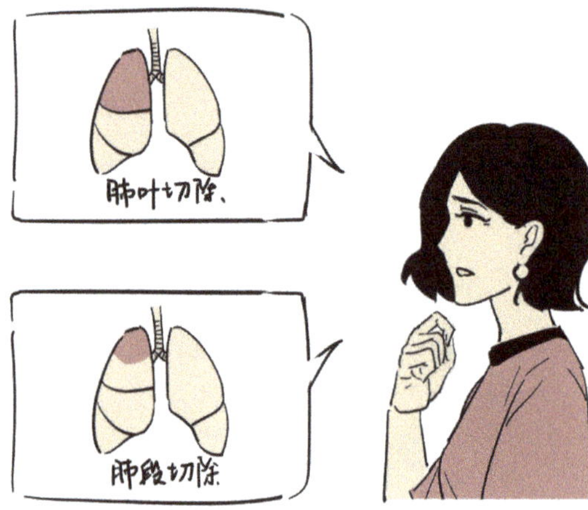

《中国胸腔镜肺叶切除临床实践指南》明确指出，胸腔镜肺叶切除术的适应证涵盖以下几种情况：处于Ⅰ期、Ⅱ期以及部分Ⅲ期的肺癌；其他需要进行肺叶切除的恶性肿瘤；还有那些由于病变位置靠近肺门，或者累及肺叶的大部分乃至整个肺叶，导致无法进行病灶切除，或者实施肺楔形切除术存在困难的良性病变。

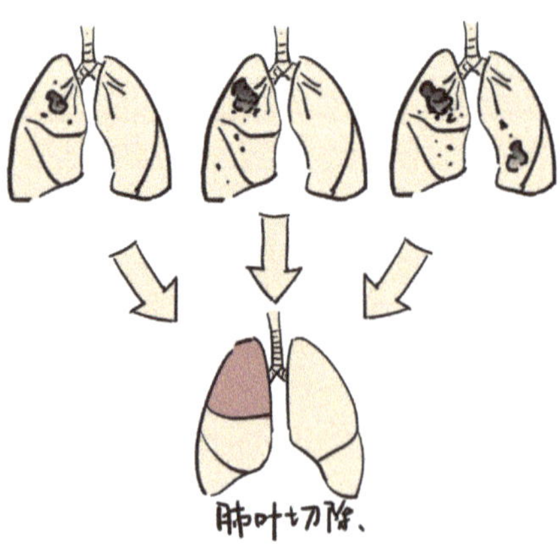

《中华医学会肺癌临床诊疗指南(2024 版)》同样指出，目前在早期肺癌的治疗中，解剖性肺叶切除术依旧是标准的术式选择。

肺段切除与肺叶切除的相关临床研究

近年来，两项有关肺叶切除术与肺段切除术的研究结果公布于世，引起了广泛的关注，在学界引发了关于两种手术方式孰优孰劣的热烈讨论。

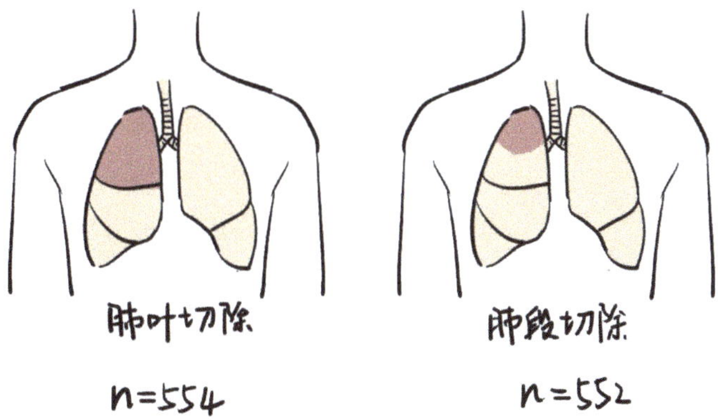

• 2022 年，《柳叶刀》（*The Lancet*）刊载了日本西部肿瘤学研究组（WJOG）和日本临床肿瘤研究组（JCOG）联合研究结果，该研究纳入 1 106 名临床 IA 期 NSCLC 患者（肿瘤直径≤2 厘米，CTR ＞0.5），分别行肺叶切除术（554 例）或肺段切除术（552 例）。结果显示，肺段切除术与肺叶切除术围手术期并发症几乎无差异，且前者总生存率更优。

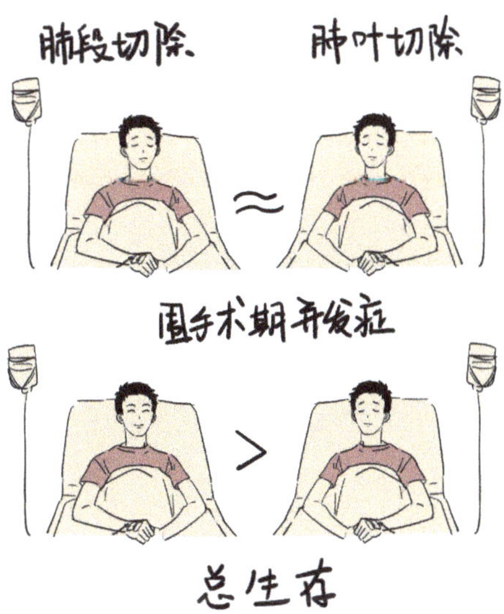

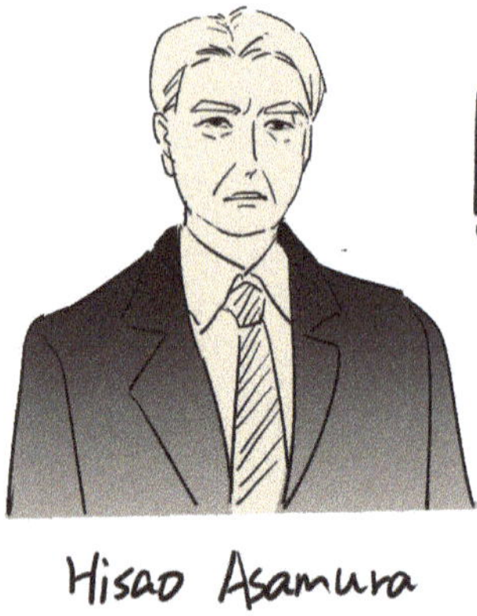

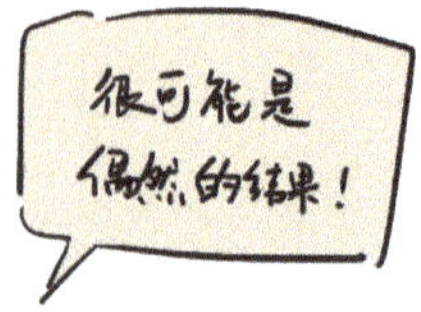

• 2023 年，《新英格兰医学杂志》（*The New England Journal of Medicine*）发表的前瞻性研究（CALGB140503），针对肿瘤直径≤2 厘米的临床 IA 期患者，分别实施亚肺叶切除术和肺叶切除术（59.1% *vs.* 37.9%）。结果显示，对于肿瘤长径<2 厘米且肺门和纵隔淋巴结阴性的 NSCLC 患者，两组术后 5 年无病生存率无显著差异。

JCOG0802 研究作者浅村久雄（Hisao Asamn a），对该研究结果及临床结论看法迥异。他认为，不能依据 JCOG0802 研究结果，就将肺段切除术推荐为标准治疗方案。虽肺段切除组 5 年生存率高于肺叶切除组，但或为偶然，且其总体及局部复发率远高于肺叶切除组。另外，CALGB140503 研究虽为最大直径≤2 厘米、淋巴结阴性的周围型 NSCLC 患者行亚肺叶切除术提供了有力证据，但其研究发现仍待进一步验证。可见，应合理区分研究结论与临床实践的差异。

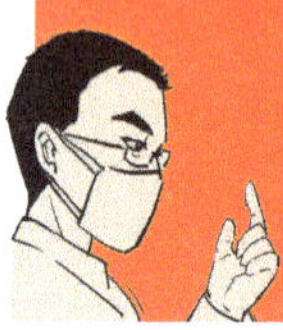

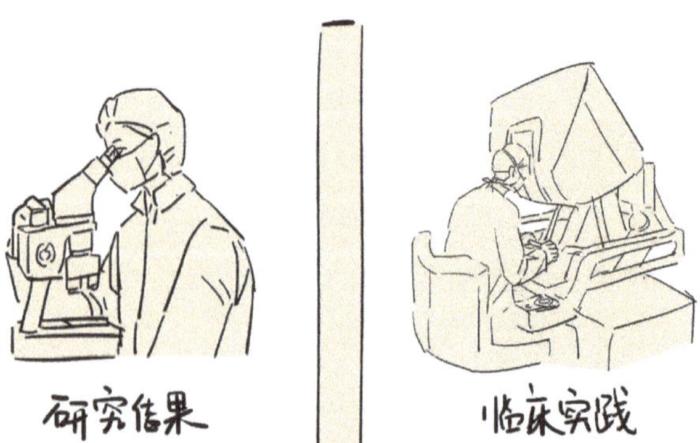

总结

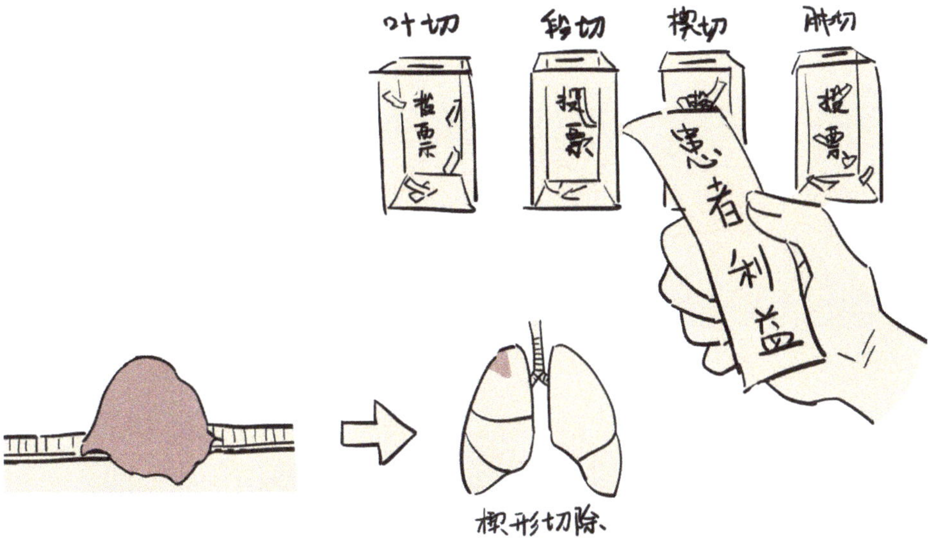

漫画肺结节与肺癌真相

对于原位腺癌和微浸润性腺癌，手术方式通常选择楔形切除术，并且不需要进行淋巴结清扫。而当这些病症在病理上进展为浸润性腺癌后，手术方式的确定就需要综合考虑影像学特征及病理亚型等因素，进而判断是更倾向于采用肺段切除术还是肺叶切除术。在确定采用肺段切除术后，还需进一步权衡是选择楔形切除术还是肺段切除术。

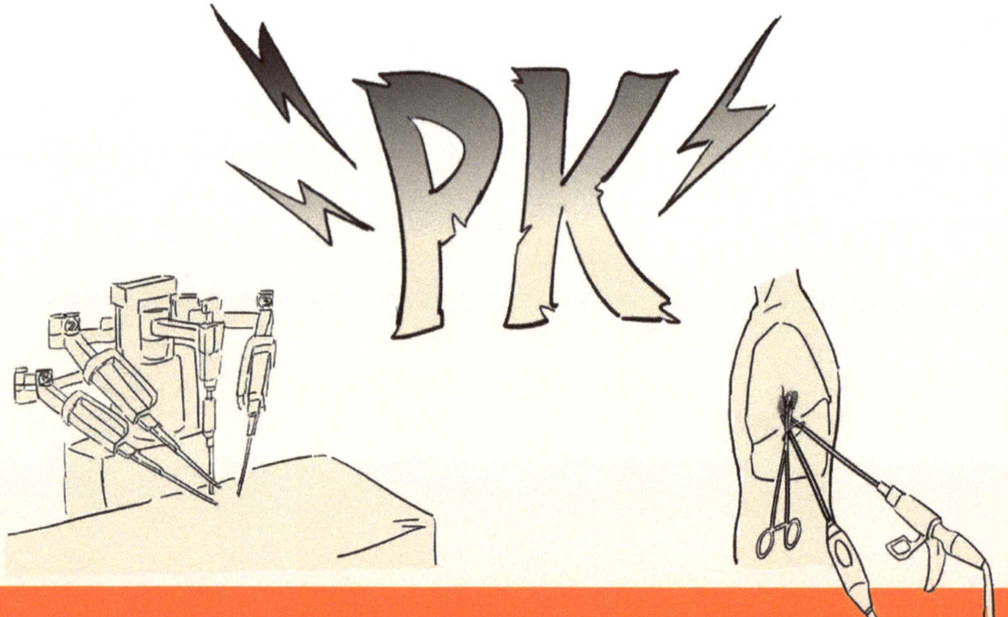

选择机器人手术还是视频辅助胸腔镜外科手术

「漫画肺结节与肺癌真相」

近年来，随着医疗科技的不断进步，机器人微创手术蓬勃发展，机器人肺手术凭借其独特的优势，正逐渐成为众多医生在肺部手术操作时的优先考量选择。然而，对于患者而言，当需要在机器人手术和视频辅助胸腔镜外科手术（VATS）之间做出抉择时，往往会陷入困惑，究竟该如何客观、全面地看待这两种手术方式各自的优势与不足呢？今天，我们就来和大家一起深入分析一下机器人手术与VATS之间的“较量”。

手术视野与操作性对比

手术视野 • 从本质上讲，机器人肺手术与 VATS 均是借助摄像头来传输手术画面的。机器人肺手术具备 3D 视野，而 VATS 同样能够通过佩戴专用的眼镜达成 3D 视野的效果。对于常规的肺部手术而言，其对 3D 视野的要求并非十分严苛，况且并非每一位医生都能很好地适应 3D 画面。所以，在通过眼镜这一替代方式所实现的视野方面，两者几乎没有差别。

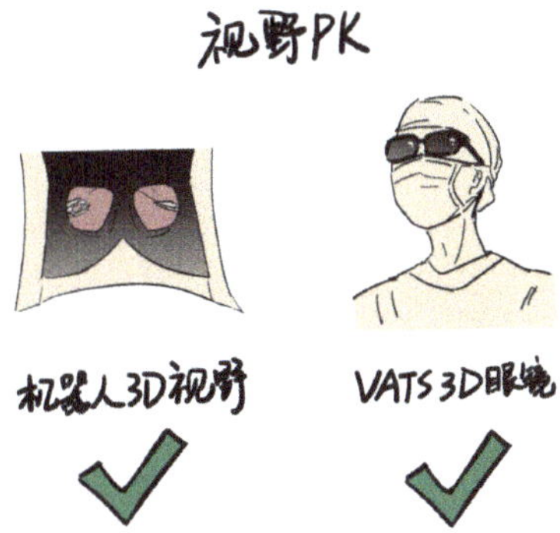

操作灵活性 • VATS 术者在手术台上，手指可入胸腔触摸肺脏，获取触感反馈，利于肺部小结节术中精准定位，且操作器械时双手灵活，能避免器械碰撞，借双手协作在单孔中获操作空间。机器人手术中，术者坐于台下控制台，操控配件使机械臂及末端手指关节在胸腔操作，器械末端与医生双手动作同步。三孔机器人手术胸腔内操作比三孔 VATS 灵活，但由于机械臂之间容易发生碰撞，相较于单孔 VATS 多两个切口，这也就意味着会造成更多的切口损伤。

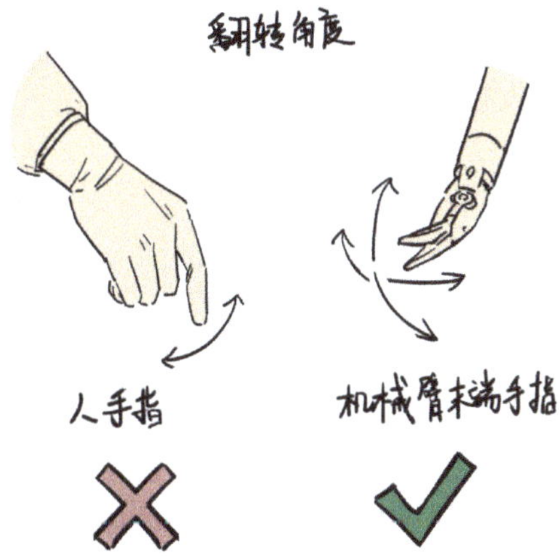

疲劳耐受度 • 在协调适应能力方面，人的双手比机械臂更强一些，但是在疲劳耐受程度上，人却远远比不上机器人。所以，在实施机器人手术的过程中，术者的操作感受相对较为轻松，不容易产生疲劳感，这无疑是机器人手术的一大优势。

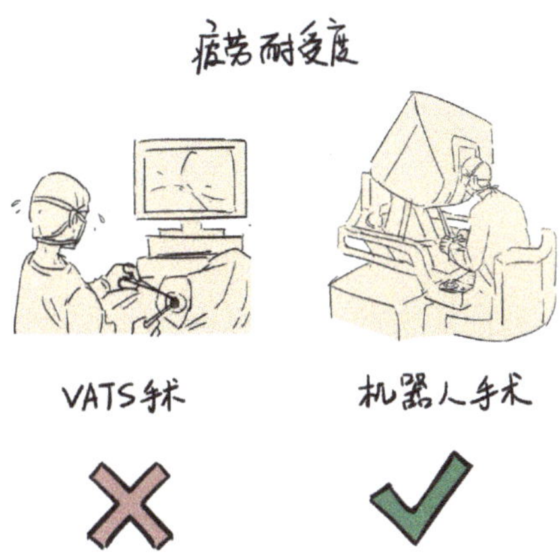

手术表现对比

通过对机器人手术的器械臂和 VATS 中医生双手操作的对比，可以发现机器人手术与 VATS 各有优势。

复杂手术• 在处理纵隔肿瘤及复杂困难的手术（如袖式切除术、血管成形术及分离粘连等），机器人手术的表现更为出色。这也契合了机器人手术最初的设计理念，即通过微创的方式来完成复杂的手术操作。而在应对常规肺部手术时，机器人手术和 VATS 之间的差异并不显著。

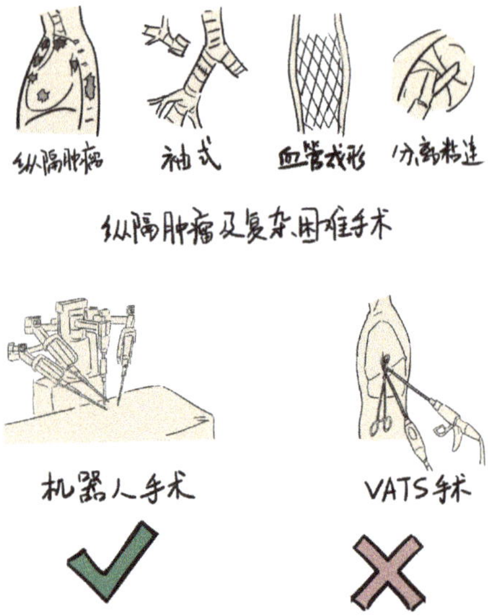

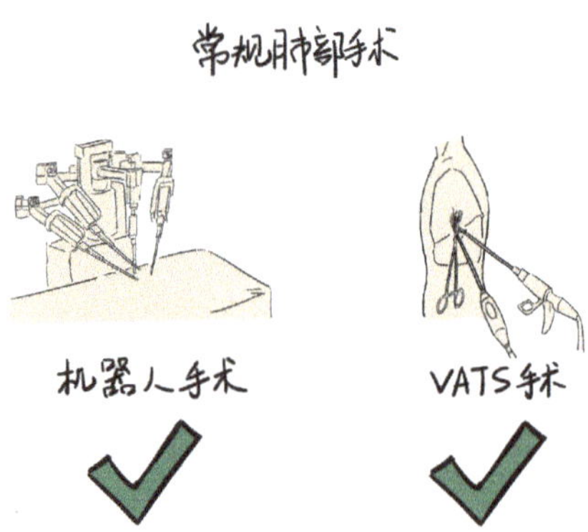

常规手术• 如果从肺部磨玻璃结节的触摸定位、手术切口的大小与数量，以及局部操作的视野要求等方面来考量，单孔 VATS 完全能够胜任常规的楔形切除术、肺段切除术及肺叶切除术。在这类手术中，机器人手术器械手指末端的灵活性并不能得到充分发挥。尤其是在肺部小结节的楔形切除手术中，机器人器械手指末端的灵活性甚至毫无用武之地。

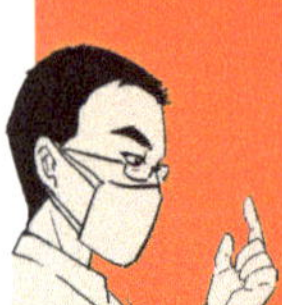

因此，综合手术视野及机械臂和医生双手操作等方面来看，机器人手术确实具有其独特的优势，但 VATS 也有着不可替代的作用。至于在实际手术中，究竟哪种手术方式表现更优，还需依据具体的手术情况进行具体分析。

术中突发事件处理对比

在手术中，若遭遇如大出血这类危险状况，及时扩大切口转为开胸手术是关键。

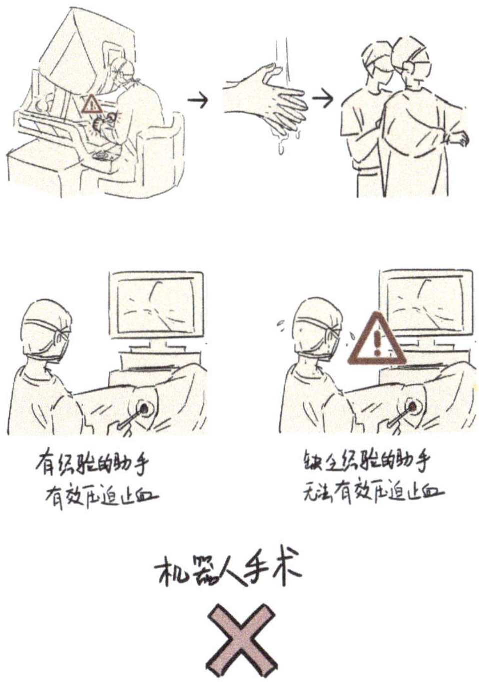

机器人手术·此时，机器人手术的弊端便凸显无遗。机器人手术的术者位于手术台下，其双手已处于污染状态，必须先进行洗手、消毒，再穿上手术衣后才能上台操作。在大出血的紧急时刻，台上唯一能立即采取行动的只有助手。经验丰富的助手能够迅速有效地压迫止血，为术者上台争取时间；然而，若助手经验不足，无法成功压迫止血，患者极有可能在这一过程中出现失血性休克的严重后果。

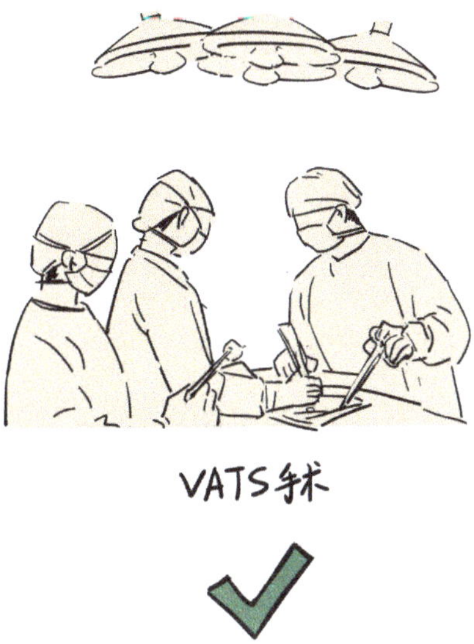

VATS·反观VATS，术者就在手术台上，能够与助手紧密配合。在压迫止血的同时，还能快速切开胸壁，进行剖胸止血操作。

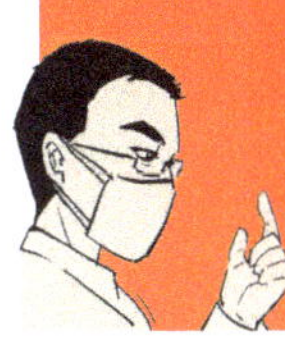

由此可见，在应对手术中突发意外情况时，VATS的优势明显，毫无悬念地胜过机器人手术。

手术费用对比

在手术费用方面，VATS 毫无悬念地更具优势，价格更低。

机器人手术的各类配件费用十分高昂，若将其与单孔 VATS 做比较，未来的单孔机器人手术费用会更高。这是因为仪器配件越是灵敏小巧，其制造成本就越发高昂。

对于发展中国家来说，经济因素是不可忽视的重要方面。在我国，如何降低医疗成本已成为卫生部门重点关注的民生问题。

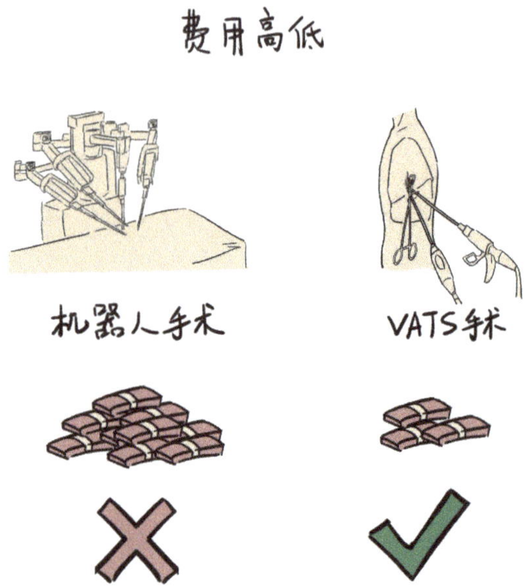

漫画肺结节与肺癌真相

我们期待在改革的浪潮中，能够研发出同样高质高效的国产机器人手术系统。若能成功，它将为国人的健康提供价格低廉且质量上乘的医疗服务。

总结

综上所述，在今后相当长的一段时期内，VATS 不会被机器人手术替代。在机器人手术和 VATS 之间做抉择时，医生需依据患者的具体病情、身体状况等因素，科学合理地选择适宜的手术方式。而对于患者而言，应在全面、深入地了解这两种手术方式的差异、优势以及不足后，再结合自身的经济条件、对手术的预期等方面综合考量，做出合适的决定。

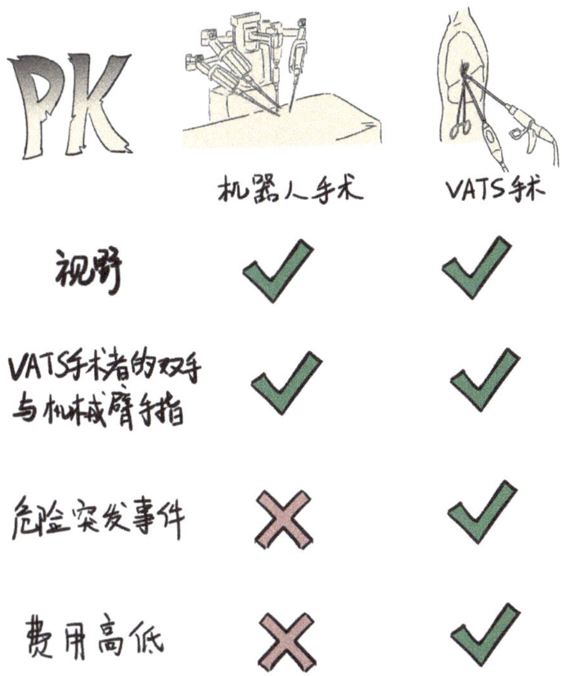

漫画肺结节与肺癌真相

医学技术的发展日新月异，我们满怀期待，盼望着未来能涌现出更多创新的手术技术，这些新技术能够攻克更多复杂的手术难题，为患者带来更优质的治疗方案和更好的康复希望，推动医疗事业不断向前迈进。

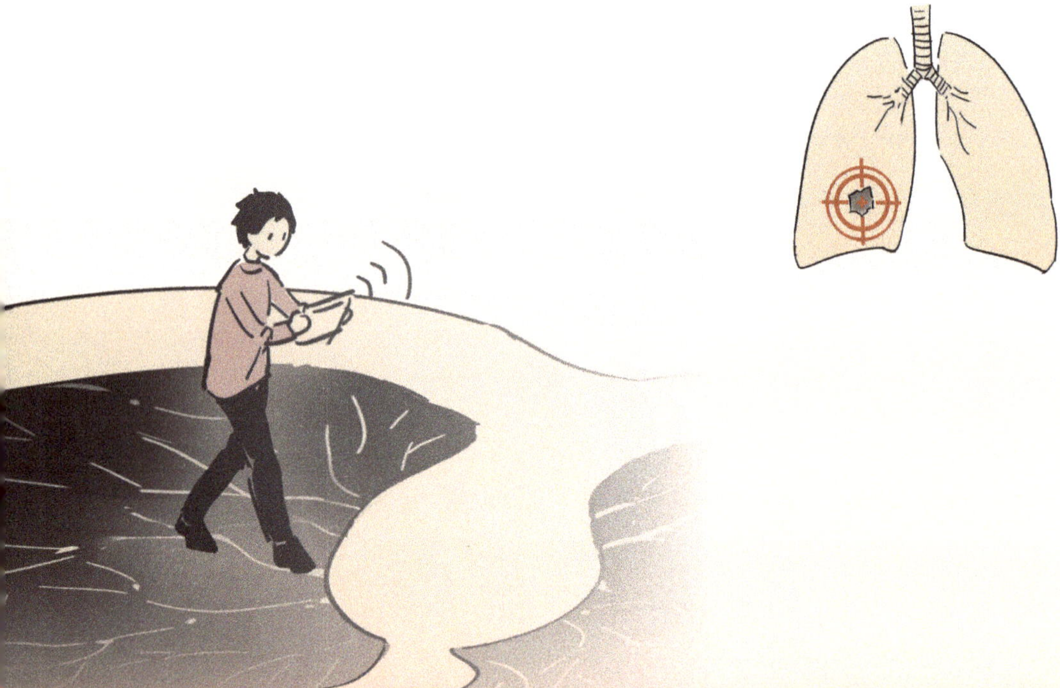

磨玻璃结节术前定位知多少

手术前的定位，恰似为手术进行“定点导航”。借助先进的高科技手段，给肺部结节“贴上标记”，使得医生在手术过程中能够快速、精准地找到结节位置。如此一来，不仅能有效缩短手术时间，还能避免医生在手术中因难以确定结节位置而“迷失方向”。

当前，在手术前定位方面，最为常用的“导航”技术主要有以下几种：CT 引导下经皮穿刺辅助定位、支气管镜下穿刺辅助定位及 CT 虚拟 3D 辅助定位。

CT 引导下经皮穿刺辅助定位

CT 引导下经皮穿刺辅助定位，即在 CT 的精准引导下，将带有倒钩的钢丝或细钢针穿刺至肺部结节的邻近位置。这一过程如同给结节贴上醒目的“标签”，极大地方便医生在后续手术中迅速、准确地找到结节所在。操作时，医生会先对患者实施局部麻醉，最大限度减轻患者的疼痛感，使患者尽可能在舒适状态下接受定位操作。

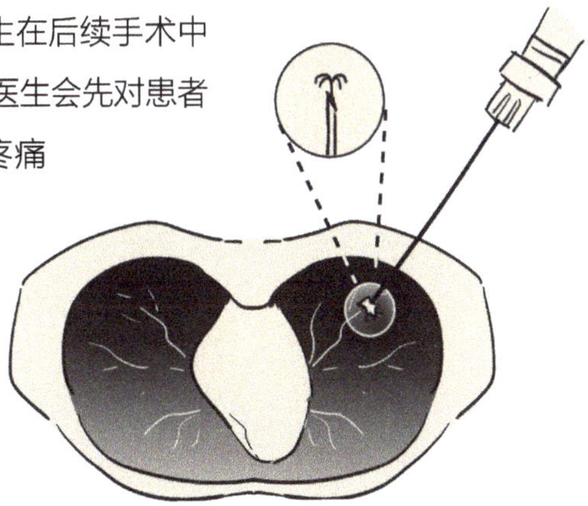

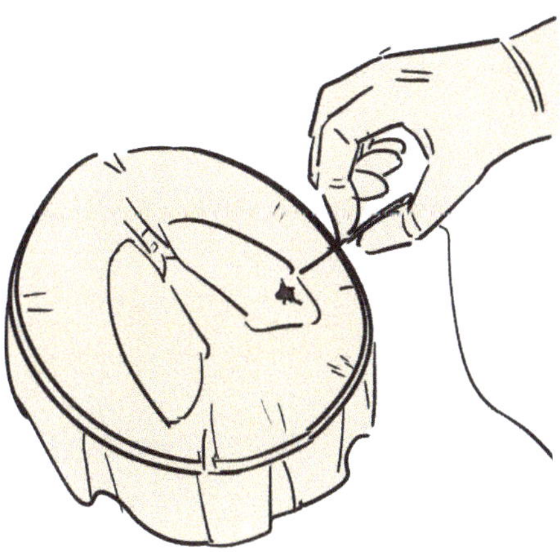

优势·定位精准度高，成功率也相对较高，能直接标记结节，为手术顺利开展提供有力支持。

缺点·由于需穿刺胸壁，这一操作可能引发气胸和出血等并发症。这就如同日常穿针引线，虽最终能达成良好效果，但操作时必须掌握技巧，同时也要承担一定风险。

支气管镜下穿刺辅助定位

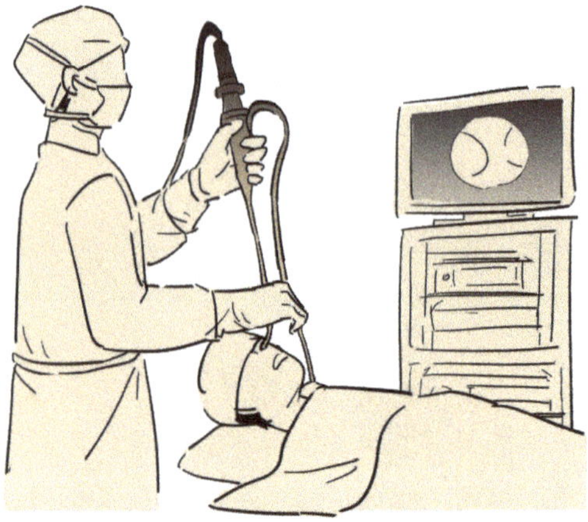

支气管镜下穿刺辅助定位，是借助支气管镜，将染料、金属标记物等定位物质，精准地注射到肺部结节周边区域。如此，在后续手术时，医生便能依据这些标记物，如同开启“寻宝之旅”般顺利找到结节位置。

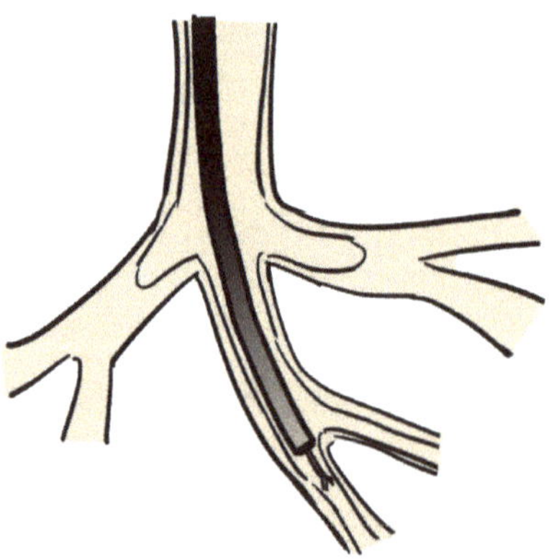

优势 • 由于无需穿刺胸壁，极大地降低了对患者身体的创伤，同时显著减少了气胸、出血等风险发生的可能性。

缺点 • 操作过程较为复杂，不仅需要配备专业设备，还要求操作人员具备丰富经验与精湛技术。此外，该定位方法对结节所处位置有特定要求，并非所有位置的结节都适合采用此方法定位。

CT 虚拟 3D 辅助定位

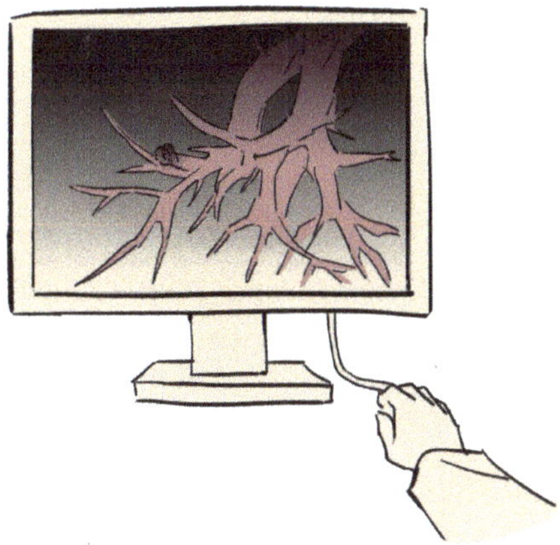

CT 虚拟 3D 辅助定位，是依托 CT 影像数据，运用先进的图像处理算法，构建出肺部的高精度三维模型。医生借助该模型开展虚拟手术规划，精准确定最佳进针路径与结节位置，仿若在虚拟世界“预演手术”，进而在现实手术中实现精准操作。

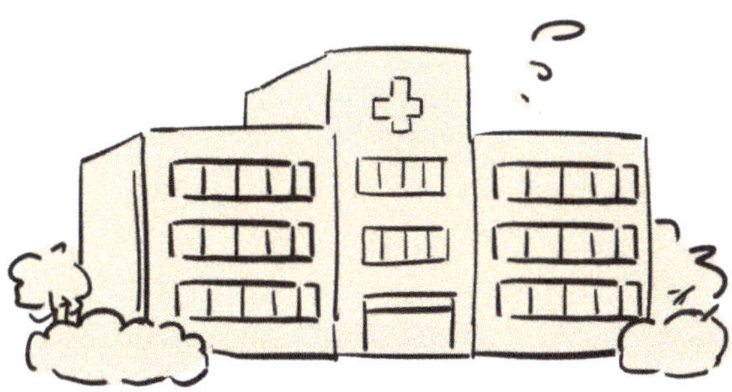

优势·精确的三维定位极大地提高了手术精准度，助力医生清晰把握结节周边血管、气管等解剖结构，显著降低术中损伤周围正常组织的风险。

缺点·该技术需要配备先进的 CT 扫描设备，不仅设备购置成本高昂，后续维护及更新费用同样不菲。同时，高效运用这项技术离不开专业技术团队，团队成员需熟练掌握图像处理、三维建模以及医学影像解读等多方面专业知识与技能。这一系列因素使得该技术应用成本居高不下，致使并非所有医院都具备引进和应用此先进技术的条件。

不同定位方法的选择原则

面对众多肺部结节定位方法，究竟该如何抉择？简而言之，结节的位置、大小及患者的身体状况是关键考量因素。

举例而言，若结节体积较小且距离胸膜较深，CT 引导下经皮穿刺或许是更为适宜的选择。而对于处于某些特殊位置的结节，支气管镜下穿刺可能会取得更好效果。倘若医院具备相应条件，CT 虚拟 3D 辅助定位能够实现最高精度的定位。

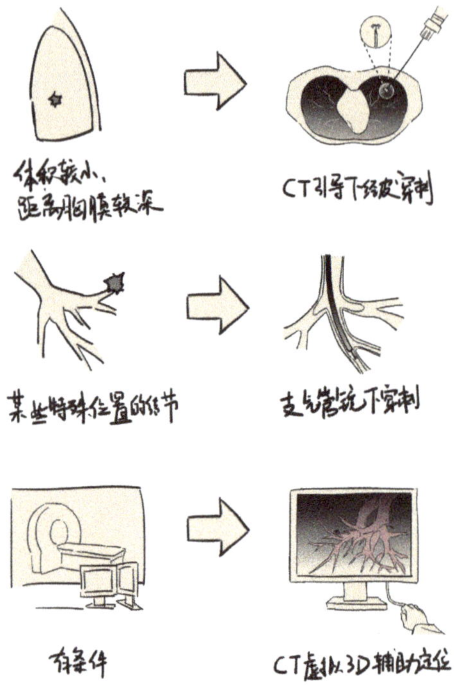

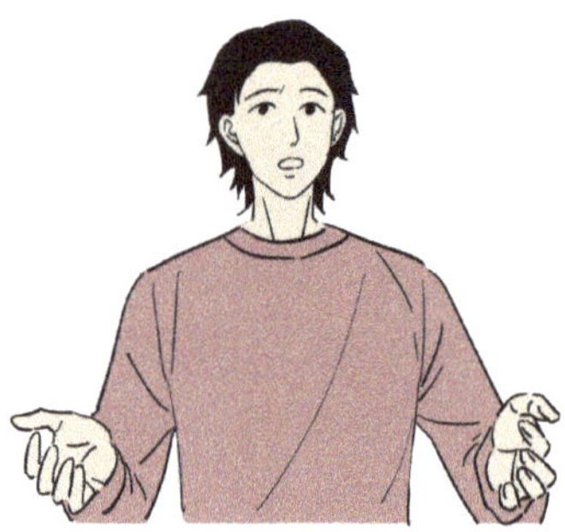

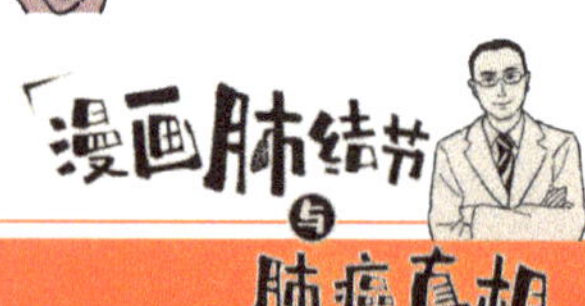

术前定位在 VATS 的成功开展中，占据着至关重要的地位。各类定位技术均有其独特的优缺点，医生会依据患者的具体情况，审慎选择最为合适的定位方法与手术方案。当然，作为外科医生，我们在未来也将与医疗器械工程师紧密合作，深入研究如何更为精准地确定结节位置，进而实现更为精准的切除操作，最大程度减少对患者肺功能的损害。

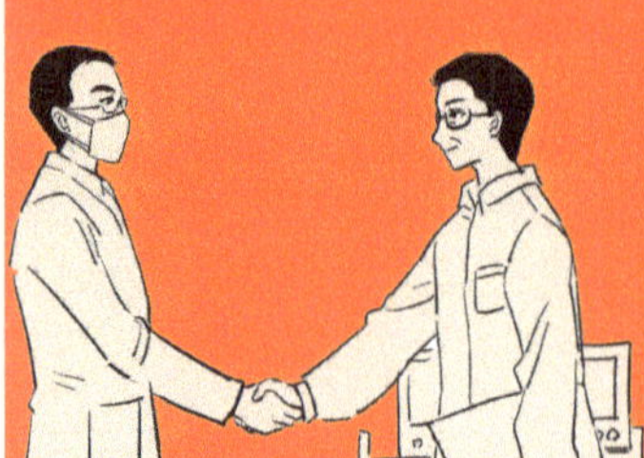

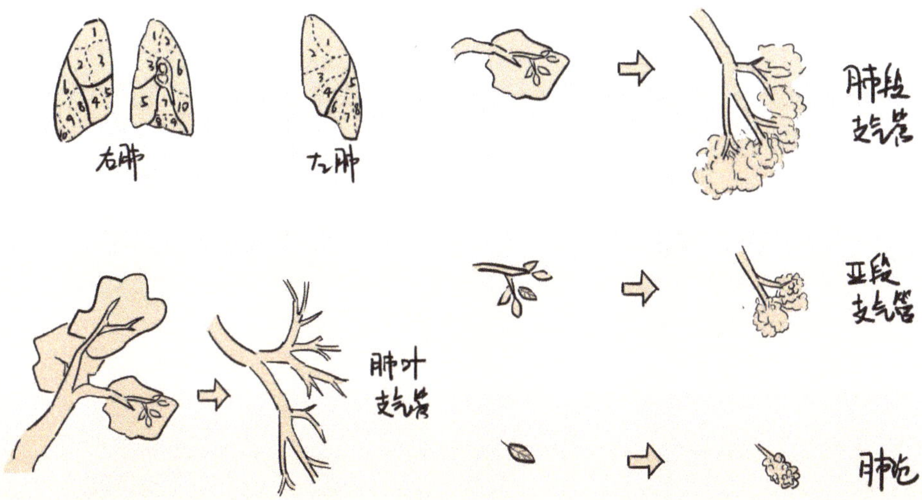

亚肺叶切除与肺叶切除该怎么选

人体的肺脏分为左右两侧，左侧包含2个肺叶（即2个主要树干分支），8个段（即8个较小细支）；右侧有3个肺叶（即3个主要树干分支），10个段（即10个较小细支）。

定义与优势对比

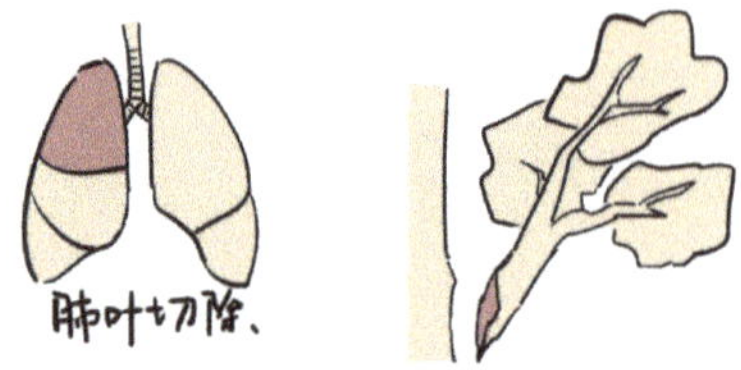

肺叶切除 • 可形象地类比为修剪一棵树，需将大树干的分支及其所属的细枝、树叶一同切除。自 1960 年起，这种手术方式便一直是治疗肺癌的标准术式。

亚肺叶切除 • 同样如同修剪一棵树，不过是将大树干分支区域内较小的细枝，以及向远端延伸的更细枝、树叶酌情切除。

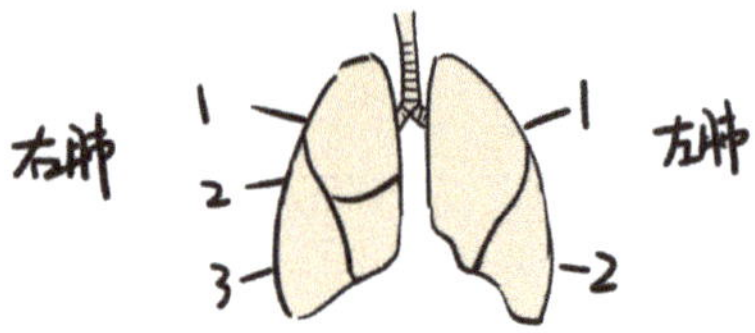

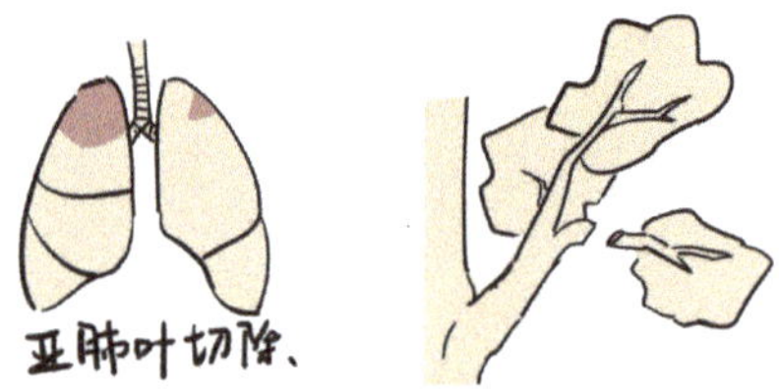

亚肺叶切除涵盖解剖性和非解剖性切除两种类型。

• 解剖性切除：如肺段、亚段切除，能够依据解剖结构完整切除肺癌引流区域，并进行淋巴结采样，但手术复杂度较高。

• 非解剖性切除：以楔形切除为例，该手术操作简便，切除组织量少，创伤较小，适用于没有淋巴结转移的早期肺癌患者以及高龄患者。

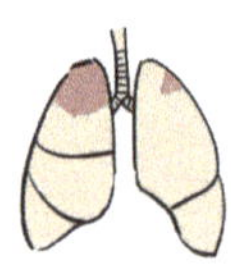

保留更多肺功能

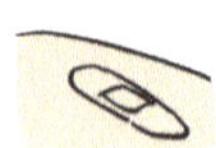

手术创伤小

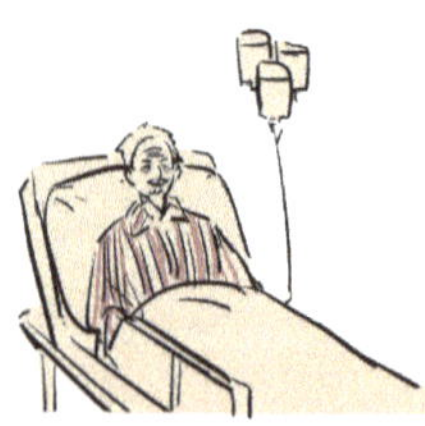

适合高龄或体弱患者

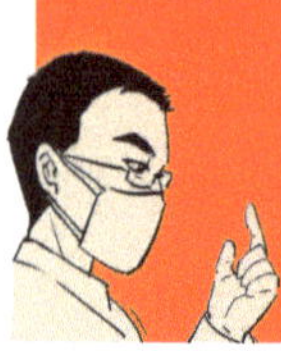

亚肺叶切除的优势。①保留更多肺功能：切除组织少，剩余肺功能自然得以更多保留。②手术创伤小：手术耗时短，患者恢复快，恰似小伤口贴上创可贴便能快速愈合。③适合高龄或体弱患者：这类患者难以耐受切除过多肺组织，亚肺叶切除为他们带来了治疗希望。

相关科研结果对比

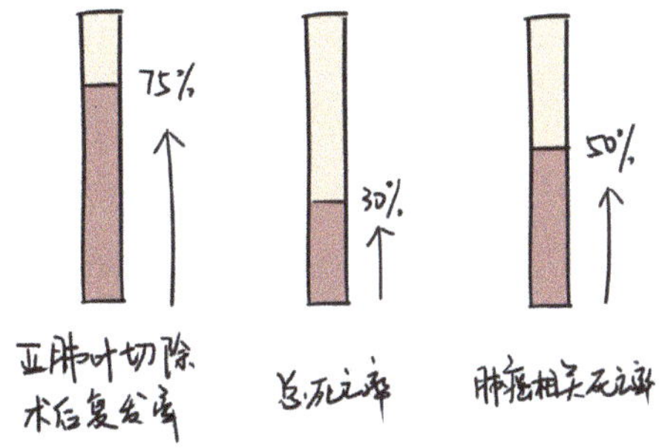

早期研究结果·1995 年，金斯伯格（Ginsberg）等研究发现，亚肺叶切除术后复发率增加了 75%，总病死率和肺癌相关病死率分别增加了 30% 和 50%。

近期研究结果·2022 年，日本临床肿瘤协作组（JCOG）发布了 JCOG 0802 研究，该研究采用随机对照试验的方法，对直径<2 厘米且 CTR>50% 的早期肺癌患者的亚肺叶切除和肺叶切除进行了对比，结果表明 5 年总体生存率亚肺叶切除组更高（94.3% *vs.* 91.1%），1 年肺功能平均下降幅度更低（15% *vs.* 20%），但局部复发率更高（10.5% *vs.* 5.4%）。

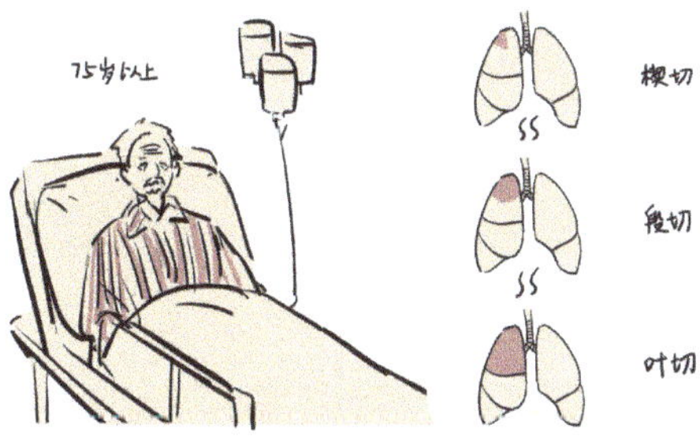

高龄患者研究·亚肺叶切除多项回顾性研究表明，对于高龄患者（>70 岁），亚肺叶切除能够获得与肺叶切除相近的生存率，不过手术风险相对较低，且对患者术后的恢复能力影响较小。

- 早期的研究显示，亚肺叶切除术后的复发率和病死率相对较高。
- 近期表明，亚肺叶切除不仅能够保留更多的肺功能，还能使患者获得更长的生存期，只是局部复发的风险相对会高一些。

总结：规范化与个性化并重

总的来说，在选择亚肺叶切除还是肺叶切除时，需要综合考量患者的具体情况，包括肿瘤大小、所处位置、患者年龄及身体条件等。

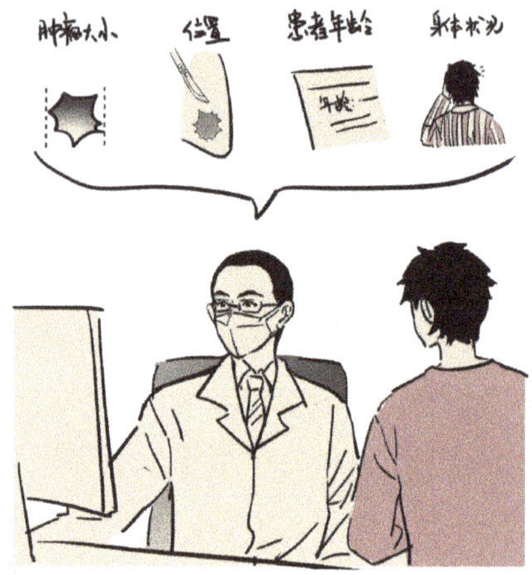

肺叶切除 目前依旧是大多数中期、局部晚期肺癌患者的标准治疗方式，但随着更多高质量研究的不断开展，亚肺叶切除在特定的早期肺癌患者群体中的应用前景将会变得更加清晰明朗。

亚肺叶切除 适用于早期肺癌患者，以及高龄或者身体较为虚弱的患者，其具有保留更多肺功能、手术造成的创伤较小等显著优势。

举例来讲，原位腺癌、微浸润性腺癌，还有某些以贴壁型为主的早期浸润性肺腺癌，都很适合采用亚肺叶切除手术。

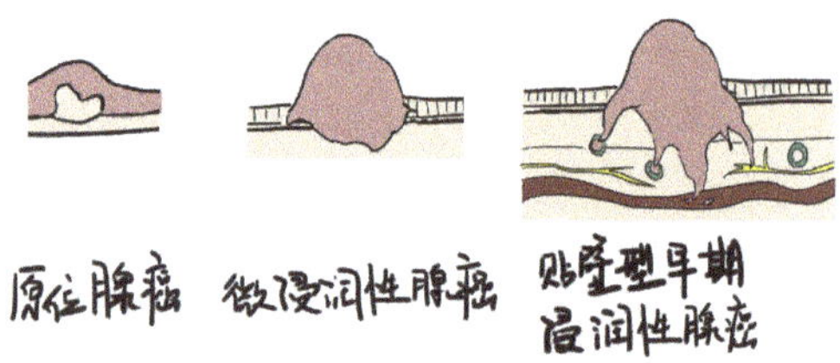

漫画肺结节与肺癌真相

在肺癌手术的抉择方面，不仅要做到“规范化”，还需注重“个体化”，依据每位患者的实际情况，制订最佳手术方案，这样才能够最大限度提升患者的生存质量，并保障手术效果。

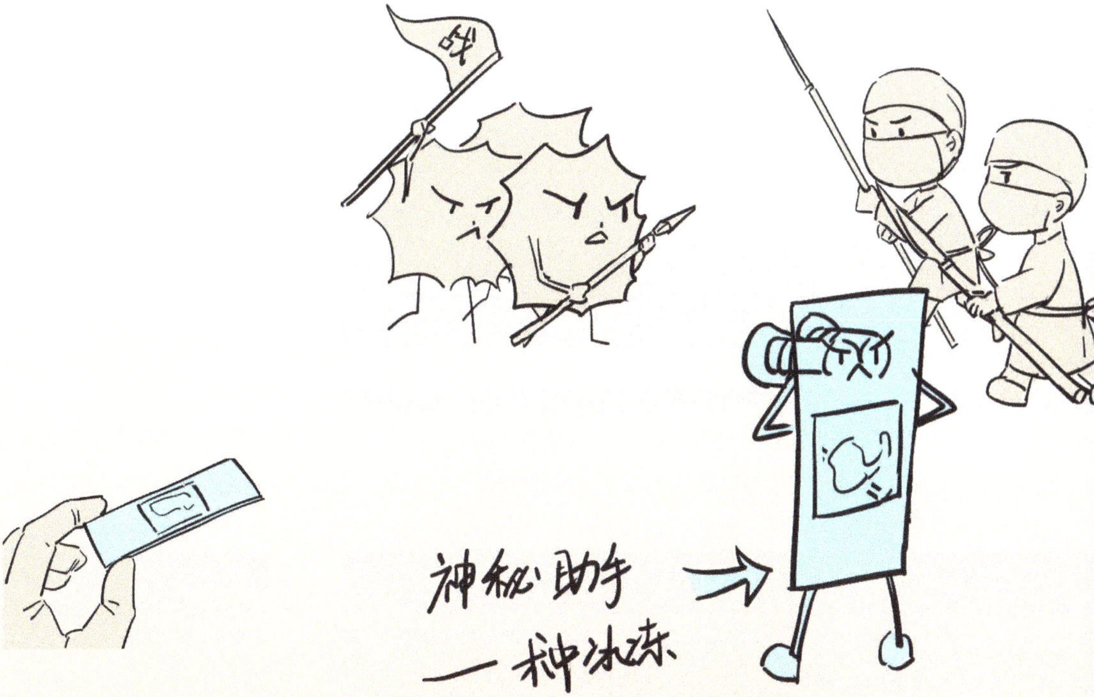

揭秘术中冰冻那些事儿

手术犹如一场激烈的战斗，而病理诊断恰似战斗中的间谍侦察行动。在这场关乎患者健康的战斗中，术中冰冻病理诊断堪称医生们的得力帮手，仿佛是医生们紧握在手中、能够决胜千里的“神兵利器”。下面，我们就一同来深入聊聊这位充满神秘色彩的“助手”——术中冰冻病理诊断。

术中冰冻的重要性

路过手术室的人们，或许常常会留意到这样揪心的场景：在肺结节手术当天，患者家属于手术室外焦急地踱步守候，内心被担忧与焦虑填满。他们心心念念着：肿瘤是否已经顺利切除？这个结节究竟是恶性还是良性？就在手术室内，有一个关键环节——术中冰冻，正悄然为解答这些疑问发挥着重大作用。

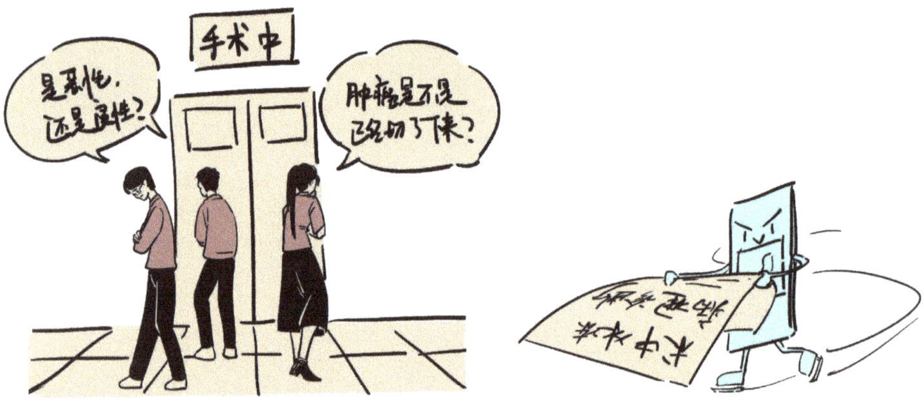
手术中
是恶性，还是良性？
肿瘤是不是已经切了㖒？
术中冰冻病理报告

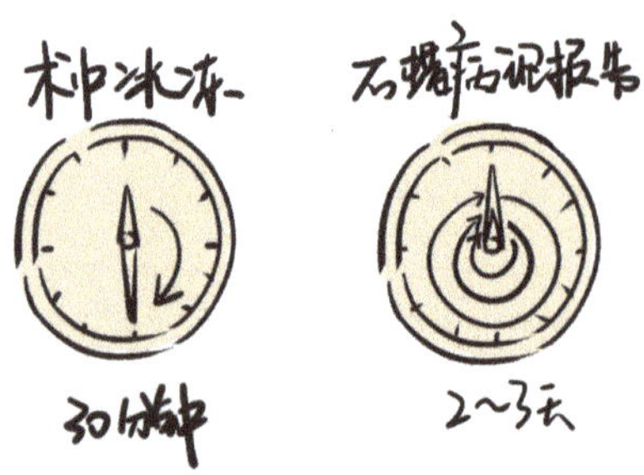

术中冰冻过程·实际上，切除的肿瘤组织会立即将其送往病理科。病理科收到标本后，迅速把组织放入特制的冰冻切片机中，在低温环境下快速冷冻组织，让其变硬，随后切成极薄的切片，放在显微镜下观察。

为什么会称之为“术中冰冻”·原因就在于它的速度着实很快。从医生切下肿瘤到出具报告，整个过程大约只需 30 分钟，这和需要 2~3 天的常规石蜡病理报告相比，大大节省了时间。

术中冰冻的操作流程

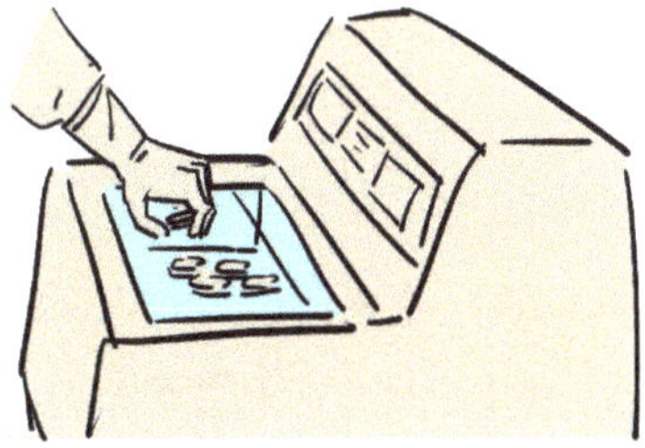

术中冰冻的快速性体现在多个关键环节。

核对信息· 当标本从手术室被送至病理科后，首先对其进行仔细的标本核对、详细登记及规范编号。

制作冰冻切片· 随后，标本迅速转移至取材台进行取材操作，病理医生会精准地将其中最为关键的病变部分挑选出来，放入包埋剂（OCT）中开展冰冻处理，而后在冷冻机内将标本切成厚度极薄的切片。

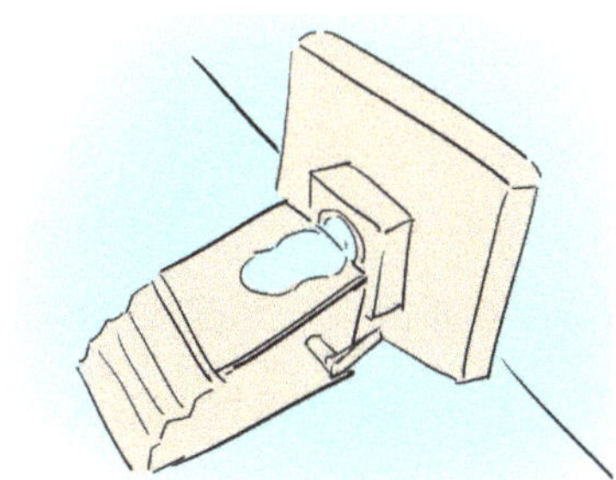

染色· 为了能够在显微镜下更加清晰地观察其组织形态，制作完成的切片还需进行染色处理。

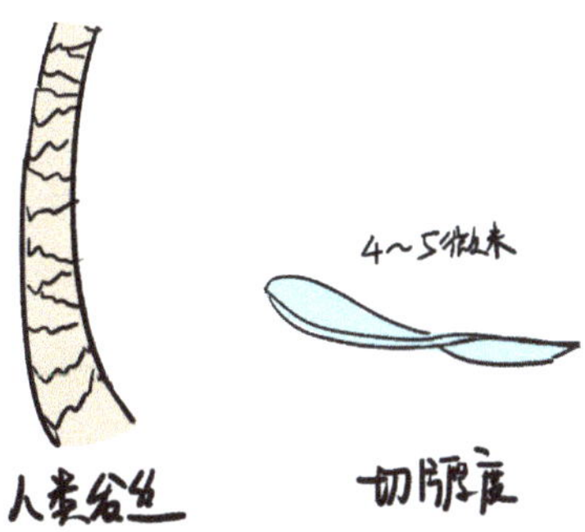

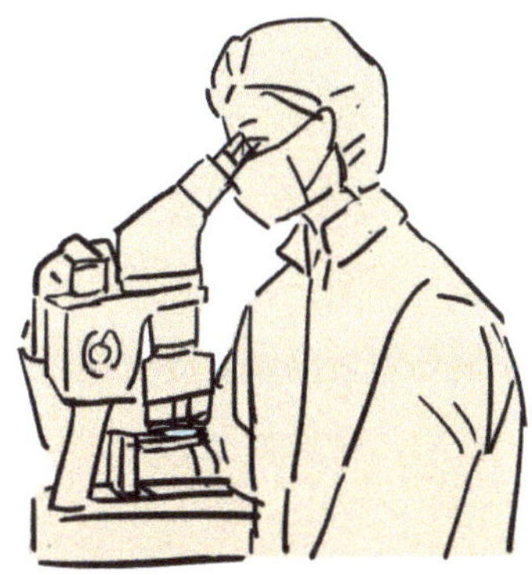

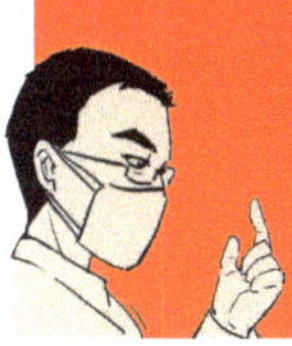

冰冻切片的制作不仅仅是一项单纯的技术工作，更是一门蕴含着丰富经验与精湛技艺的艺术。病理技师需要凭借多年积累的实践经验，精准判断出怎样切片才能最为准确地反映出病变的真实情况。尤其是对肺组织的切片，由于其柔软的特性，更需要技师的细致操作。通常情况下，切片的厚度控制在4~5微米，大约仅相当于人类头发丝直径的1/10。

术中冰冻对手术的指导作用

术中冰冻病理诊断在手术能否取得成功的过程中扮演着至关重要的角色。它不仅仅能够协助医生明确肿瘤的良恶性，更能为手术的后续操作提供关键的指导方向。倘若冰冻病理结果显示肿瘤为良性，那么手术便可以适时结束；但如果结果显示为恶性，医生则很可能需要进一步扩大切除范围，以保证能够将肿瘤彻底清除干净。

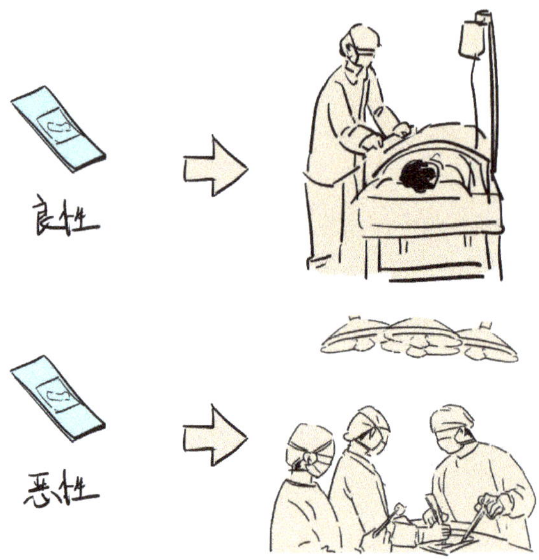

举例来说，在肺楔形切除手术过程中，一旦术中冰冻病理结果显示为浸润性腺癌，医生通常会进一步实施亚肺叶或肺叶切除手术，并对区域淋巴结进行清扫处理。通过这一关键步骤，能够有效阻止癌细胞的进一步扩散，从而显著提高患者的生存率。

病理医生的诊断工作要求具备深厚的专业知识储备以及丰富的临床经验。在显微镜的视野下，他们必须迅速且准确地判断出肿瘤究竟是良性还是恶性。这不仅极大地考验着他们的眼力，更要求他们能够在极短的时间内做出精准无误的判断。对于一些情况较为复杂的病变，病理医生甚至需要邀请上级医生参与会诊，或者组织科室进行讨论分析，以此来确保诊断结果的准确性。

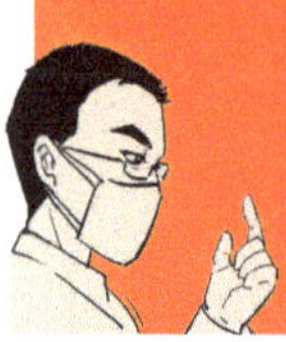

术中冰冻的误差

根据 2022 年发表于《胸部肿瘤学杂志》(*Journal of Thoracic Oncology*)的研究表明，术中冰冻诊断与最终石蜡病理诊断的一致率约为 95%。这充分说明，在绝大多数的情形下，术中冰冻诊断是值得信赖的。然而，不可忽视的是，仍存在约 5% 的情况可能会出现诊断结果的差异。这也恰恰解释了为什么在术后进行常规的石蜡病理检查依旧是十分必要的。

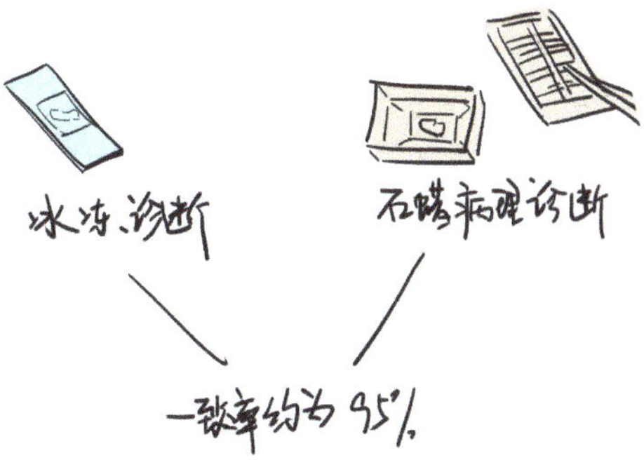

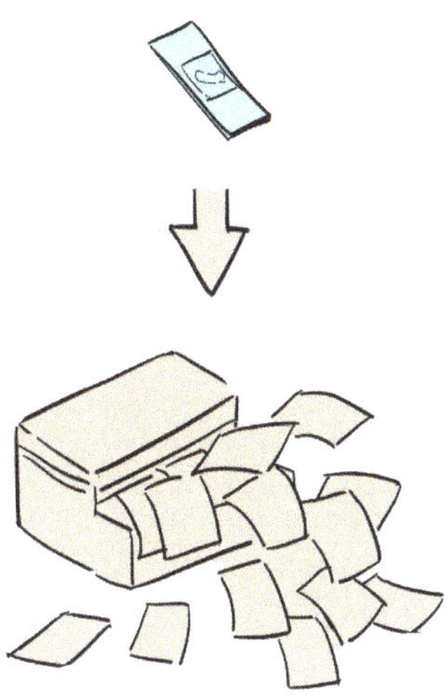

术中冰冻诊断就如同快洗照片一般，虽然能够在短时间内快速得出结果，满足手术中及时获取诊断信息的需求，但其在细节呈现和诊断质量方面，确实比不上经过精心制作、慢工出细活的石蜡切片病理检查。这些可能出现的差异，往往是由多种因素所导致的，比如取材过程中存在的误差，未能准确选取到具有代表性的病变组织；切片质量方面的问题，如切片厚度不均匀、组织形态被破坏等；又或是诊断过程中由于时间紧迫、病变复杂等原因而产生的诊断误差。

总结

通过本次对术中冰冻病理诊断过程的揭秘，我们得以深入了解这一技术的重要性与独特之处。术中冰冻病理诊断就如同手术中的“侦察兵”，凭借其快速且准确的特点，协助医生在手术进行中及时获取关键信息，为患者的治疗方案制订提供坚实可靠的依据，全方位守护患者的健康。

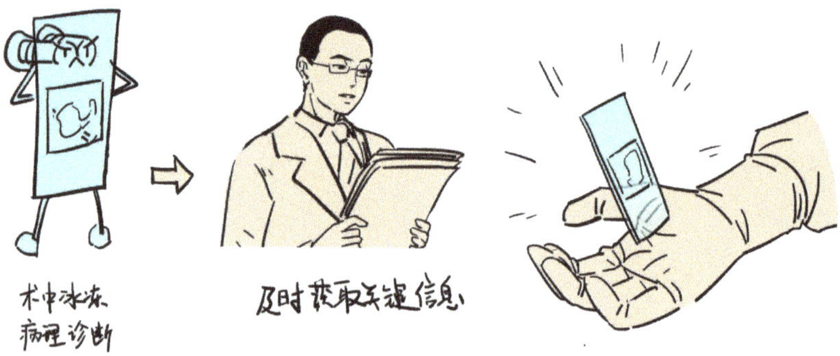

「漫画肺结节与肺癌真相」

我们衷心期望大家能够对术中冰冻病理诊断有更为全面和深入的认识，当在手术室外焦急等待时，能够因对这一技术的了解而多一份安心。毕竟，手术就如同一场激烈的战斗，而术中冰冻病理诊断这一强大的“神兵利器”，将成为医生与病魔对抗时的有力助手。

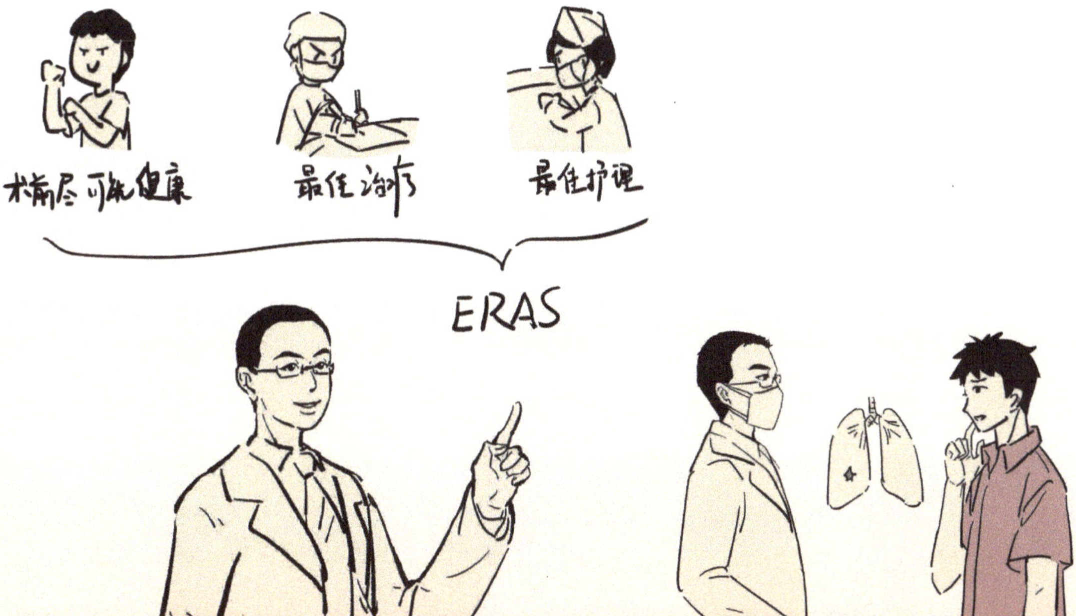

肺结节快速康复

加速康复外科（ERAS），通俗来讲，是借助一系列科学合理的护理与康复举措，助力患者更迅速地恢复健康体魄，早日办理出院手续。

对患有肺部磨玻璃结节的患者施行快速康复方案，可使患者在接受手术治疗前处于尽可能良好的健康状态，在手术过程中获得最优的治疗效果，并且在术后康复阶段享受到最佳的护理服务。

术前评估

身体评估·医生会在手术前对患者进行全面且细致的身体评估，以确定患者是否适合接受手术。倘若患者平日里有抽烟的习惯，那么在术前至少需戒烟 4 周。若患者存在酒精成瘾的情况，则同样要提前 4 周戒酒。相关研究结果显示，采取这些措施能够显著降低患者术后并发症的发生概率。

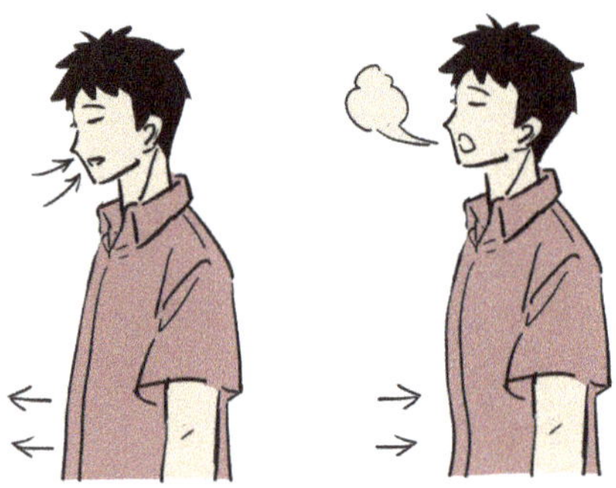

肺功能训练·在手术前，患者需要进行一些肺功能训练，从而增强肺部功能。例如，患者可以通过练习深呼吸来提升肺活量，此类训练有助于减少术后呼吸系统并发症的出现。

饮食建议·相关指南建议，患者可在术前 2~3 小时口服不超过 400 毫升的碳水化合物饮料（术前 3 小时口服 200 毫升，术前 2 小时再口服 200 毫升），这一方式可有效减轻患者围手术期的应激反应，以及降低胰岛素抵抗等不良反应的发生概率。同时，将禁食时间推迟至术前 6 小时，在这之前患者可适量进食淀粉类固体食物。总体原则是尽量避免患者长时间禁食，使其能够保持良好的体力状态。

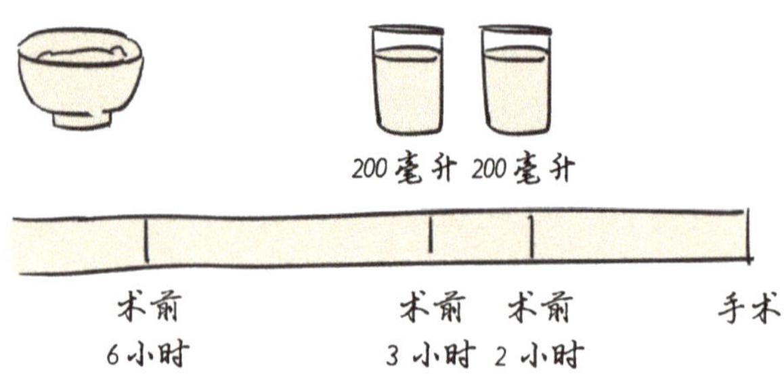

术后管理

术后疼痛管理 • 是整个康复过程中的关键环节。医生会采用区域麻醉的方式（如肋间神经阻滞），不仅能够有效缓解患者疼痛，而且不易产生副作用。相关研究数据表明，在实施 ERAS 计划后，患者术后并发症的发生率能够降低 30%~50%。

术后尽早下床活动 • 这不仅能够有效预防血栓形成，还能对肠胃功能的恢复起到促进作用。通常在术后 24 小时内，患者就可以开始进行适量活动（如坐起身来或做简单的腿部运动等）。早期活动可以缩短住院时间，平均住院时间可以缩短 30%~50%。

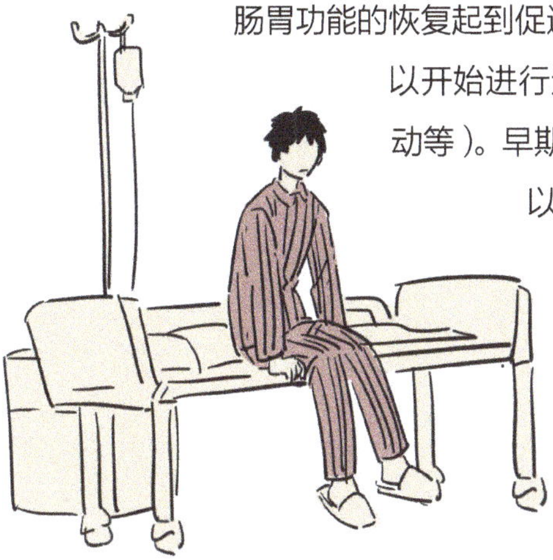

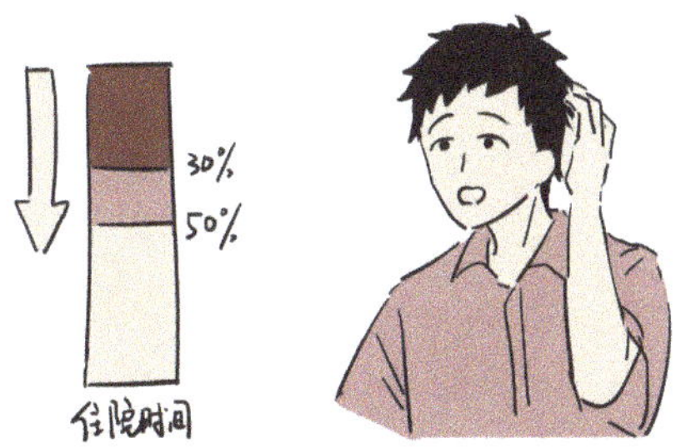

术后饮食 • 可依据患者的身体耐受程度，尽早帮助其恢复正常饮食。术后拔出气管插管 6 小时后即可饮水，若在饮水 2 小时后未出现任何不适症状，可先少量进食，随后逐步过渡到流质食物，接着是软质食物，最终恢复到正常饮食状态。如此一来，患者的肠胃功能能够更快地恢复至正常水平。

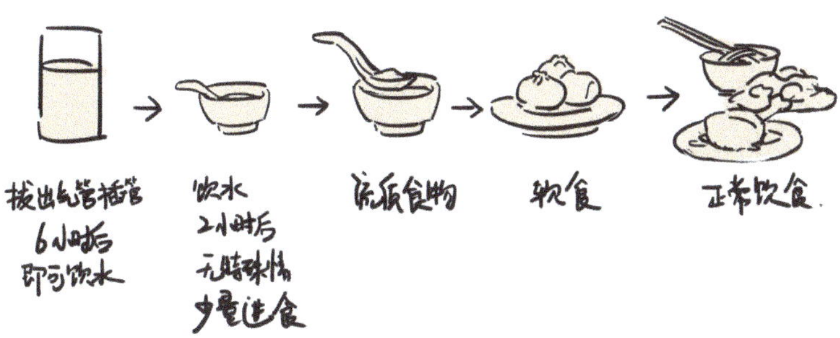

总结：出院后注意事项

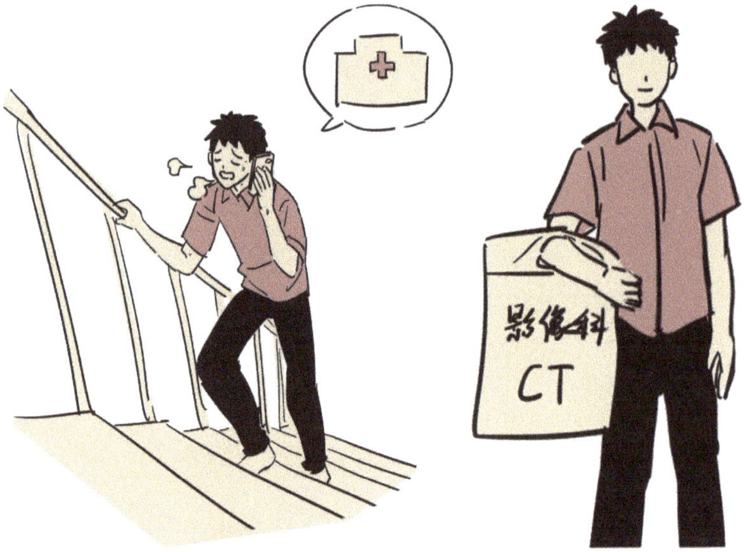

漫画肺结节与肺癌真相

坚持康复训练·出院后，医护人员还会继续跟进患者的康复状况。患者需要坚持进行肺康复训练，如开展吸气训练或进行较为简单的运动（散步、爬楼梯等）。倘若出现任何身体不适的情况，患者应随时与主刀医生取得联系。同时，患者要保持乐观积极的心态，主动配合执行专业的康复计划。

定期复查·定期复查对于患者来说至关重要。在术后 2 年，患者需每 6 个月进行一次检查；2 年之后则调整为每年检查一次。通过这样的定期复查，能够及时察觉并处理术后可能出现的各类问题。

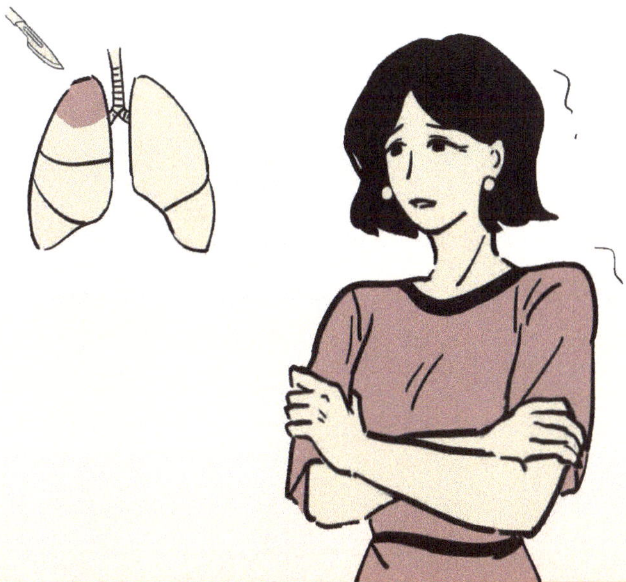

胸外科手术后肺功能可能受到的影响有哪些

当人们面临胸外科手术时，内心往往会涌起紧张与不安的情绪，特别是在想到术后或许会对肺功能造成影响时，这种担忧会愈发强烈。这种心理是完全能够被理解的。毕竟，胸外科手术所涉及的肺部，乃是人体至关重要的器官之一。今天，我们将深入且细致地探讨胸外科手术后肺功能可能出现的变化，凭借翔实的科研数据以及深入的临床研究，以理性、客观的视角来审视这些问题。

术前患者情况对肺功能的影响

手术前患者的身体一般状况，对于术后肺功能的恢复起着至关重要的作用。具体而言，包括患者年龄、性别、体重指数（BMI）、运动能力及合并其他疾病等，均不容忽视。

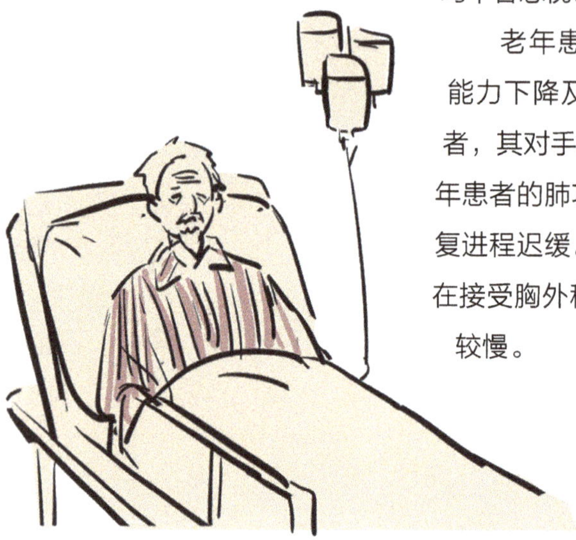

老年患者由于存在营养状况欠佳、运动能力下降及患有基础疾病等，相较于年轻患者，其对手术的耐受能力更差。在手术后，老年患者的肺功能会出现较为显著的减退，且恢复进程迟缓。科学研究清晰地显示，老年患者在接受胸外科手术后，肺功能的恢复速度明显较慢。

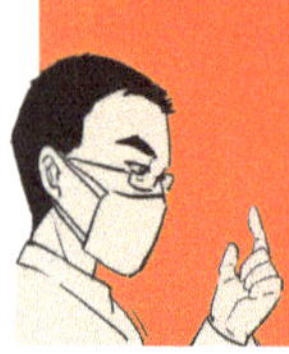

有一项研究明确指出，老年患者术后肺功能的恢复需要耗费更长的时间，这在很大程度上与其本身的基础健康状况相关。所以，在手术前对患者进行全面、充分的评估，并做好相应的准备工作，如加强营养补充、指导患者进行适度的运动锻炼等措施，有助于提升患者术后肺功能的恢复效果。

手术体位与麻醉的影响

在胸外科手术中，常采用侧卧位的体位，同时配合全身麻醉及单肺通气的方式，这些因素都会对患者术后的肺功能造成一定影响。

手术体位影响 当患者处于侧卧位时，膈肌会上抬，心脏与纵隔则会向下移位，这种体位的变化会致使肺部的通气量减少。并且在单肺通气的情况下，手术一侧的肺部通气量极少甚至没有通气，但该侧肺部的血流灌注却依然存在，如此一来，就极易引发明显的通气血流比例失调问题。

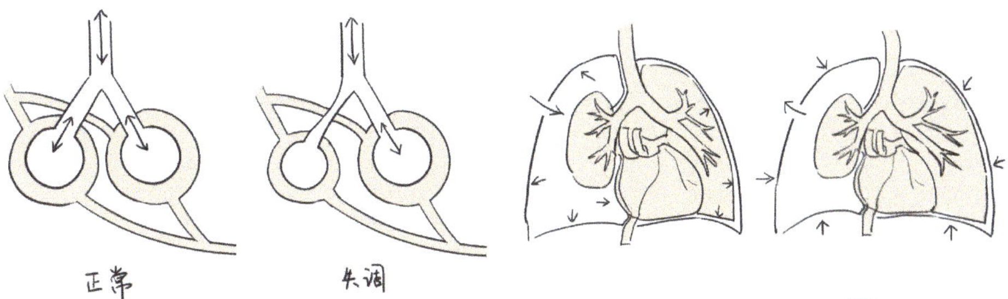

麻醉影响 麻醉药物在发挥作用时，有可能会对呼吸中枢产生抑制效果，进而降低机体对缺氧状况的反应能力。手术过程中，气管插管及拔管操作也会成为刺激源。

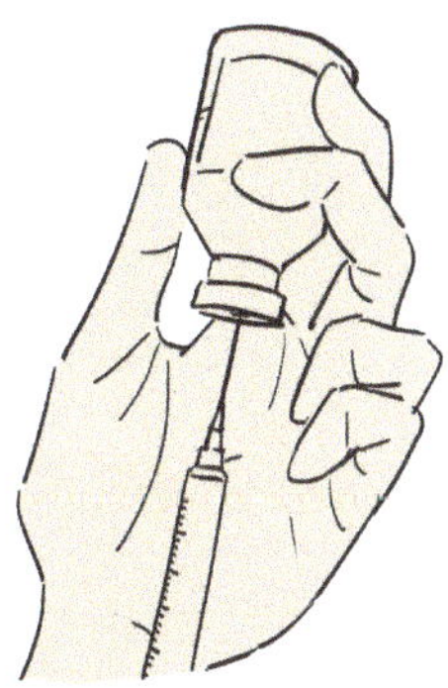

漫画肺结节与肺癌真相

不论是开胸手术还是微创胸腔镜手术，都会破坏术侧胸腔的负压状态，引起纵隔扑动和反常呼吸，从而导致通气血流比例失调。手术中切除病灶所在的有功能肺组织，会使肺功能永久性损伤。切除肺组织越多，损伤越重；相反，切除无功能肺组织则影响不大。

肺切除范围对肺功能的影响

胸外科手术对肺功能的影响与病灶性质、切除范围等相关，大致分为肺功能改善、无明显影响、暂时性损害、永久性损害这几种情况。

肺功能改善 • 手术可通过多种机制改善肺功能，如肺脓肿或支气管扩张切除术，能切除病灶，改善机体状况；肺不张切除术可减少生理性分流；毁损肺、支气管扩张切除术能降低死腔气量，优化通气血流比。

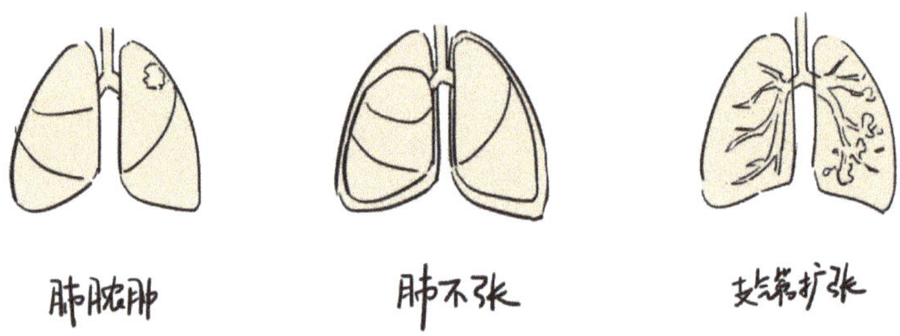

无明显影响 • 切除无功能肺组织或进行肺外胸腔手术（如纵隔、食管、交感神经手术等），一般对肺功能影响不明显。若手术能解除对肺、气管或支气管的压迫，还可改善肺功能。

暂时性损害 • 术侧胸腔负压破坏会致纵隔摆动和反常呼吸，术中过度挤压、牵拉肺组织会损伤健康肺组织，麻醉药残余及术后疼痛抑制呼吸幅度致通气不足。这些情况术后 48 小时内明显，1~2 周后随康复恢复正常。

永久性损害 • 部分肺、亚肺叶、肺叶、全肺切除术后，会使肺容积减小、限制性通气功能减退，造成肺功能永久性损害。术前可根据切除呼吸单位比例初步估算术后肺功能，如切除右上肺叶约丢失 14.3% 肺功能，右下肺叶约丢失 28.6% 肺功能，切除肺组织越多，肺功能损失越大。

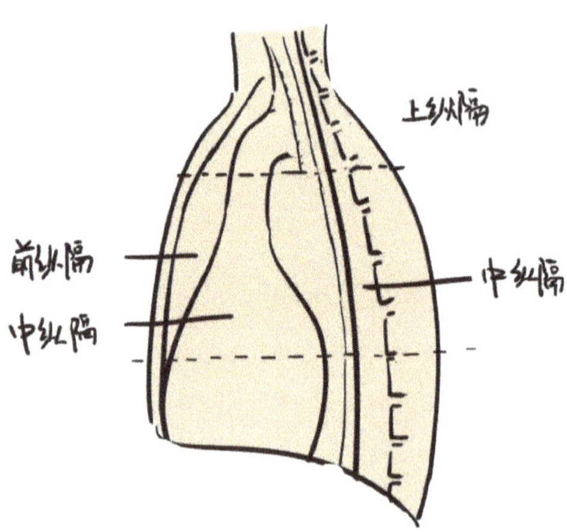

肺康复方式

肺康复也叫呼吸康复，是针对有症状、日常生活能力下降的慢性呼吸系统疾病患者的多学科综合干预手段。它既能在术后促进肺扩张、防肺叶萎缩塌陷、增加肺活量，又能在术前增强心肺功能，降低术后并发症概率。

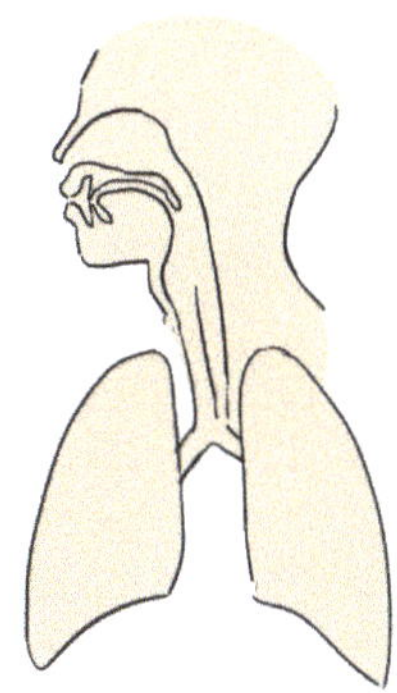

肺康复包括呼吸、咳嗽、运动训练。

呼吸 • 如腹式呼吸、节奏式呼吸、缩唇呼吸，可帮助肺部组织再扩张、排痰、增加肺活量。

咳嗽 • 哈气咳嗽法和固定式咳嗽法能帮助患者有效排痰，减少肺部感染风险。

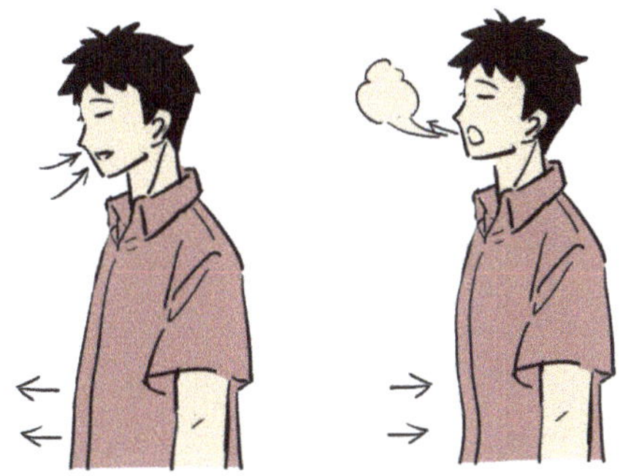

腹式呼吸

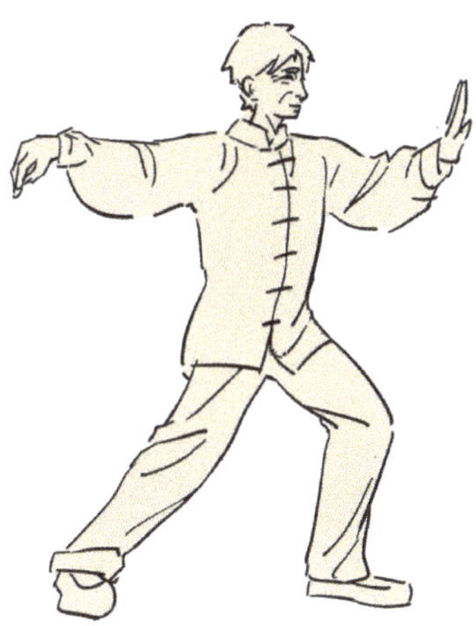

运动训练 • 是肺康复的重要部分。住院期间，患者可以进行各关节的被动运动，逐渐进行辅助主动活动，最后进行主动活动并安排行走训练。出院后进行运动训练，如健步走、慢跑、打太极拳等有氧运动，促进肺功能恢复。

总结

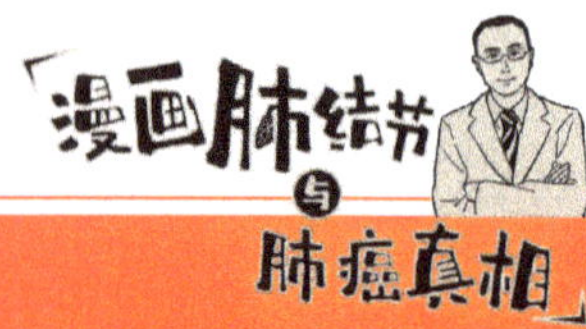

胸外科手术后肺功能的改变是一个复杂的过程，会受到多种因素的影响。借助科学的术前评估、合理的手术方式及完善的术后康复训练，能够最大限度地减轻手术对肺功能的不良影响，促进患者身体的康复。

了解相关科学研究成果和临床数据，有助于大家更透彻地理解手术带来的影响，以理性的态度面对手术，积极主动地参与术后康复，最终实现最佳的治疗效果。

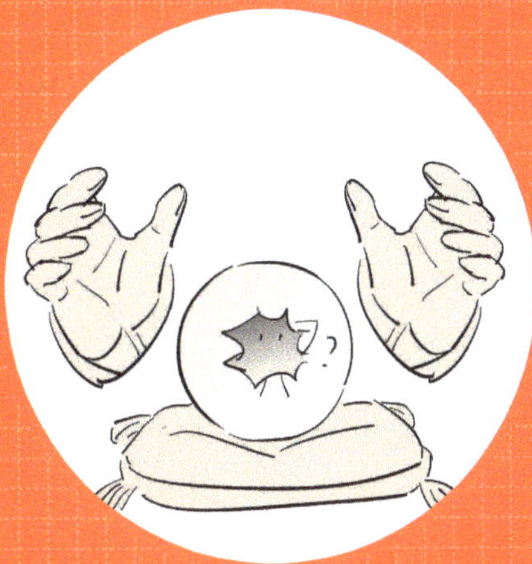

肺腺癌的转移及复发

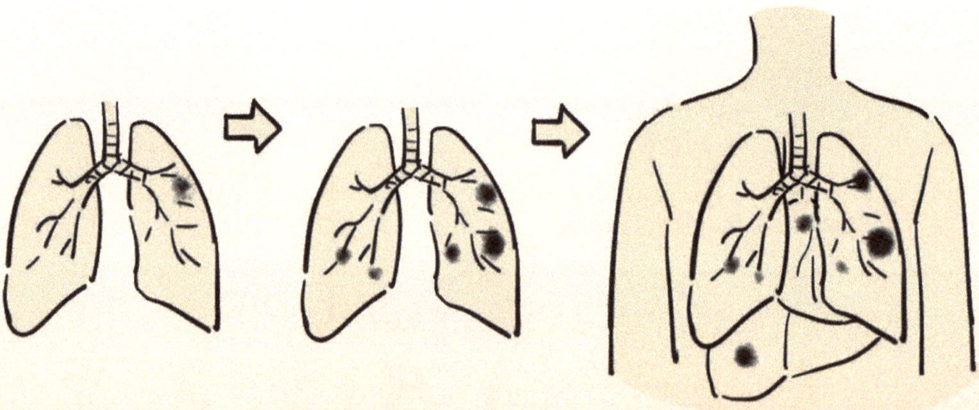

磨玻璃结节腺癌的转移之路

磨玻璃结节，大家应该都很熟悉了。它可能是良性病变，但也有可能是恶性肿瘤，尤其是肺腺癌。肺腺癌发生转移，意味着癌细胞脱离原来的部位，进入血液脉管及周边基质内，在全身特定器官内形成存活的转移癌病灶。这究竟是一个怎样的过程呢？面对复杂的转移路径，我们不得不从肿瘤转移的历史根源讲起。

肿瘤转移历史：种子-土壤学说

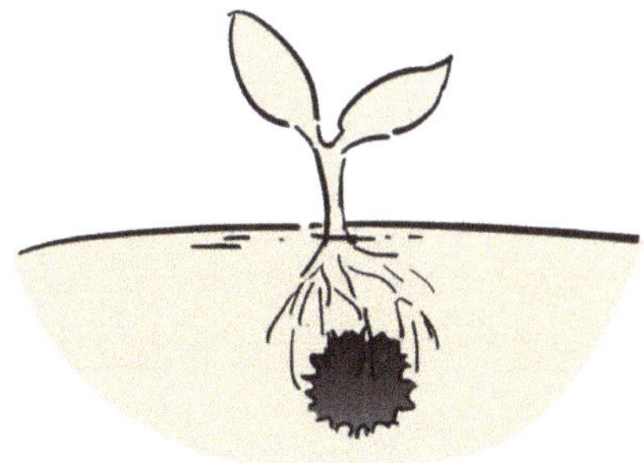

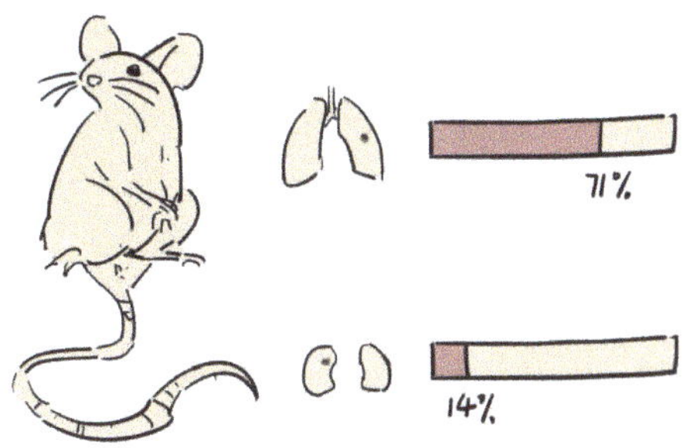

“种子－土壤” 故事要从 19 世纪末的英国讲起。1889 年，英国医生斯蒂芬 · 佩吉特（Stephen Paget）提出了“种子－土壤”学说，他把癌细胞比作“种子”，将身体的特定器官视为“土壤”。如同植物种子只有在适宜土壤中才能发芽生长一样，癌细胞也只有在合适环境中，才能够成功转移和繁殖。不过，这一理论在当时被忽视了，直到 1980 年，伊恩 · 哈特（Ian Hart）和以赛亚 · 菲德勒（Isaiah Fidler）通过老鼠实验重新验证了该理论。他们发现，在移植的肺组织中，71% 的老鼠出现了新生的癌症组织，而在移植的肾脏组织中，这一比例仅为 14%。

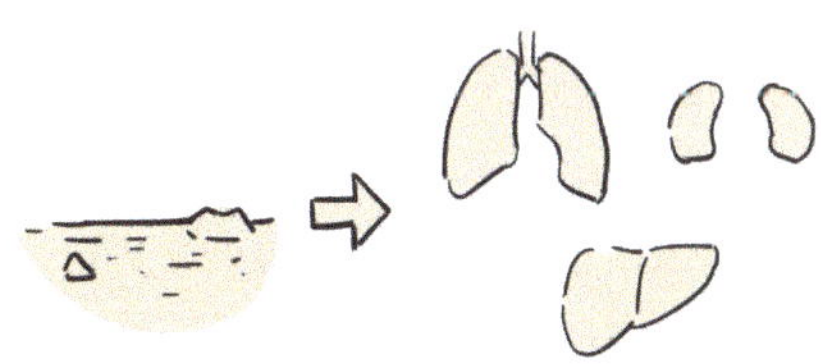

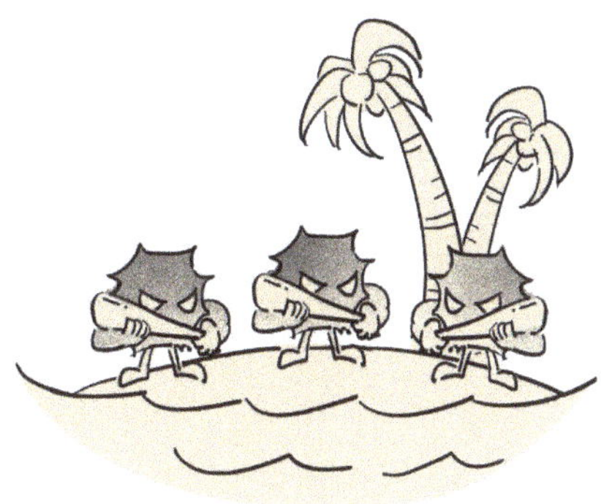

“种子数量与种子质量” 磨玻璃结节所关联的肺腺癌转移过程，是“种子－土壤”学说的一个典型实例。这里“种子”指癌细胞，“土壤”指癌细胞转移至的其他器官。为更方便理解转移进程，我们提出“种子数量与种子质量”科普学说。“种子数量”指进入血液循环的癌细胞数量；“种子质量”指这些癌细胞恶性程度的高低。癌细胞数量多、恶性程度高，就更易成功转移，如同身强体壮的大批冒险者在荒岛上存活概率更高。

肿瘤成功转移的条件

癌细胞数量·研究表明，仅有 0.025% 癌细胞能够成功实现转移，转移成功的概率与进入血液循环的癌细胞数量紧密相关。所以，肿瘤体积越大，进入血液的癌细胞数量就越多，转移成功的概率也就越高。这种癌细胞数量的增加在宏观层面可借助影像学手段来观察，如通过肿瘤的大小、密度等。举例来说，2020 年发表于《胸部肿瘤学杂志》(*Journal of Thoracic Oncology*) 的研究表明，在肺腺癌中，直径>3 厘米的转移风险显著高于直径<1 厘米的患者。

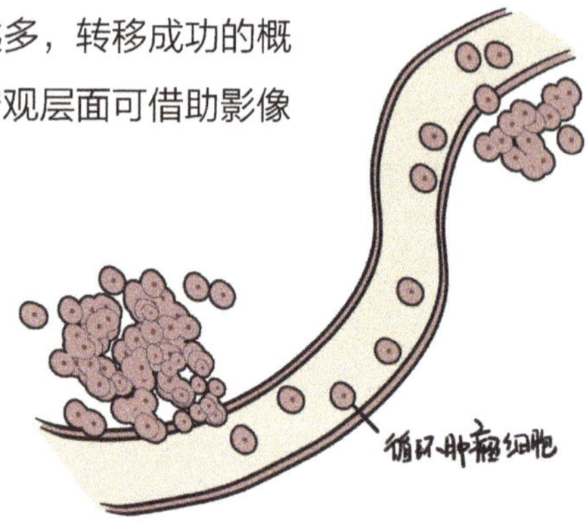

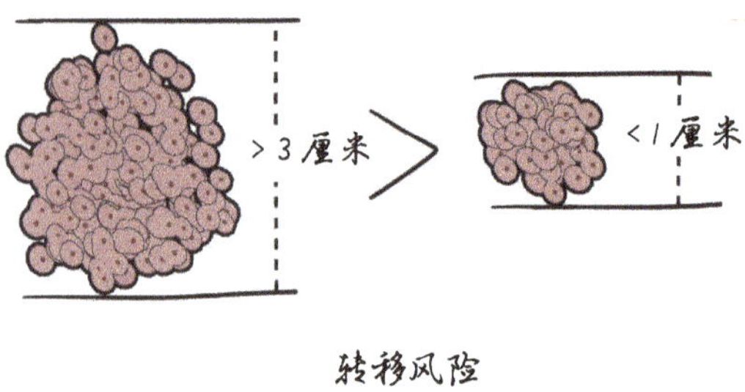

癌细胞质量·癌细胞的质量，即恶性程度的高低，同样决定着它们的转移能力。比如小细胞肺癌，即便病灶很小，其转移能力也极高，能够迅速发生转移。判断癌细胞质量的宏观指标，涵盖影像学上的分叶、毛刺及血管聚集等恶性征象；微观指标则包含特定的基因突变，如 *K-ras* 基因、*c-MET* 基因等。2019 年发表在《癌症研究》(*Cancer Research*) 的研究指出，携带 *K-ras* 基因突变的肺腺癌患者，其 5 年生存率明显低于未携带该基因突变的患者。

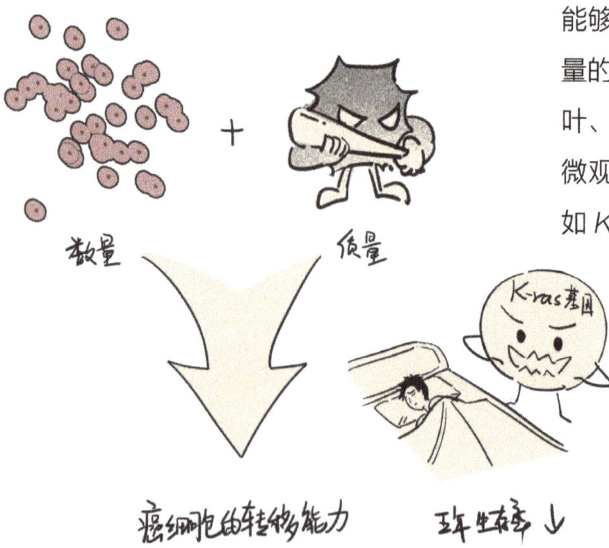

肿瘤成功转移的途径

肺腺癌实现转移成功，离不开癌细胞的数量与质量这些必要条件。那么这些癌细胞种子是经由哪些途径进入相应土壤中去的呢？以下简单罗列肺腺癌细胞种子的 4 种转移途径。

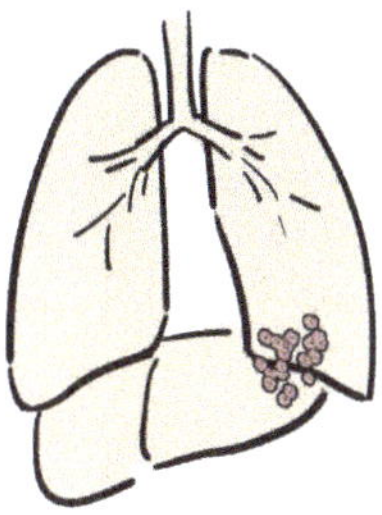

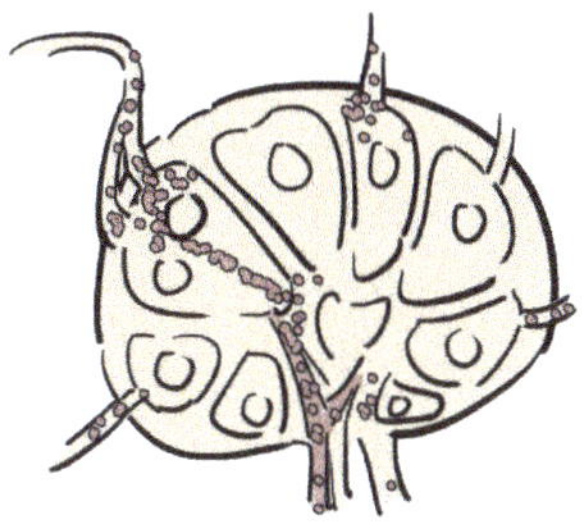

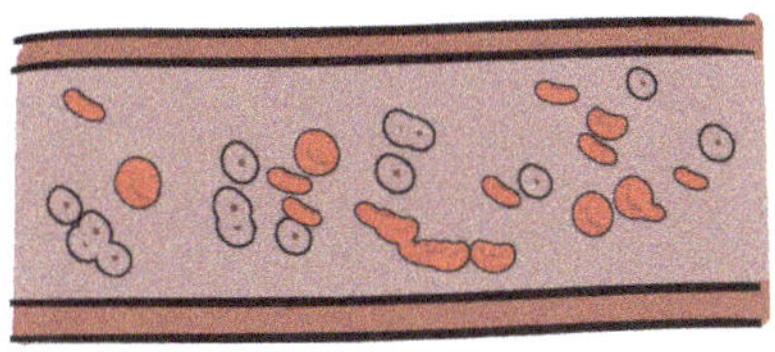

直接蔓延·肿瘤细胞沿着组织间隙、淋巴管、血管或神经束衣连续浸润生长，破坏邻近的组织或器官。例如，肺腺癌细胞可从肺部原发病灶直接侵犯到胸膜、胸壁、纵隔等周围结构。

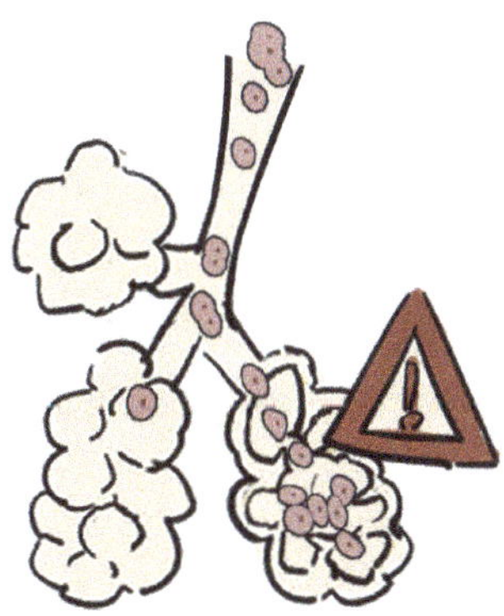

淋巴转移·癌细胞侵入淋巴管后，随淋巴液流动，首先到达肺门淋巴结，然后可进一步转移至纵隔淋巴结、锁骨上淋巴结等。区域淋巴结转移后，癌细胞可继续通过淋巴循环转移到远处淋巴结。

血行转移·由于肺脏有丰富的血管网，癌细胞容易进入肺静脉，然后经左心随体循环血流转移到全身各处器官，常见的转移部位包括肝脏、骨骼、脑、肾上腺等。

气腔内传播·是指癌细胞通过气腔传播到肺内的其他部位，使得肿瘤在肺内不同区域扩散。

肺腺癌不同阶段的转移风险

磨玻璃结节相关的肺腺癌，在不同发展阶段有着不同的转移风险。

浸润前阶段（不典型腺瘤样增生、原位腺癌）• 被视作良性阶段，此时癌细胞“种子”的数量与质量都很低，转移成功的概率近乎为零。

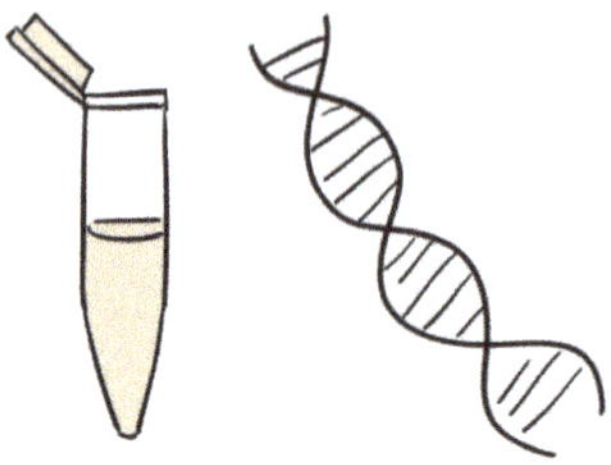

微浸润性腺癌阶段• 即便已累及周围基质，但癌细胞“种子”数量与质量依旧很低，转移能力不强。

浸润性腺癌阶段• 进入浸润性腺癌阶段时，癌细胞开始逐渐批量进入血液脉管系统，转移风险开始上升。

随着实性成分不断增多，癌细胞逐步发展到数量多、质量高的状态，更易在其他器官扎根生长。

随着分子生物学及医学技术的进步，我们对于癌细胞转移机制的认识在持续深化。比如，液体活检与基因测序技术的发展，让我们能够更为精准地评估癌细胞的转移风险，提前知晓疾病的发展态势，从而选择最为适宜的治疗时机。2021 年发表于《外科肿瘤学年鉴》(*Annals of Surgical Oncology*) 的研究显示，200 例肺腺癌患者接受手术切除的 5 年生存率达 95%，而未能及时手术的 5 年生存率仅为 60%。

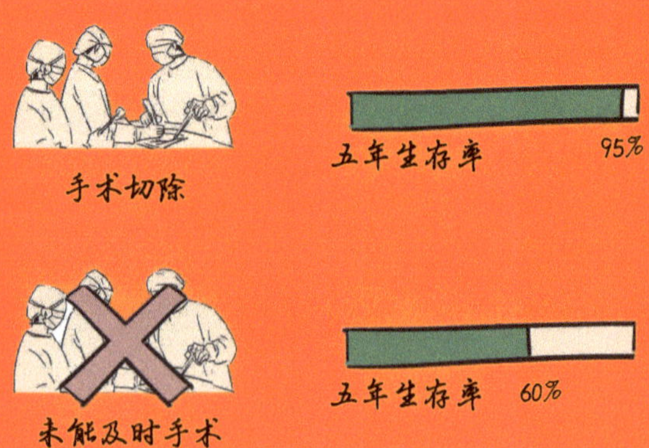

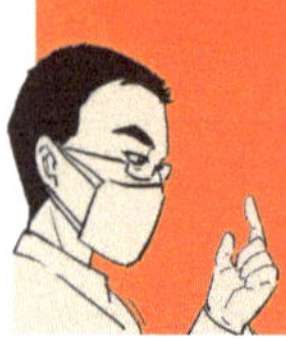

总结

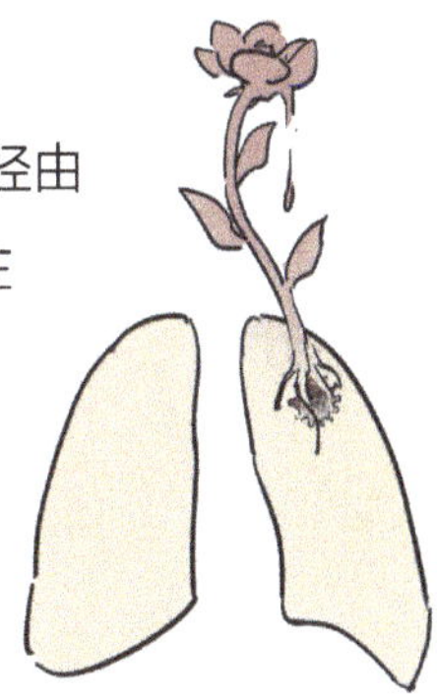

以磨玻璃影、结节为特征表现的肺腺癌细胞“种子”，经由不同途径进入相应的血液脉管系统和靶器官组织中，最终在适宜的“土壤”中扎根、生长、发展，进而影响患者的生存时间，这便是癌细胞成功转移的过程。而怎样在微小转移灶形成以前，识别出相应癌细胞具有的微小转移能力的分子特征，已成为未来的研究热点方向。

「漫画肺结节与肺癌真相」

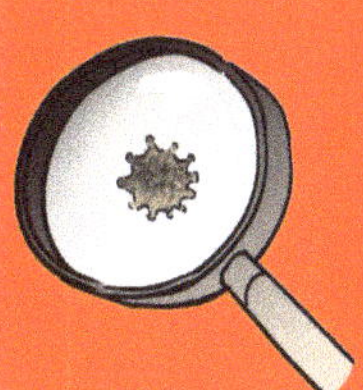

尽管未来还面临诸多未知的挑战，但随着科学的不断进步，我们正朝着攻克癌症的目标逐步迈进。届时，癌症或许不再是无法治愈的疾病，患者也将拥有更加美好的生活！

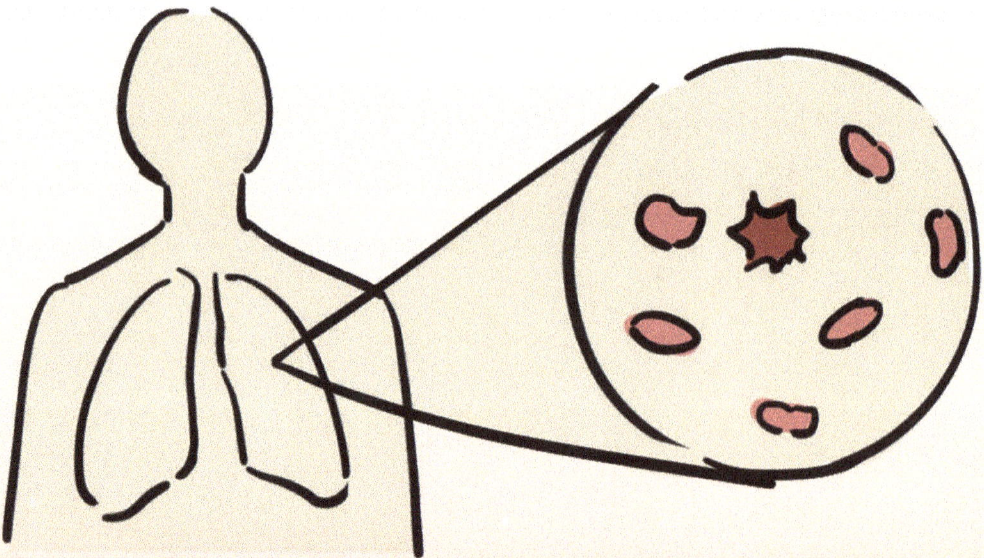

微小残留病灶预测肺癌复发

随着治疗手段的日益精进，肺癌患者的生存率得到了一定程度的提升，然而肺癌的复发依旧是治疗过程中亟待解决的关键难题。科学家们正全力以赴探寻更为精准的预测肺癌复发的方法，从而能够在复发前更有效地实施干预措施，防止患者病情恶化。微小残留病灶（MRD）作为一个至关重要的研究范畴，为肺癌的复发预测带来了新的曙光。

微小残留病灶的定义

简单来讲，微小残留病灶（MRD）是指癌症治疗后，残留在体内的少量癌细胞。尽管这些细胞数量极少，不会引发任何症状，但它们却是导致复发的“罪魁祸首”。因为这些癌细胞可能对治疗具有抗药性或耐药性，随时都可能“卷土重来”。

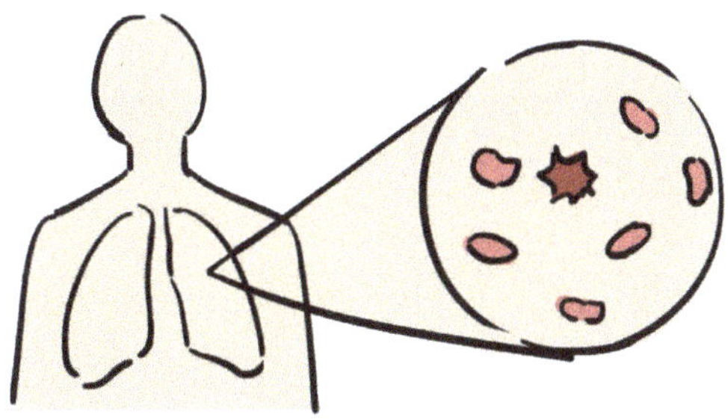

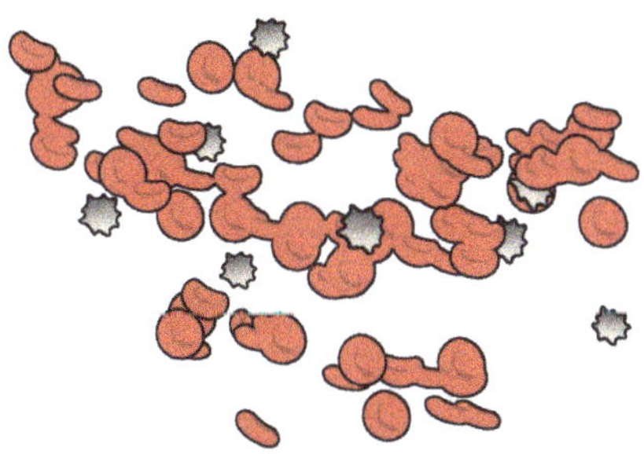

随着科技的发展，我们能够通过检测循环肿瘤基因（ctDNA）来揪出这些“捣蛋分子”。ctDNA 存在于血液之中，能够反映体内肿瘤的状况。ctDNA 的半衰期很短，能够及时体现肿瘤的变化，这使其成为监测 MRD 的理想标志物。

MRD 检测方式

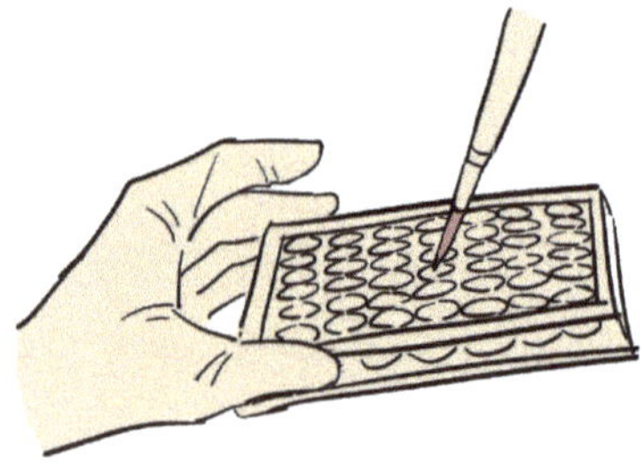

目前通过 ctDNA 检测 MRD 主要有以下两种方法。

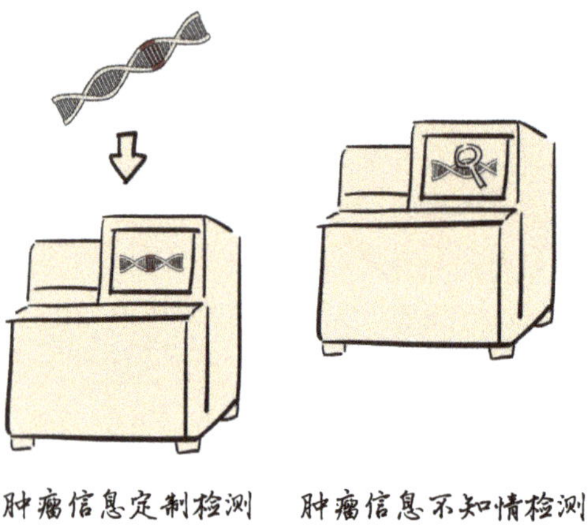

肿瘤信息定制检测（tumor-informed assays）• 首先需要对原发肿瘤组织进行测序，以此找出特定的基因变异，之后根据这些变异设计相应的检测工具，用于检测血液中的 ctDNA。该方法针对性较强，基于肿瘤组织的个体化信息来追踪 ctDNA，能更精准地发现与特定肿瘤相关的基因变化。

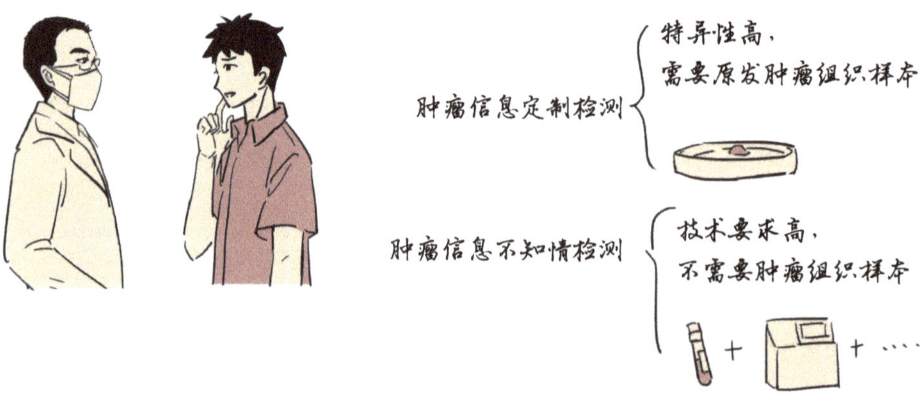
肿瘤信息定制检测
特异性高，
需要原发肿瘤组织样本
肿瘤信息不知情检测
技术要求高，
不需要肿瘤组织样本
+ + ····

肿瘤信息不知情检测（tumor-uninformed assays）• 此方法无需原发肿瘤组织，直接运用预先设定好的检测工具来检测血液中的 ctDNA 突变和甲基化情况。其优势在于操作相对简便，不需要依赖对原发肿瘤组织的分析，可快速进行检测，适用于一些无法获取原发肿瘤组织或需要快速筛查的情况。

MRD 在肺癌复发预测的效果

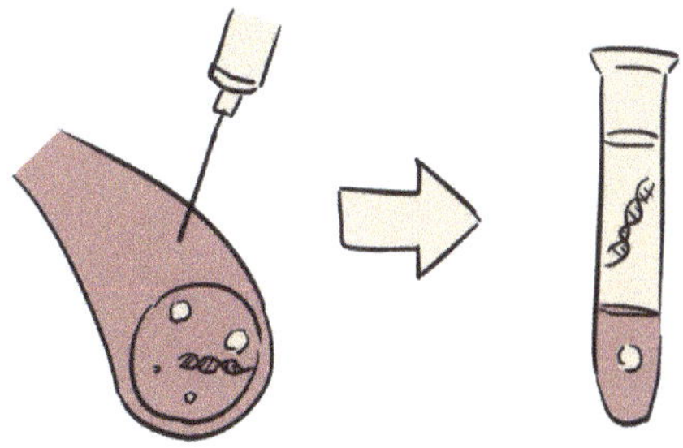

多因素分析表明，术后 ctDNA-MRD 呈阳性是患者复发的一个显著标志。

2021 年 11 月，《临床癌症研究》（*Clinical Cancer Research*）发表的 LUNGCA 研究显示，术前 ctDNA 呈阳性的 NSCLC 患者，46.4% 在术后出现复发情况，而术前 ctDNA 呈阴性的仅有 14.6%。更为关键的是，术后 1 个月内 ctDNA-MRD 呈阳性的患者，其复发率高达 80.8%，显著高于阴性患者（16.2%）。

吴一龙在《癌症发现》（*Cancer Discovery*）发表的研究也显示，术后始终保持 ctDNA-MRD 阴性的患者，其复发率仅为 3.2%，而 ctDNA-MRD 阳性的患者复发率却高达 90%。这充分说明 ctDNA-MRD 阳性的患者复发可能性更大。

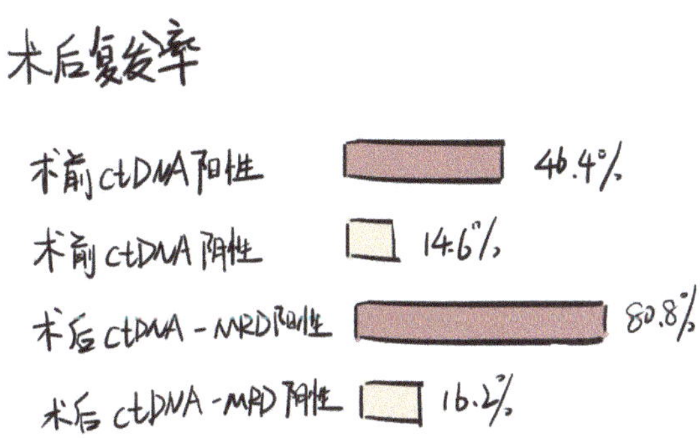

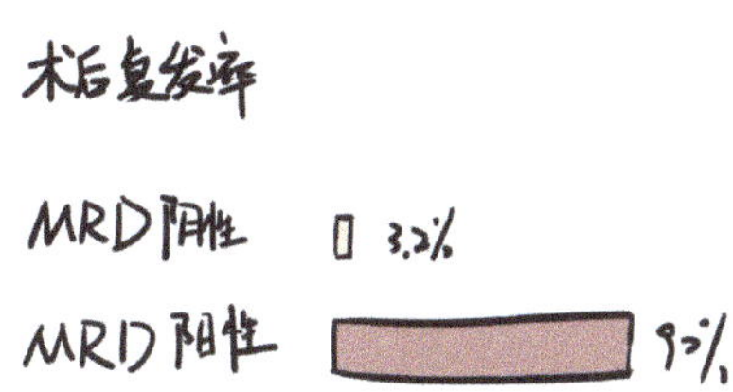

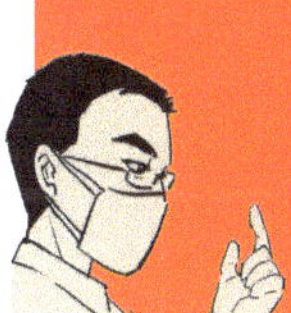

总的来说，ctDNA 检测既能预测肺癌术后复发，又有助于制订治疗方案，对肺癌术后精准辅助治疗意义重大。研究显示，复发风险高的Ⅱ～Ⅲ期患者，ctDNA-MRD 转阳或复发高峰约在术后 18 个月。因此，建议术后 ctDNA 监测至少持续 18 个月，以便及时发现复发风险，这或许可作为接近治愈患者群体的参考。

MRD 临床应用

目前，这些 ctDNA 检测 MRD 的方法在临床上已得到了一定应用。2021 年 3 月 6 日，全国顶尖专家围绕“肺癌 MRD 研究进展和临床应用”展开了深入探讨并达成了共识。

早期肺癌 • 对于可进行手术的早期肺癌，若 MRD 检测结果呈阳性，则表明其复发风险较高，此类患者需要每隔 3~6 个月进行一次 MRD 检测。

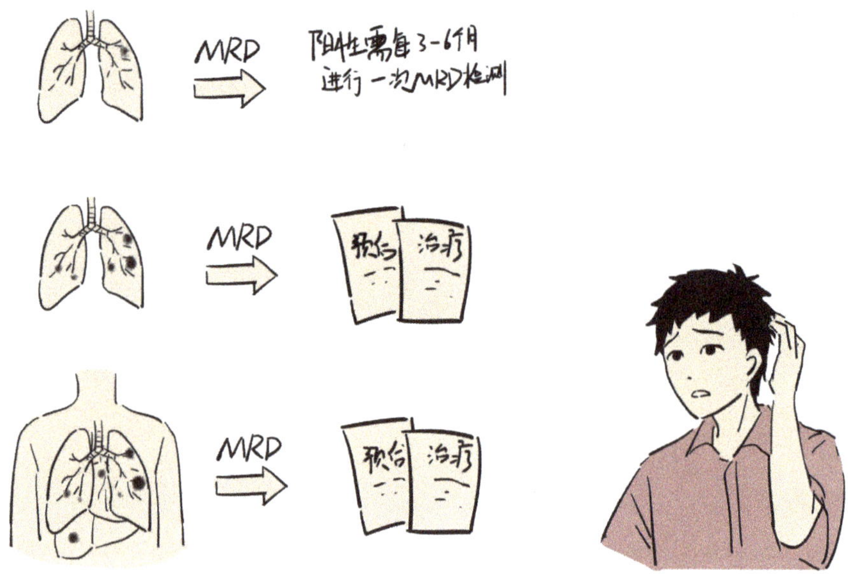

局部晚期肺癌 • 对于局部晚期肺癌，若接受根治性化学治疗或放射治疗后达到完全缓解，MRD 检测有助于判断其预后情况，并为制订后续的治疗策略提供参考依据。

晚期肺癌 • 对于晚期肺癌，经系统治疗后实现完全缓解的患者，MRD 检测同样能够辅助判断预后，并协助制订相应的治疗策略。

总结

目前，MRD 在为晚期肿瘤患者提供用药指导方面的应用已相对成熟。在早期肺癌患者术后复发风险评估和辅助治疗方面，MRD 的应用正处于即将快速发展的阶段。而在肺癌的早期筛查和早期诊断方面，MRD 的应用尚处于初步探索时期。

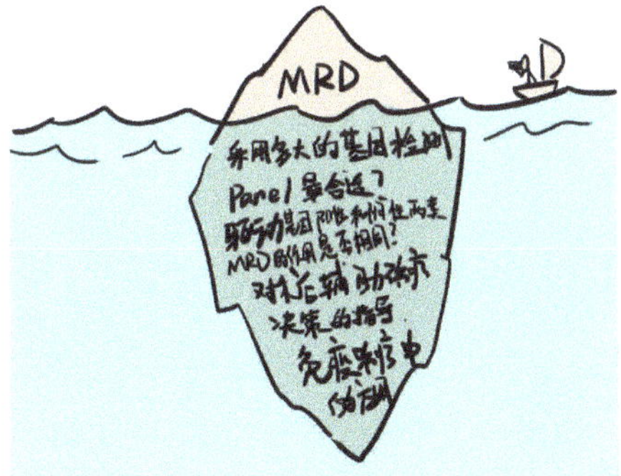

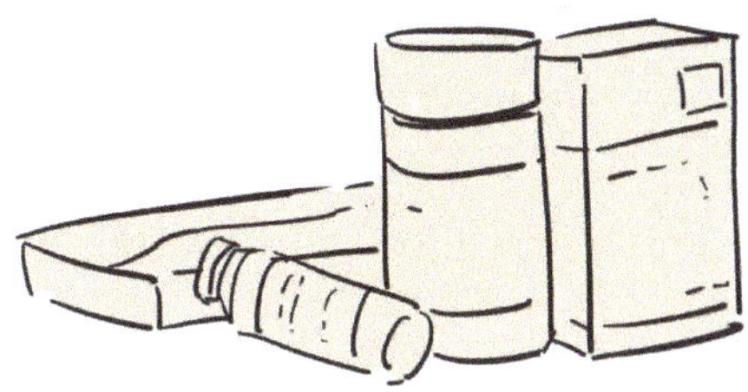

漫画肺结节与肺癌真相

在 MRD 领域，我们仍有诸多未知有待探索。比如，采用多大规模的基因检测 panel 最为适宜？具有驱动基因阳性和驱动基因阴性的两类 MRD，它们所发挥的作用是否一致？MRD 对于术后辅助治疗决策该如何起到指导作用？以及 MRD 在免疫治疗中又该如何应用等问题。

「漫画肺结节与肺癌真相」

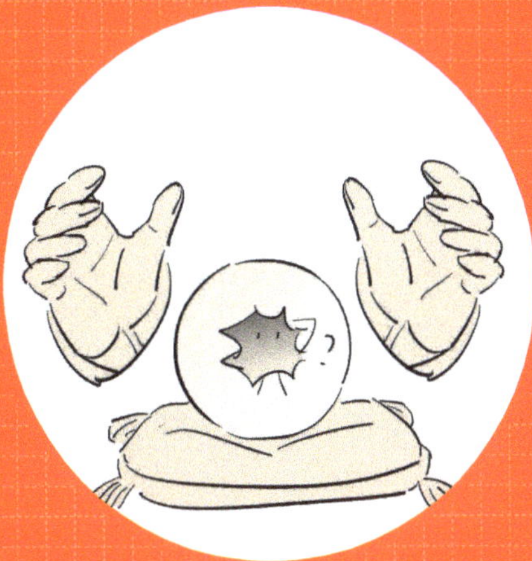

风险与医患决策

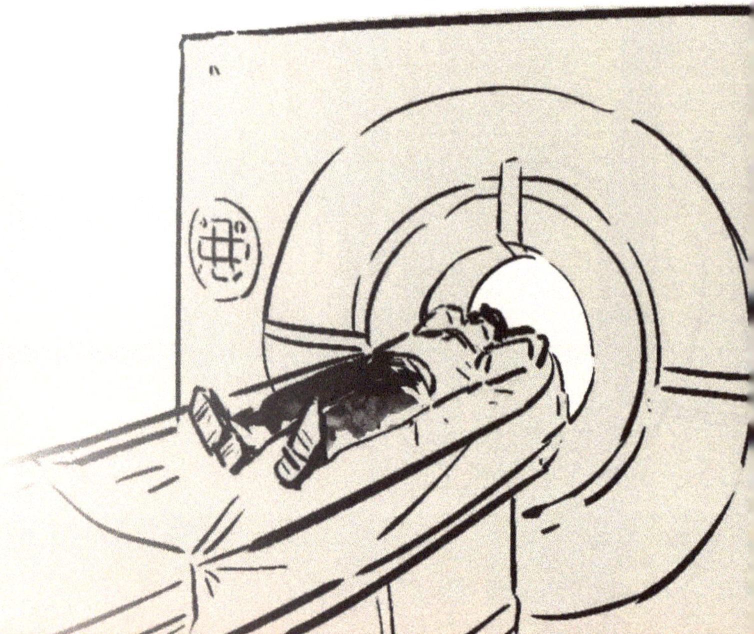

做 CT 是否增加患癌风险，需要辩证看待

肺部 CT 检查，在如今的医疗场景中十分常见，相信很多人都对它有所耳闻，甚至不少人都亲身经历过。但大家是否真正了解，这一被频繁应用的检查手段，背后究竟是基于什么原理在运作呢？而大众普遍关心的是，CT 在扫描过程中所产生的辐射，是不是真的会悄无声息地提升人体患癌的风险呢？这一系列疑问，想必困扰着不少人。接下来，就为大家详细地抽丝剥茧、一一解答。

肺部 CT 筛查的原理

1979 年，美国塔夫茨大学科马克教授 (Allan M.Cormack) 和英国百代唱片公司工程师亨斯费尔德 (Godfrey Newbold Hounsfield) 因研发出 CT 原型机而获得诺贝尔生理学或医学奖。此后 CT 不断更新换代，现在肺部低剂量螺旋 CT 检查已成为很多人体检的必查项目。

CT 的全称是计算机体层成像。其工作原理简言之，包含 X 射线产生并扫描人体、探测器接收信号、计算机处理信号这三个步骤，最终生成可视化图像，以便医生用于诊断和分析。

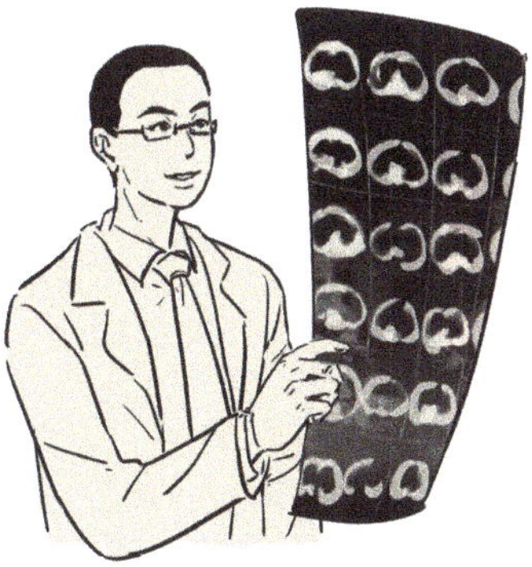

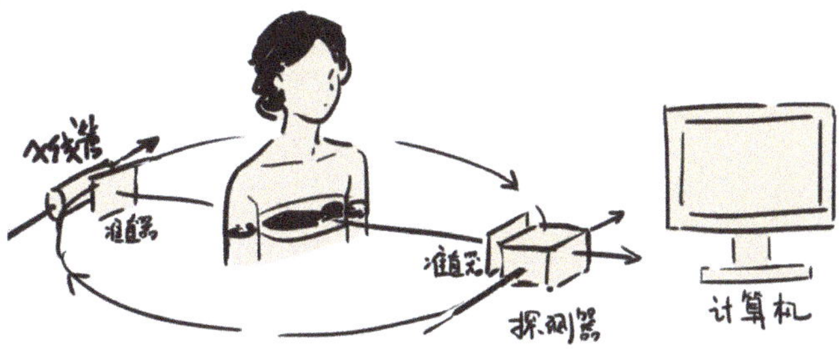

说到这里，那么问题来了——既然肺部 CT 是利用 X 射线扫描，意味着对人体有辐射，那么做肺部 CT 检查是否会有健康风险，或者增加患癌概率呢?

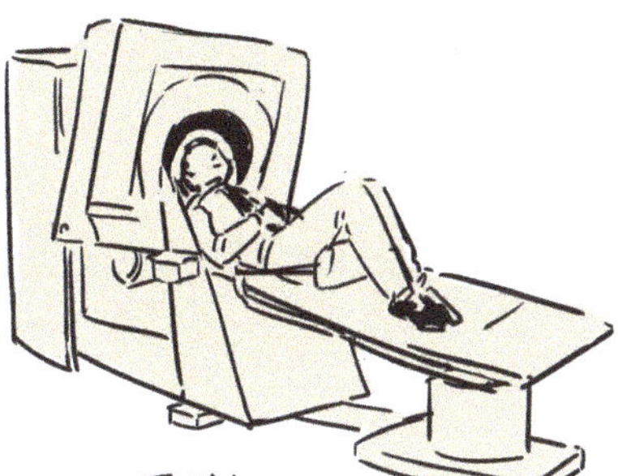

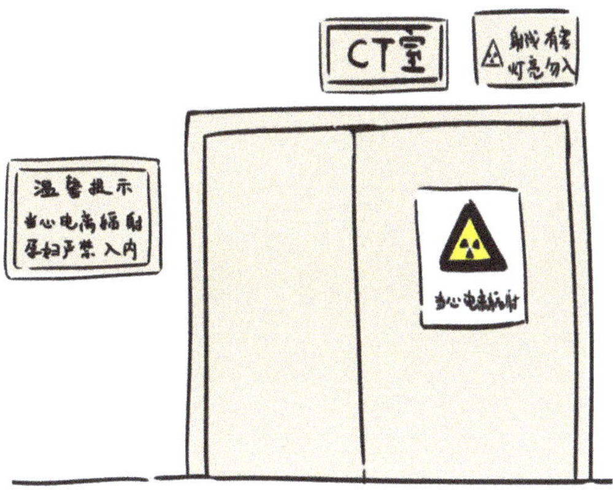

CT 增加患癌风险的文献介绍

美国放射学会建议，正常人一生最大辐射剂量为 100 毫希沃特（mSv，辐射剂量单位）。经换算，具体为头部 CT 50 次、胸部体检低剂量 CT 66 次、胸部 X 线摄片 5 000 次、胸部 CT 18 次、腹部 CT 12 次。将 CT 总辐射量控制在安全数值内，总体致癌性不高。

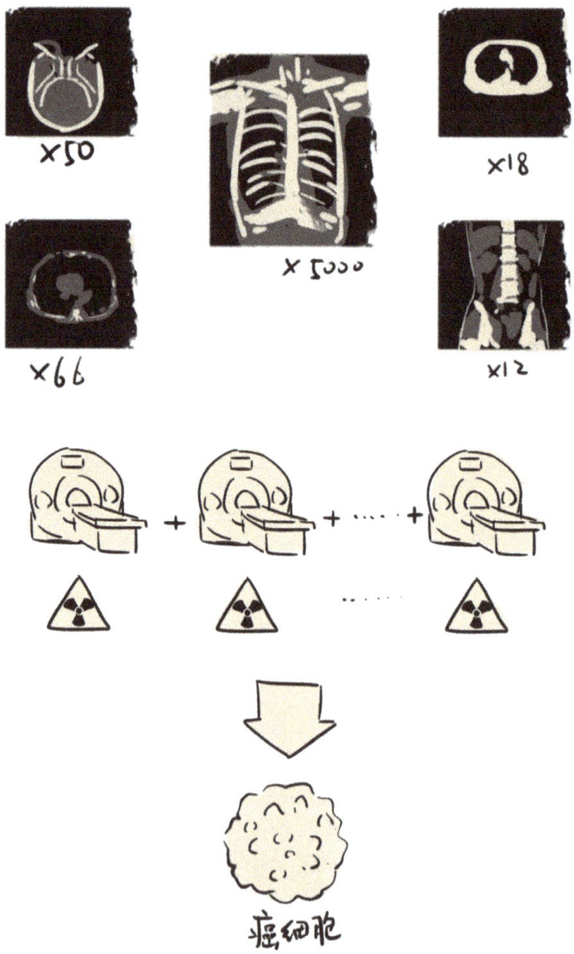

儿童 CT 筛查风险 • 2023 年 11 月，《自然 · 医学》（*Nature Medicine*）发布了一项关于 CT 对青少年患癌风险的研究。结果显示，CT 剂量累积与血液恶性肿瘤风险呈正相关。每 1 万名接受检查的儿童中，预计 1~2 人在后续 12 年因辐射暴露患血液学恶性肿瘤。从疾病分类看，每多做一次 CT，患淋巴恶性肿瘤风险升高 42%，患骨髓恶性肿瘤和恶性白血病风险升高 48%。当然，该研究并非要引发对 CT 的盲目恐慌，而是提示对青少年低剂量 CT 检测不可掉以轻心，同时应在医疗环境中严格落实防护措施，确保儿科 CT 检查合理，优化剂量以最小化辐射风险。

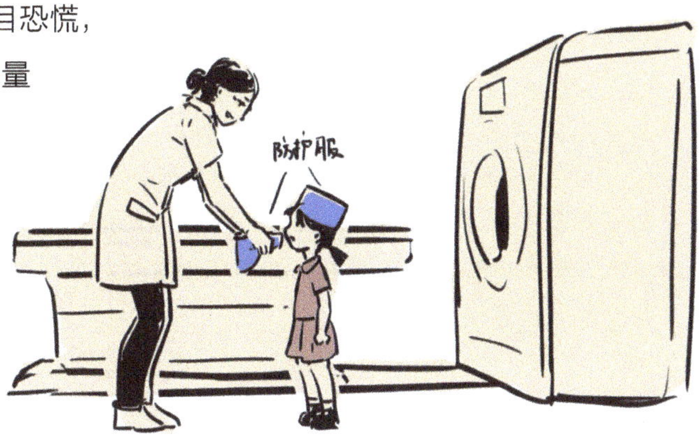

成人 CT 筛查风险 • 2017 年，发表在《英国医学杂志》（*British Medical Journal*）的研究，对每年开展低剂量 CT 肺癌筛查所产生的累积辐射剂量，以及由此引发的终生癌症发病风险进行了分析。该研究纳入了 5 000 多例 50 岁以上且 5 年内未曾患过癌症的烟民。历经 10 年的低剂量 CT 筛查后发现，因 CT 筛查而诱发常见癌症的额外风险仅为 0.05%。

肺部筛查的重要性和意义

肺部 CT 用于早期肺癌筛查，最早可追溯至 20 世纪 90 年代。2002 年，美国国家癌症研究所发起一项时长超 6 年的研究，结果表明低剂量 CT 筛查能使肺癌病死率降低 20%。2022 年，中国国家癌症中心发布于《柳叶刀 · 呼吸病学》（*The Lancet Respiratory Medicine*）的研究结果也显示一次性低剂量 CT 筛查可显著降低肺癌病死率。通过早发现、早诊断、早治疗，将早期肺癌遏制在初始阶段，这是降低病死率的关键因素。

2011 年美国率先发布肺癌筛查指南，将低剂量螺旋 CT 列为肺癌筛查的首选推荐手段。我国于 2015 年发布肺癌筛查专家共识，把胸部低剂量 CT 纳入常用筛查方法。截至目前，胸部低剂量 CT 在肺癌早期发现和治疗中依旧发挥着重要作用。

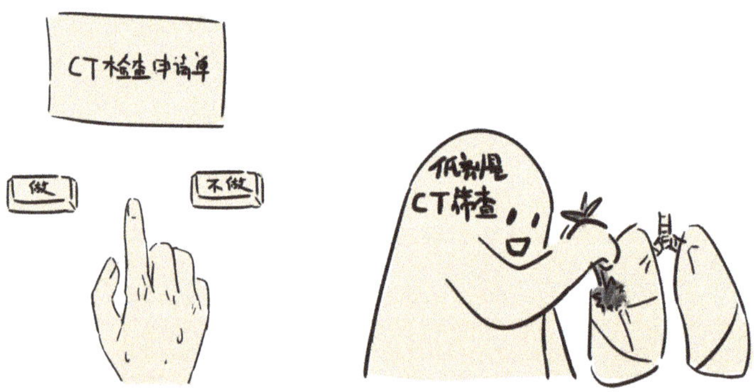

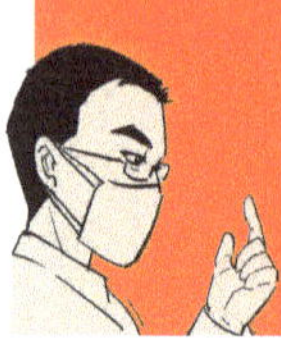

俗话说，两害相较取其轻，对于肺部 CT 筛查的危害与作用，需要辩证看待。对于长期吸烟的肺癌高发人群而言，筛查带来的病死率降低所获益处，仍大于辐射导致的致癌风险。所以对这部分人来说，定期主动筛查依旧利大于弊。

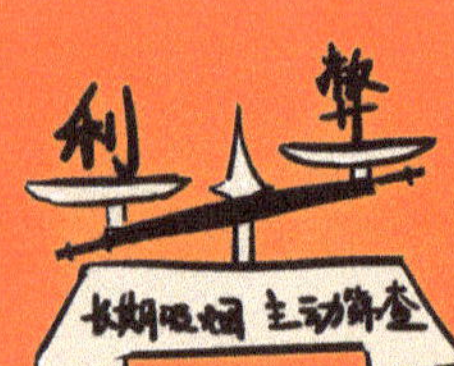

总结：更安全的早期肺癌筛查方式

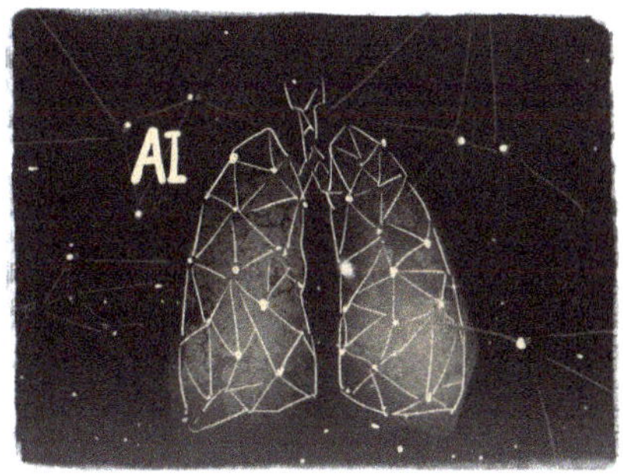

2022 年，《柳叶刀》（*The Lancet*）对全球肺癌筛查的最新证据展开分析，同时指明了未来筛查的方向。

- 基于患者的流行病学信息、过往 CT 检查等，开发肺癌风险分层模型，个性化设定筛查时间间隔，减少每年扫描次数。
- 借助人工智能技术，使其在肺癌筛查全程发挥降低辐射剂量、对肺结节进行定性等作用，进而提升肺结节筛查的灵敏度。
- 将生物标志物纳入肺癌筛查指标范畴，如血浆、血液中的肺癌自身抗体，甚至呼出气体等都可作为检测对象。

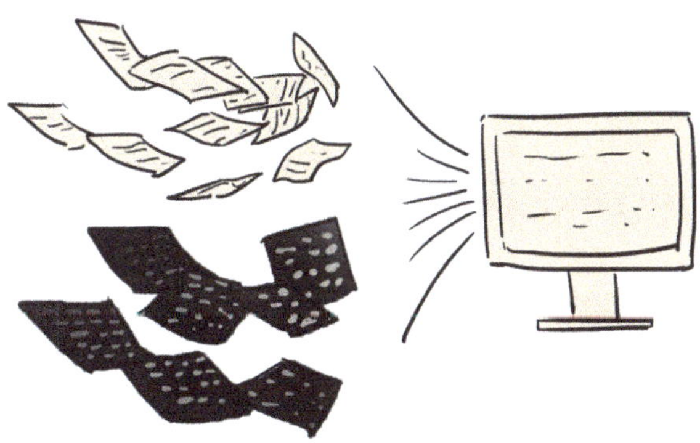

「漫画肺结节与肺癌真相」

相信随着科学持续进步，早期肺癌的筛查方式会朝着更安全、更简便且更精准的方向发展！

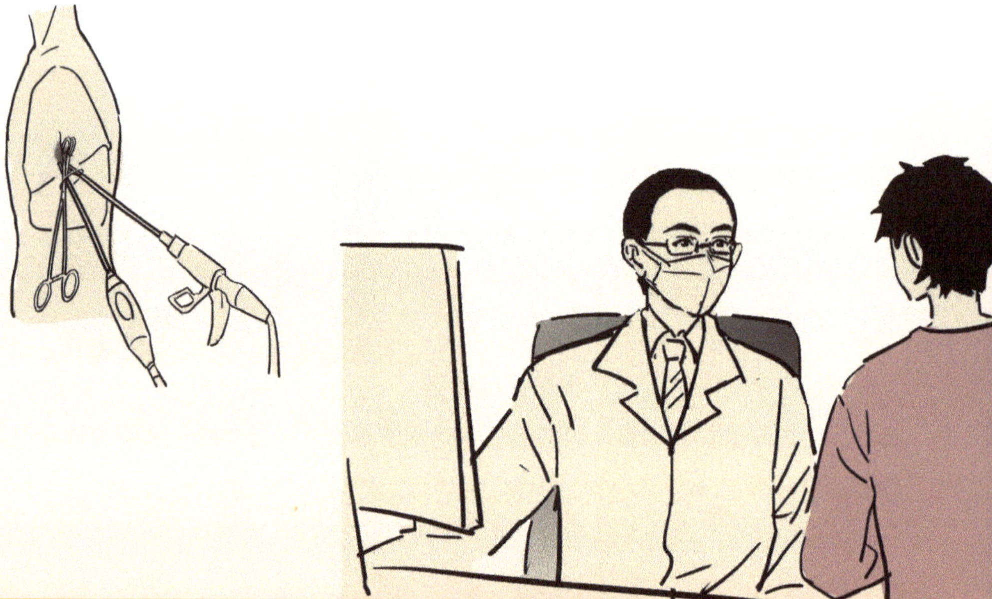

单孔视频辅助胸腔镜手术有哪些风险

单孔视频辅助胸腔镜手术（VATS），仅设一个小孔，操作精细，患者恢复迅速。对于需接受肺部磨玻璃结节切除的患者而言，单孔 VATS 手术的微创特性使其更易被接受。当然，任何手术皆存在风险。若大家熟悉相关知识，便能清楚知晓肺部手术中的风险，面对手术签字时更加从容，还能节约医生与患者的宝贵时间，让沟通更加顺畅。

麻醉意外

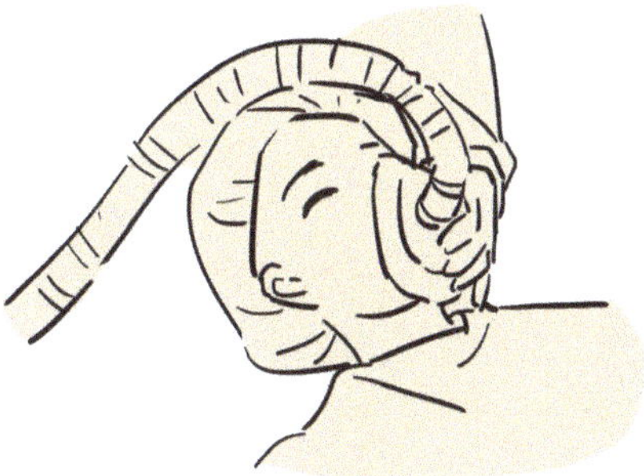

单孔胸腔镜手术这类较为精细的手术操作，必须借助全身麻醉来保障手术顺利开展。在手术之前，专业的麻醉医生会秉持严谨负责的态度，与患者进行深入沟通，极为详细地阐释麻醉过程中可能面临的各类风险。

气管插管困难 · 由于患者气道生理结构存在差异，有的气道狭窄、曲折，或者有病变，就容易出现插管困难，影响氧气输送与呼吸维持。

牙齿脱落 · 牙齿不够稳固的患者，在插管操作时，器械与牙齿接触，可能导致牙齿脱落。

心搏骤停 · 心搏骤停是严重情况，麻醉深度不当、患者潜在心肺问题等都可能引发。

药物过敏性休克 · 免疫系统若对麻醉药物过度反应，会因过敏引发休克，短时间内出现血压骤降、呼吸困难等危及生命的症状。

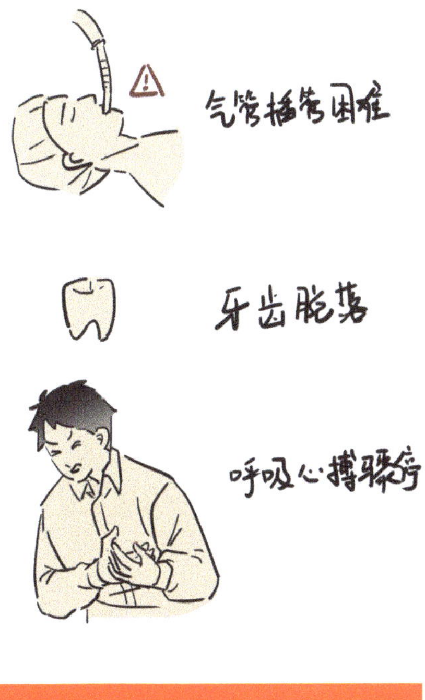

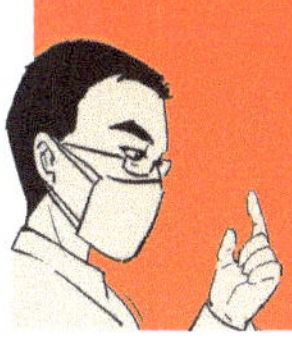

不过，患者完全不必过度担忧，麻醉医生均经过严格专业培训，有着丰富临床经验与精湛技能，从药物选择、剂量把控到实时监测与应急处理，都会全力保障患者安全。特别是磨玻璃结节手术，因其麻醉时间较短，麻醉风险也相对更低。

术中出血

肺部血管众多，在切除肺部组织时，医生需游离并切断血管，此过程存在出血可能性。特别是当淋巴结包绕血管生长，或者局部病灶累及周围脏器及血管时，出血概率会更高。当胸腔严重粘连时，医生必须分离粘连以暴露肺的解剖结构，此过程血管极易受损出血。不过，随着技术的发展及医生经验的积累，这种风险已大幅降低。

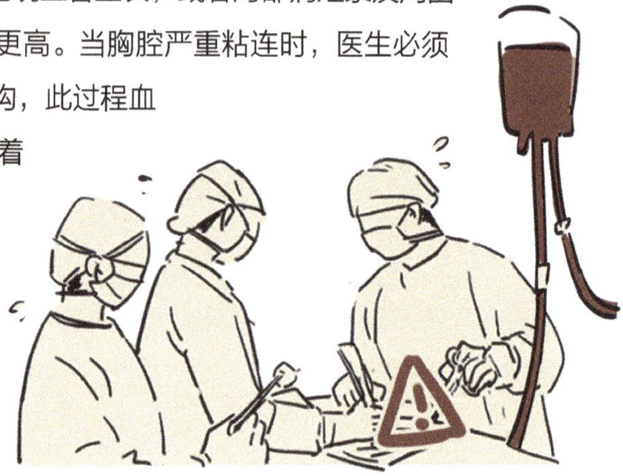

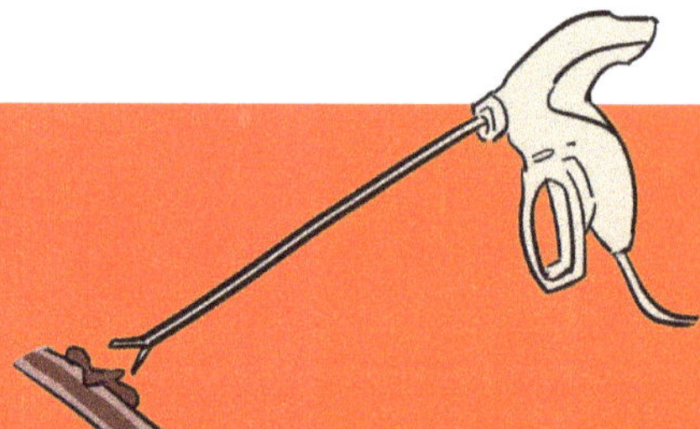

上海市肺科医院的数据显示，肺部磨玻璃结节手术中的大出血的发生概率低于 0.5%，已降至历史最低水平。这得益于现代手术设备的进步及医生技术水平的提升，如电凝、激光和超声刀等现代手术设备的应用，让血管封闭和切割操作更加精准，有效降低了术中出血风险。

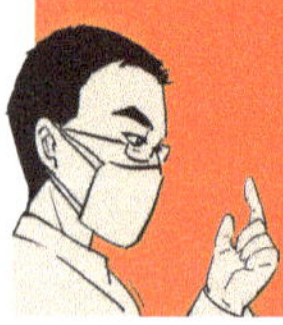

神经损伤

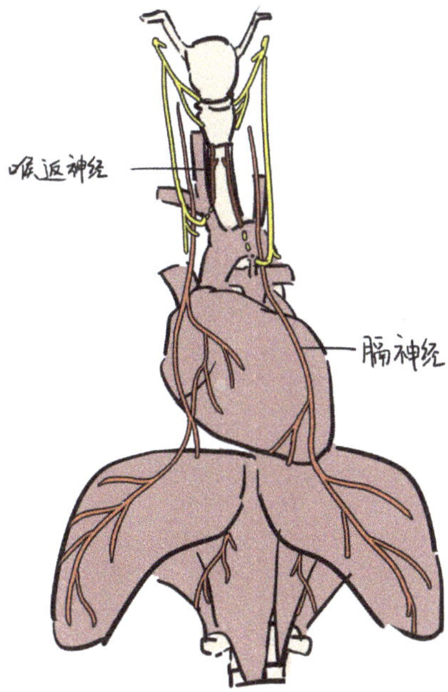

在肺部手术进程中，可能损伤一些重要神经（如喉返神经和膈神经）。

- 喉返神经的位置比较特殊，在清扫淋巴结时容易碰到。如果淋巴结较多且与神经紧密相连，损伤神经的风险会增加。
- 膈神经有时也会被肿瘤包绕，医生在实施肿瘤切除手术时，可能不得不牺牲部分神经。

这些神经一旦受损，可能引发诸如声音嘶哑或呼吸困难等后果。医生在手术过程中会万分小心，极力避免对神经造成伤害。

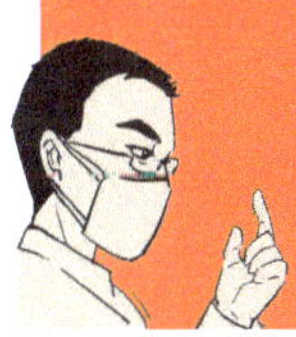

一项针对喉返神经损伤的研究表明，术后喉返神经损伤的发生率为1%~2%，大多数患者在术后数月能够恢复正常发声。这说明，尽管存在神经损伤风险，但大多数情况是可逆的，随着时间推移会逐步恢复。为降低此类风险，手术时医生会运用神经监测设备，对神经功能进行实时监测，最大限度避免神经损伤。

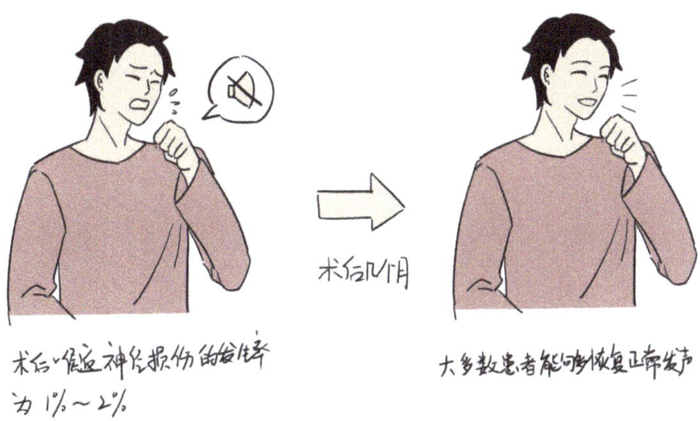

心脏及呼吸系统问题

心血管疾病·倘若患者在术前存在心律失常、低血压等基础疾病，那么在手术过程中出现心脏问题的可能性便会更高。部分老年患者可能患有隐性冠心病，术前检查时未能察觉，然而在手术中却可能显现出来。这正是术前全面检查至关重要的原因所在。

心搏骤停和呼吸窘迫综合征·心搏骤停对手术台上的患者而言是致命的打击，而围手术期有可能出现的呼吸窘迫综合征也极为危险。研究表明，单孔 VATS 手术中心搏骤停及围手术期呼吸窘迫综合征发生率低于 0.1%。尽管这两种情况发生的概率极低，但我们仍必须做好周全准备。

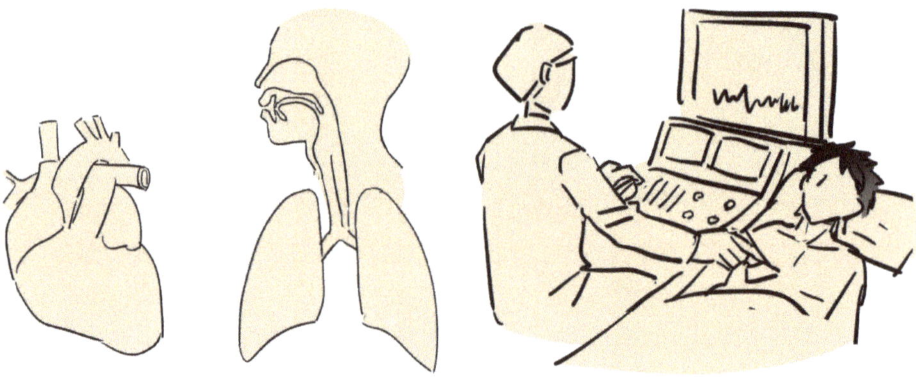

术前，医生会开展心电图、心脏彩超等检查，对患者的心脏功能进行评估。若发现异常，可能会建议进行进一步检查，如冠状动脉造影，以此保障手术安全。

CT 穿刺风险

在临床实践中，会遇到因 CT 引导下经皮穿刺肺结节辅助定位术引发的突发严重胸膜反应。

CT 引导下经皮穿刺作为当下肺部小结节辅助定位常用技术，具有重要意义。在手术时，医生借助 CT 设备的精准引导，将穿刺针准确插入患者肺部，为后续手术中肺结节的精准定位提供有力支持，极大地提高了手术安全性以及结节切除成功率。不过，它毕竟属于有创操作，存在一定风险。

这类因胸膜穿刺刺激迷走神经进而导致心搏骤停的情况，属于极为罕见的并发症。迷走神经一旦被刺激，会引起一系列身体功能的异常变化，严重时便会导致心搏骤停。

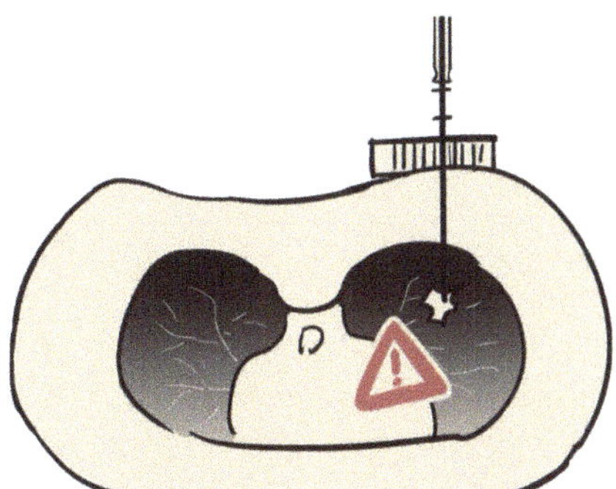

据美国一家顶尖医疗中心报道，该医院在 12 年的胸膜穿刺操作中，这种血管迷走神经反应的发生概率仅为 0.06%。尽管概率极低，但每一次潜在风险都不容忽视。

单孔 VATS 的优势

尽管手术风险确实存在，但单孔 VATS 手术的优势也十分显著。

- 手术切口小且只有一个孔，大幅降低了术后疼痛，同时减少了感染风险。
- 术后恢复快，患者住院时间短。
- 手术视野清晰，医生能够更为精准地实施操作。

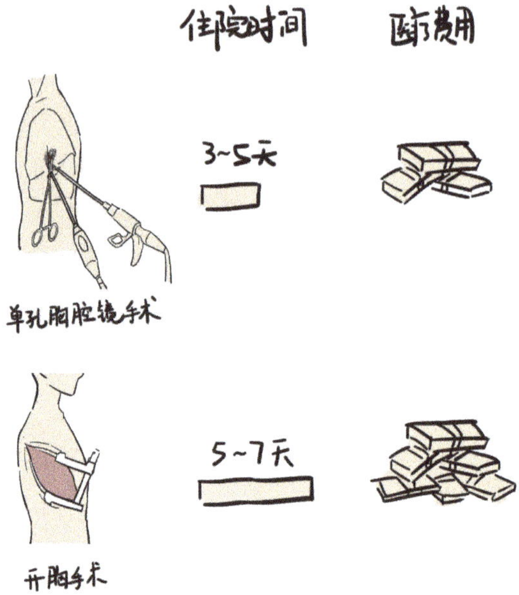

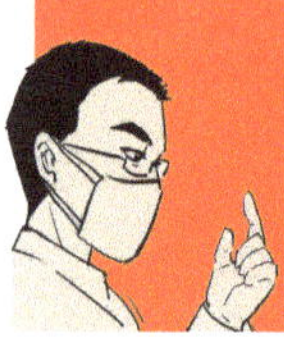

有研究显示，接受单孔 VATS 手术的患者平均住院时间（3~5 天）短于传统开胸手术（7~10 天）。这不仅减轻了患者的痛苦，还降低了医疗成本。

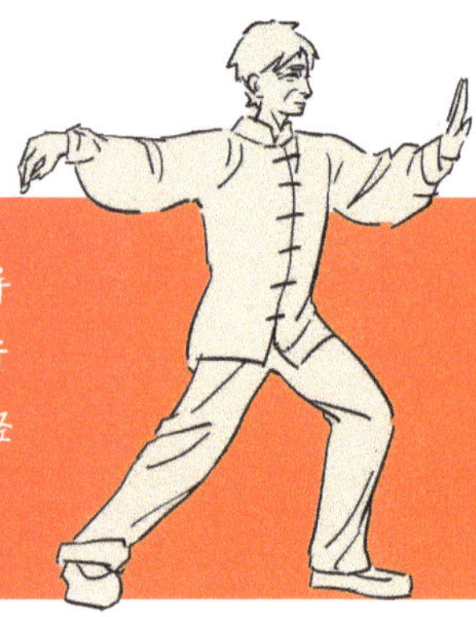

总结

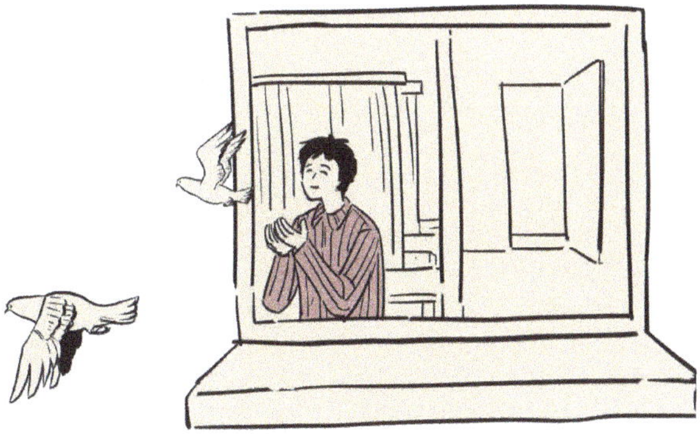

通过对这些风险及相关研究数据的了解，我们能够更深入地认识手术的复杂性以及医生所面临的挑战。手术的目的在于治愈疾病，而非引发更多问题。理性对待手术风险，结合自身状况选择适宜的手术方式，做好充分的术前准备，术后积极配合医生的治疗与护理工作，这些都是至关重要的。单孔 VATS 手术具备手术切口小、创伤轻微、恢复迅速等诸多优点。

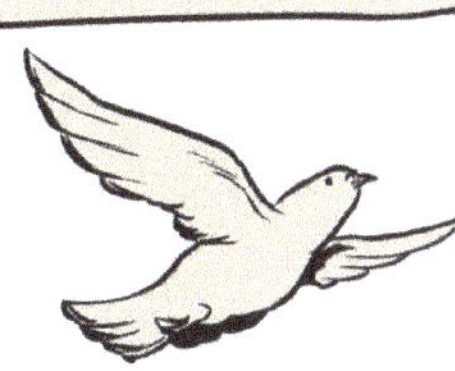

「漫画肺结节与肺癌真相」

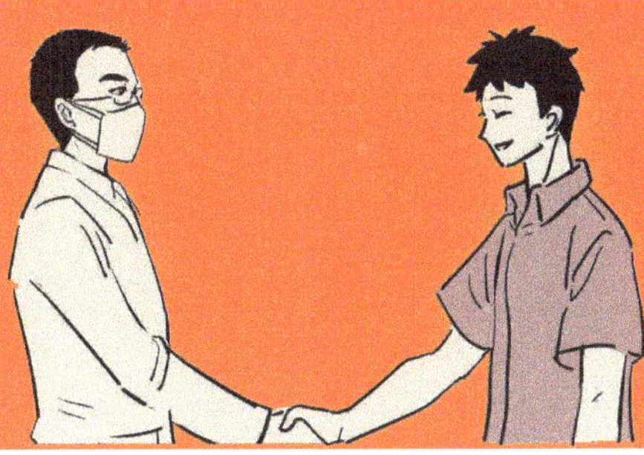

手术如同一场医生与患者携手并肩共同面对的战斗，唯有彼此信任，才能赢得最终的胜利。

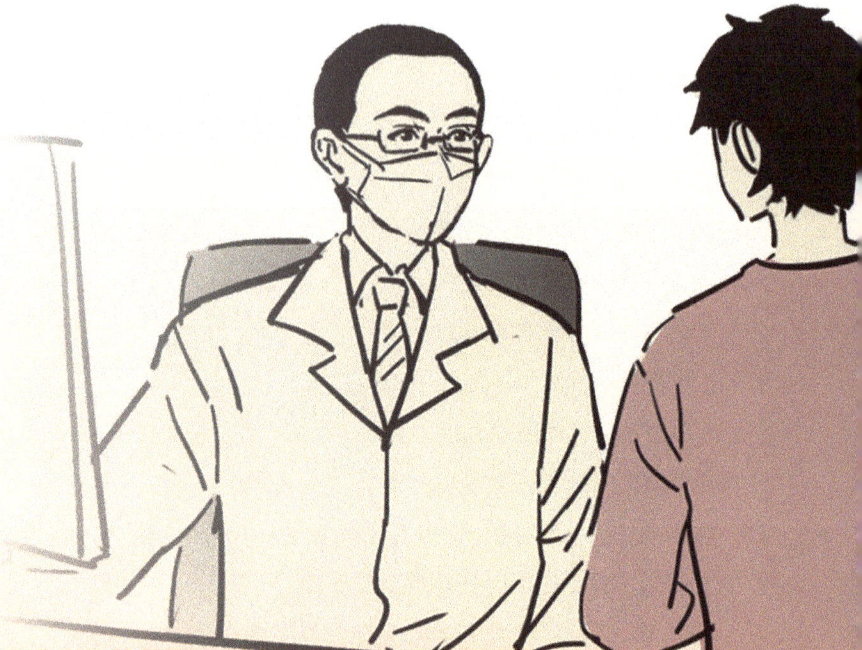

肺部磨玻璃结节的医患共同决策

当你被告知肺部有磨玻璃结节时，你是否了解接下来应该怎么做？面对这种诊断，你是否会与医生共同决策？今天就带大家共同深入了解一下在肺结节诊疗过程中，为何需要医患共同决策。

医患共同决策的产生与引入

• 在西方国家，自 20 世纪 80 年代起，患者积极主动参与决策过程的诉求愈发强烈。

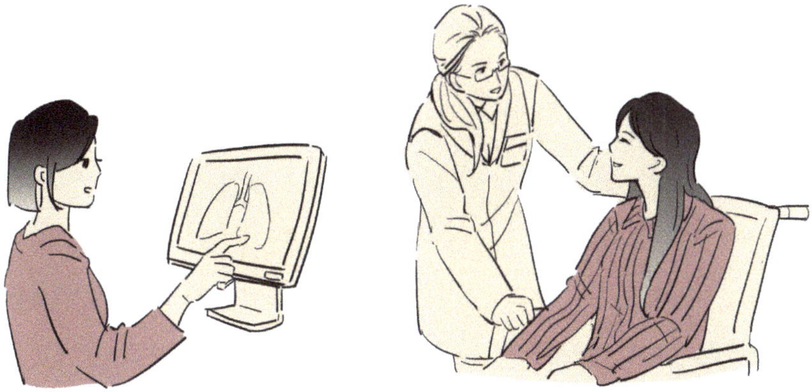

• 1982 年，美国生物伦理委员会首次对“共同决策（shared decision-making）”的含义作出界定：医护人员应善于察觉并满足患者需求，尊重患者的选择偏好，患者也应敢于清晰表述自身愿望，双方共同探寻治疗共识。加拿大麦克马斯特大学流行病学与统计学专家查尔斯（Charles）等阐释了“共同决策”的含义与概念框架，以及医患达成共识的机制和共享决策的适用范围。1998 年，大连医科大学赵明杰教授将医患共同决策这一概念引入国内。

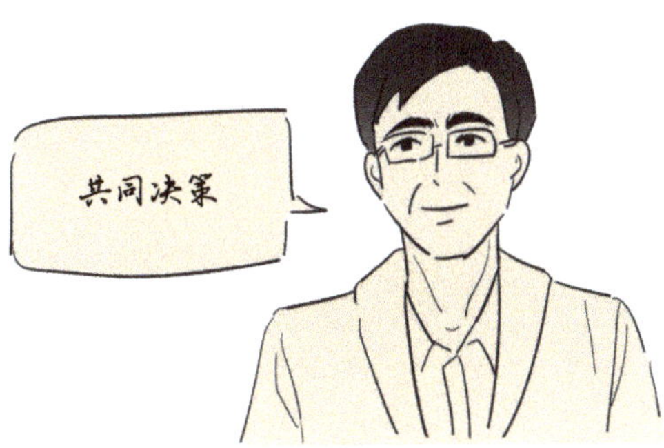

医患共同决策的定义

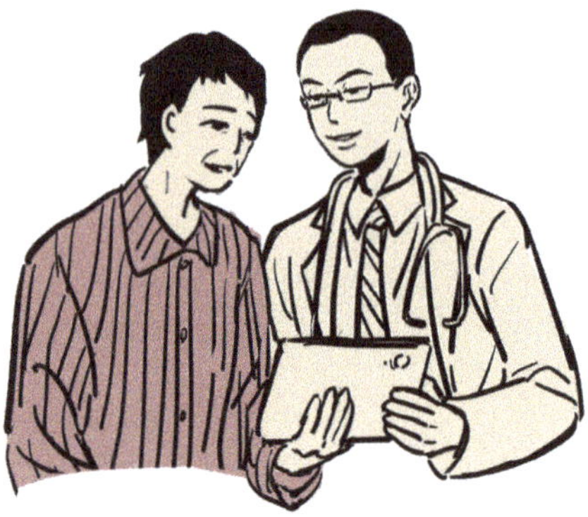

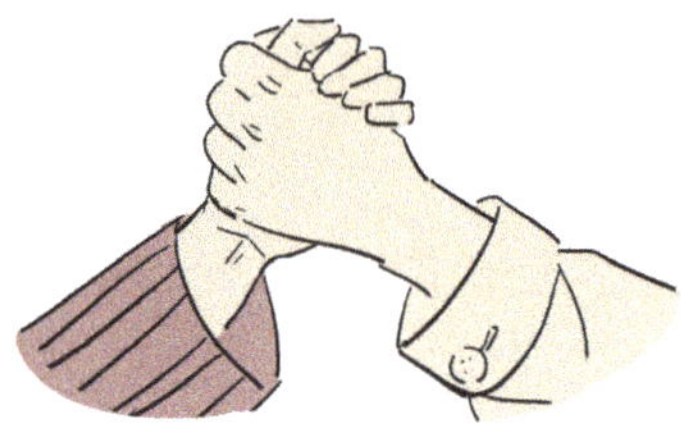

或许有人会心生疑问：生病了，治疗方案难道不是医生决定吗？实际上，在传统医学治疗决策过程中，医生确实常常占据主导地位。

我国有着数千年历史，医生的医术历经一代又一代传承，且对各类药物属性了如指掌。古人有“医不三世，不服其药”的说法，意思是行医未达三代的医生，其开的药方人们不敢服用，由此可见医学的复杂程度。

不过，随着当下社会教育普及，医学朝着科学化、信息化、多样化方向发展，医学对于普通民众不再神秘莫测。多数人掌握了基本医学常识，在治疗过程中的参与意识和需求不断增强。

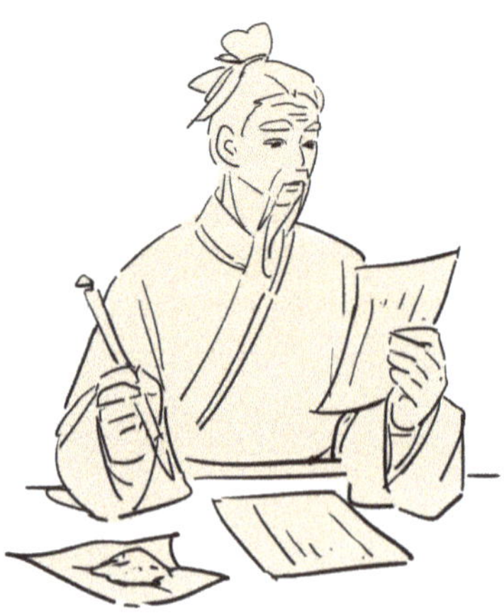

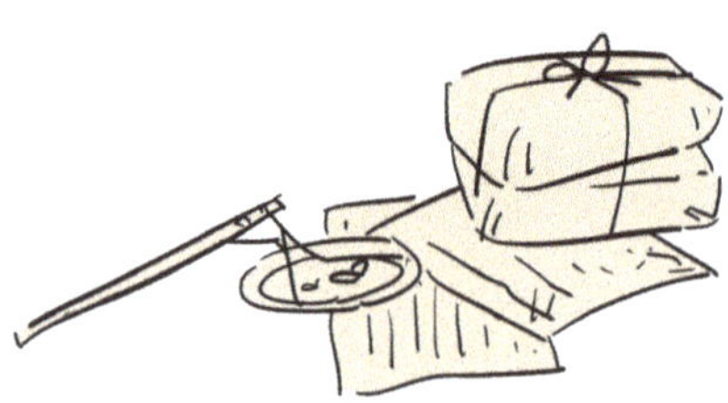

医患共同决策在乳腺癌的应用

那么，医患共同决策究竟有没有意义呢？我们以乳腺癌为例。

自 1894 年起，乳腺癌根治术长期被视作治疗Ⅰ、Ⅱ期乳腺癌的标准疗法。然而，随着医学的发展，乳腺癌根治术逐渐演变为改良根治术，或保留乳房的乳腺癌切除术联合放射治疗的治疗方案。

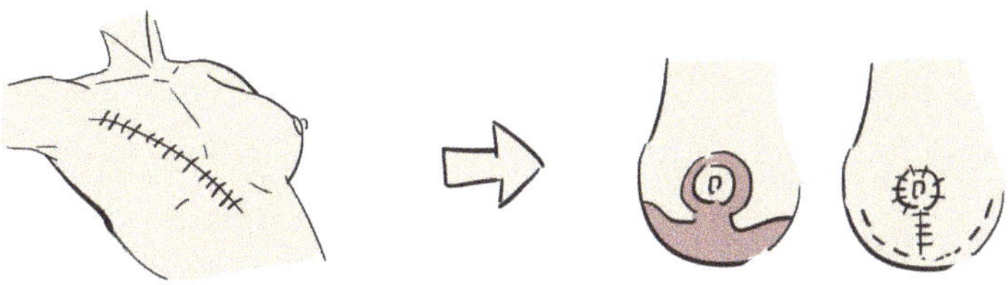

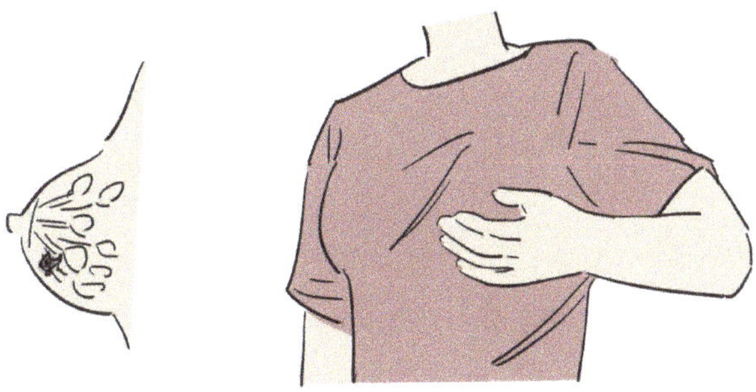

美国国家外科辅助乳腺和肠道项目（NSABP-04 试验）证实，乳腺癌在发病初期即为一种全身性疾病，这为保乳治疗提供了理论依据。同时，乳腺癌患者对保乳的需求，也进一步促进了保乳手术的发展，当前美国的保乳率为 50%~70%。由此可见，医生和患者共同对乳腺癌的治疗方式产生了影响。

医患共同决策在肺结节诊疗中的意义

医患决策肺结节诊疗 • 肺结节的良恶性鉴别目前仍是临床难题，即使通过各项检查检验，也会有一定假阴性、假阳性存在，临床也会遇见高度可疑恶性但切除后病理提示良性而出现医疗纠纷的案例。所以为了避免决策冲突，肺结节诊疗过程中的医患共同决策显得很有必要。

医患决策治疗方案

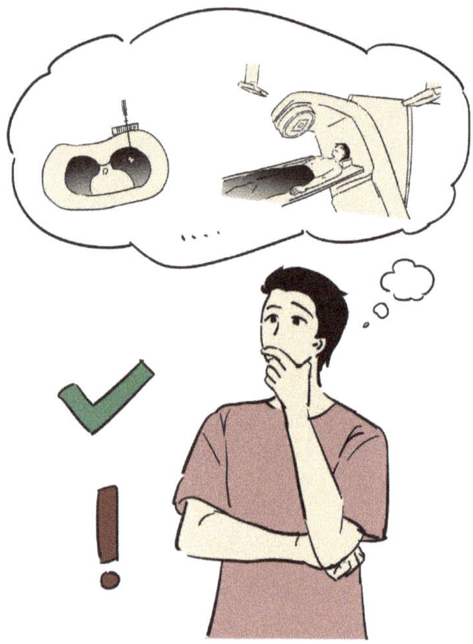

• 患者因心脑血管疾病等并发症无法耐受麻醉和手术面临抉择时，是选择处理并发症后积极手术治疗还是彻底放弃手术？需要通过医患共同决策模式制订后续治疗方案。

• 在多发磨玻璃结节无法全部切除时，患者也同样面临着选择，是继续随访观察还是先手术切除较大的结节？随访过程中何时需要手术，以及手术切除哪些主要结节？这些都需要综合医生的专业知识和患者本人的意见。

• 肺结节的非手术治疗方案，患者也面临着多种选择，如立体定向放射治疗、CT 引导下消融治疗等。需要医患双方进行充分的沟通后做出决策。

医患决策随访策略 • 发现结节之后选择随访时，不同的指南 / 专家共识给出的随访策略也存在一定差异，这也需要患者共同参与到决策中。例如，美国国立综合癌症网络（NCCN）肺癌筛查指南（2024）建议：<6 毫米，不需常规随访；≥6 毫米，需在 6~12 个月后进行确认，未发现生长或实性成分改变，则建议每 2 年复查 1 次直至 5 年。最新的研究证实，<6 毫米的结节平均随访 7 年检测到增长；混合磨玻璃结节平均随访 3 年就会增长。

总结

综上所述，医患共同决策模式是区别于传统治疗模式的一种新模式。在这种模式下，医患双方角色发生改变，不再是医生占主导、患者被动接受治疗，而是转变为以患者为导向，医患双方以一种更加平等的方式进行交流沟通。

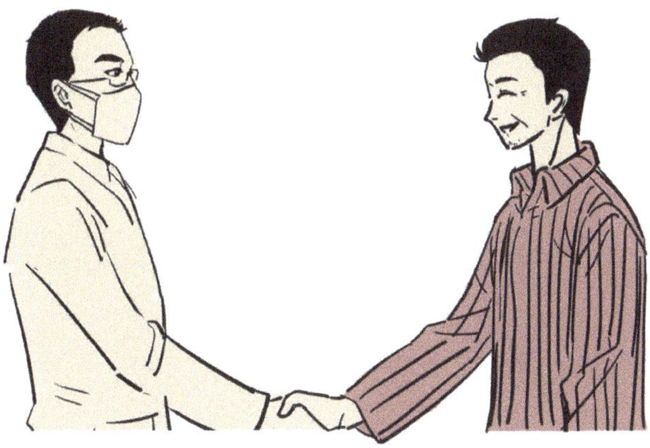

漫画肺结节与肺癌真相

对于目前发病率较高的磨玻璃结节患者而言，结节的分类细致繁杂，涉及影像、病理、外科等多学科知识。又因为磨玻璃结节总体治疗效果较好，治疗选择更为多样化，患者对治疗的要求也更高，患者在肺结节诊断和治疗过程中的多个细节方面都面临着重要抉择。因此，患者在面临抉择时，应更好地依据自身情况和需求，与医生共同制订出最适合自己的个性化诊疗方案，促使医生提供更加优质的医疗服务。

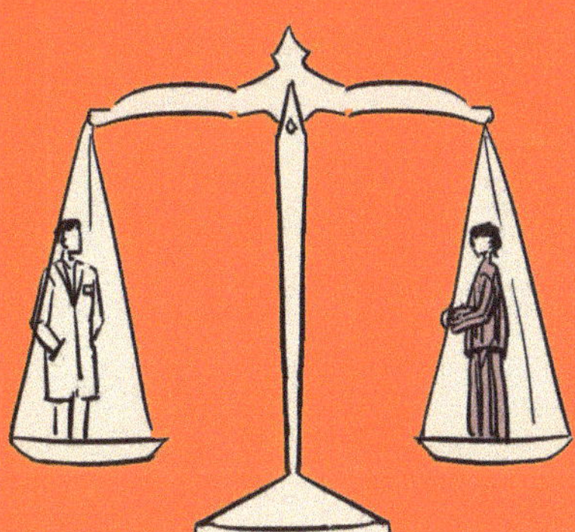

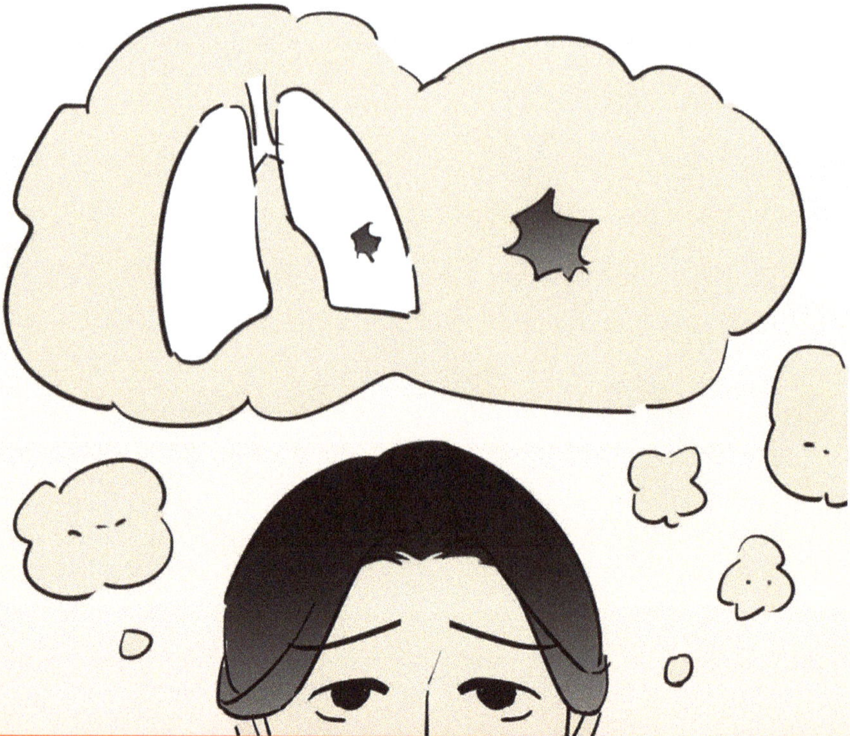

肺结节患者可能面临的揪心困惑

在当今现代医疗科技迅猛发展的时代，肺结节的检出愈发常见。不过，对众多患者而言，这却引发了诸多心理和实际层面的问题。从要不要选择手术开刀，到随访期间可能遭受的放射性损害，再到对结节增大的担忧及诊疗过程中的药物滥用状况，肺结节患者所面临的这些困扰常常使其忧心忡忡。接下来，我们将与大家一同探讨这些令人困扰的话题。

困惑1：开刀还是随访

许多肺结节患者得知体内有结节，首先就会问：“医生，我要手术吗？”这是常见的心理困扰。要解答这个问题，需先了解肺结节性质。多数肺部磨玻璃结节发展慢缓慢，初次发现肺结节，若非典型恶性结节，临床医生会依据肺结节的大小、CT 值、影像学特征等，评估随访时间并选择合适手术时机。从心理层面看，选择开刀的患者往往希望通过手术“一劳永逸”，彻底消除隐患，但手术有创伤和风险。相比之下，随访观察虽看似“消极”，对多数肺结节而言，却是科学安全之选。

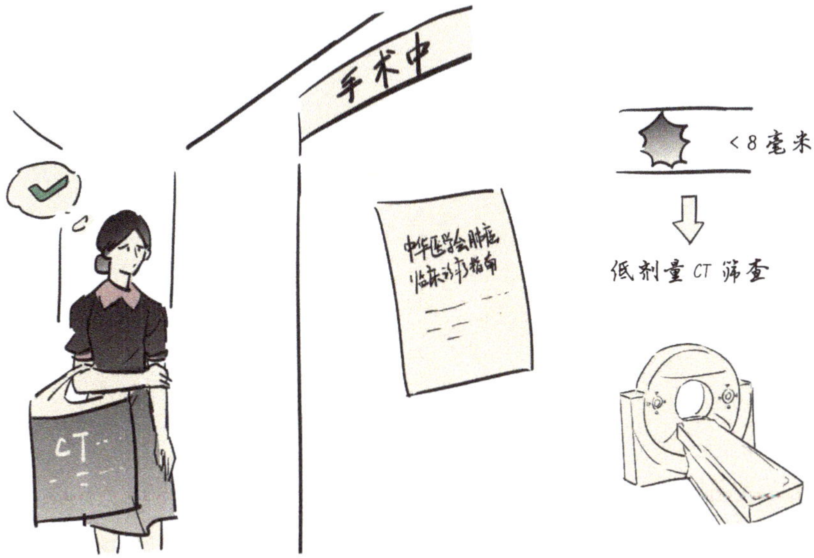

美国国立综合癌症网络（NCCN）肺癌筛查指南（2024）建议，对于直径<6毫米的部分实性结节无论实性成分如何，均推荐年度筛查；《中华医学会肺癌临床诊疗指南（2024版）》指出，在基线筛查中检出的纯磨玻璃结节如果平均直径<8毫米，则建议进入下年度低剂量 CT 筛查。尽管不同指南对于随访时间有所差异，但可以看出，发现磨玻璃结节，并不意味着一定要立刻进行手术，而是应该听从临床医师的建议，结合自身情况和最新的指南综合考虑。

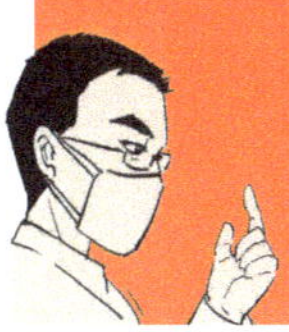

困惑 2：频繁做 CT 是否带来身体损伤

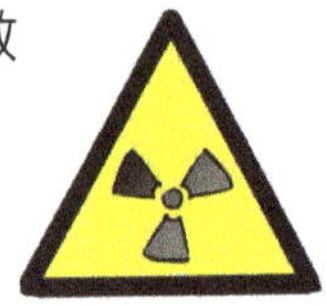

根据国际放射防护委员会（ICRP）的数据，胸部 CT 扫描的辐射剂量约为 7 毫希沃特（mSv），这相当于自然界中大约两年的背景辐射量。实际上，偶尔进行一次或几次 CT 扫描并不会显著增加患癌风险。此外，针对那些需要长期随访的患者，定期进行低剂量 CT 扫描（LDCT）已经作为早期肺癌筛查的方法已达成共识。2011 年，美国国家肺癌筛查试验证明，经 LDCT 筛查后肺癌高危人群相关病死率下降 20%。

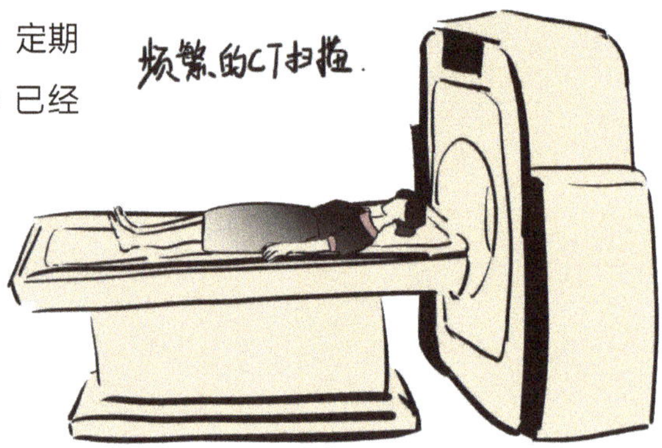

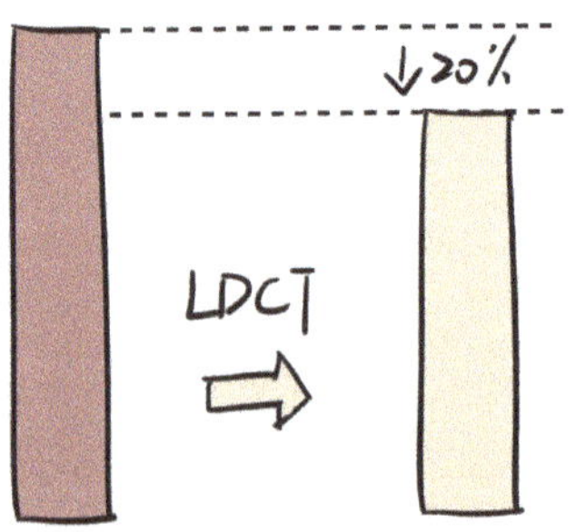

但是，长期（20~30 年）进行 LDCT 筛查带来的辐射累积也不容忽视。研究表明，每年进行 LDCT 的辐射暴露可导致肺癌的风险增加 5.5%。因此，对于肺结节长期没有变化的患者，不建议频繁进行随访，应该根据医生的建议，合理安排。但对于肺癌高风险人群，也不可因噎废食，毕竟肺癌的危害远远大于筛查带来的损失。

困惑 3：结节变化带来的焦虑

此外，肺结节患者常常会对结节的变化感到极度焦虑：“我的结节是不是长大了？会不会变成癌？”

临床主要从以下两方面来判断肺部磨玻璃结节是否长大：①结节直径或者实性部分的直径增加超过 2 毫米（小于 2 毫米，通常忽略不计）；②结节中出现新的实性成分。

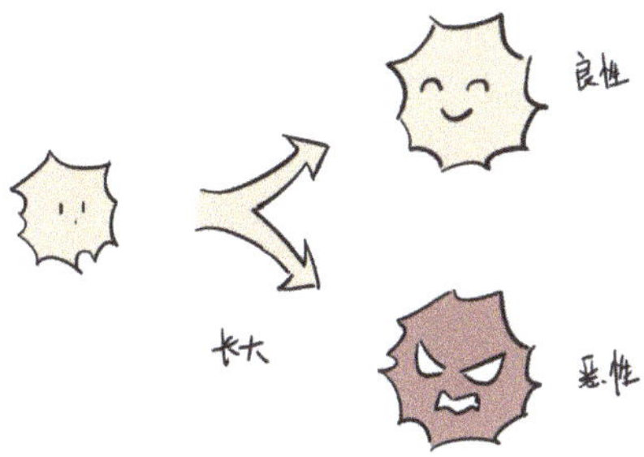

根据《中华放射学杂志》发表的一项研究，约 60% 的肺结节在随访过程中会保持稳定，甚至缩小。即便是那些稍微增大的结节，也并不一定意味着恶性病变。事实上，许多炎症性病变和良性肿瘤在随访过程中也会有增大的表现。

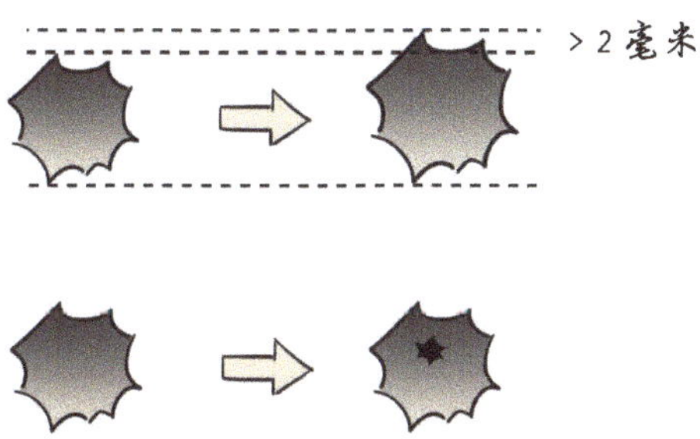

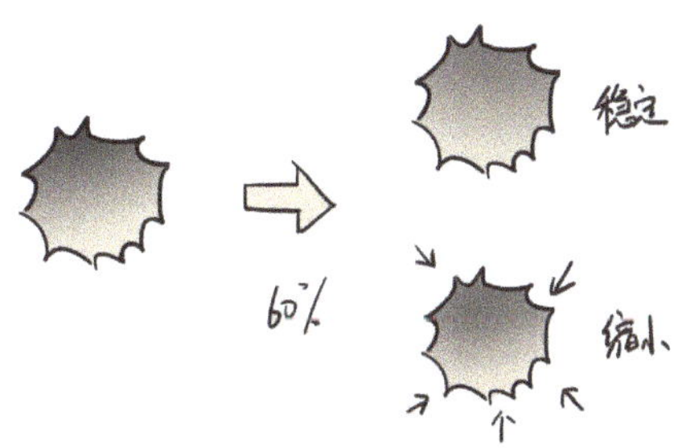

然而，对于那些快速增大的结节，确实需要提高警惕。此时，医生可能会建议进一步的检查，如 PET-CT 或组织活检，以明确结节的性质。关键在于，不要盲目恐慌，而要根据医生的建议，进行科学的检查和评估。但当结节的变化导致了患者出现严重的心理问题时，外科干预也不失为一种选择。

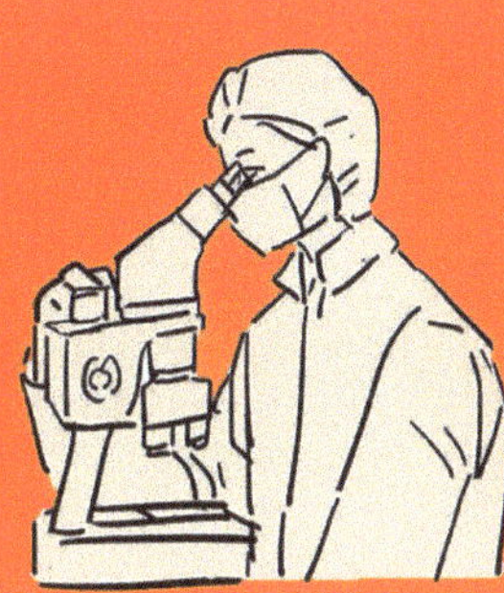

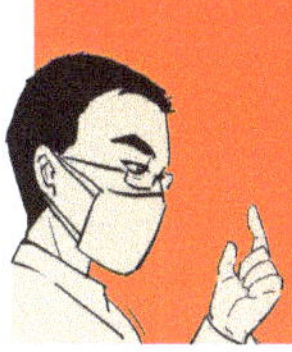

困惑 4：药物滥用问题

在肺结节的诊疗过程中，有些患者可能会使用多种药物，包括抗生素、中药，以及抗肿瘤药物等。然而，滥用药物不仅无助于疾病的治疗，反而可能带来一系列副作用和并发症。

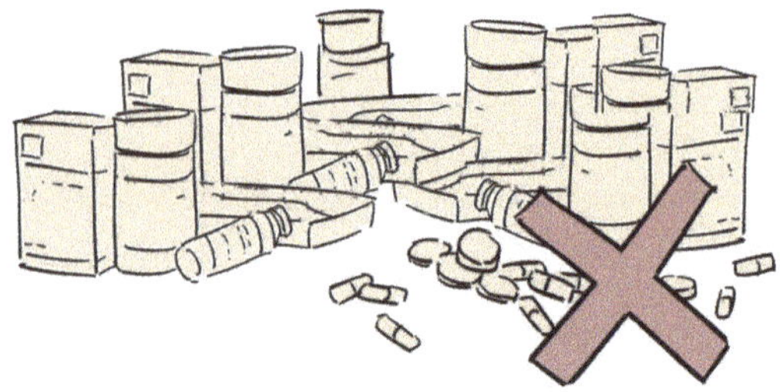

据《新英格兰医学杂志》(*The New England Journal of Medicine*) 报道，不恰当的抗生素使用可能导致耐药菌株的产生，使得未来的感染治疗变得更加困难。长期服用某些中药可能会对肝肾功能造成损害。此外，对于并未确诊为癌症的肺结节患者，随意使用抗癌药物更是大忌，不仅浪费金钱，还可能造成不必要的身体负担。

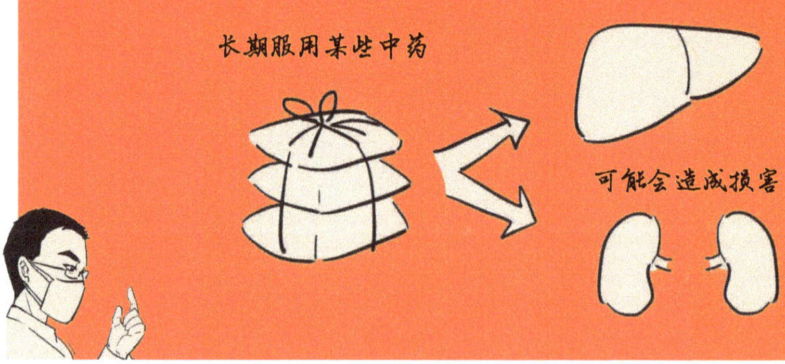

总结

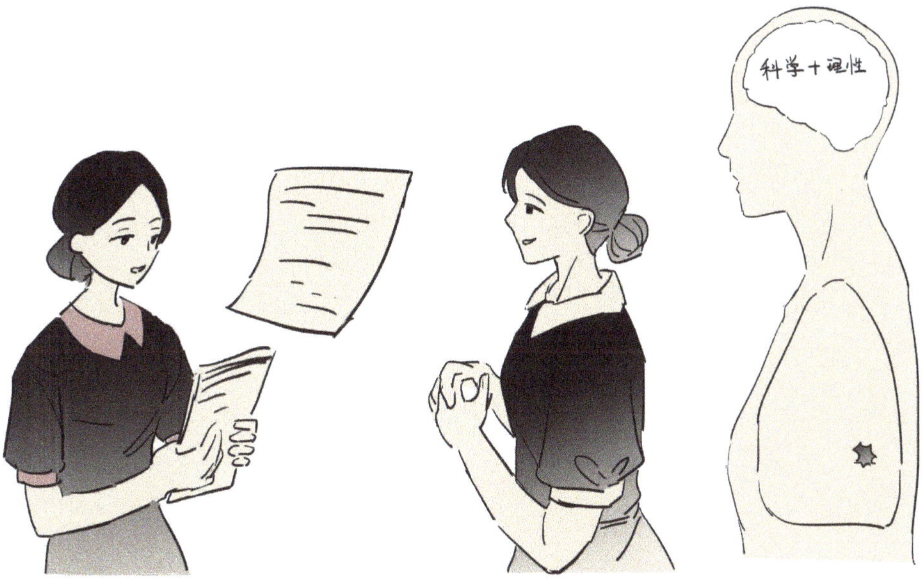

漫画肺结节与肺癌真相

总的来说，作为肺结节患者，在治疗过程中有各种各样困惑是完全可以理解的。然而，通过科学、规范的诊疗流程，结合临床数据的支持，我们可以有效地减轻这些困惑和焦虑。

只有在科学和理性的指导下，肺结节患者才能真正摆脱心理和实际的困惑，迎接健康的未来。

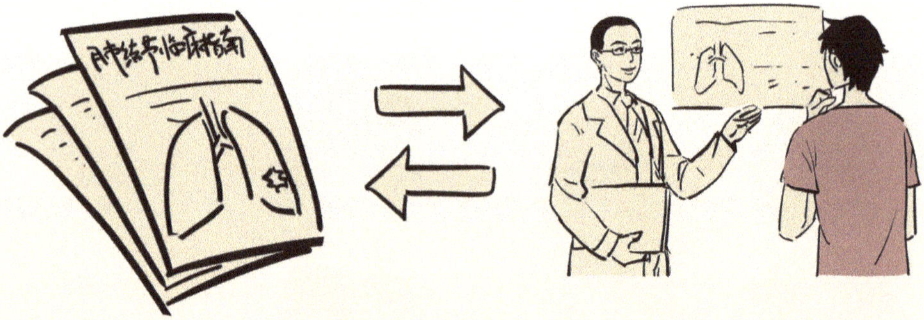

肺结节的临床指南与个体化治疗

随着医学技术的不断进步，肺部磨玻璃结节的诊断与治疗日益受到关注。近年来，众多临床指南的发布为医生提供了详尽的诊疗建议，但医学界对于肿瘤微环境的深入理解及患者对个性化医疗的需求，使得我们在遵循指南的同时，也必须重视个体化治疗的重要性。今天就和大家共同探讨一下肺结节临床指南与个体化治疗之间的辩证关系。

临床指南的诞生与意义

临床指南是循证医学的产物，其核心思想在于医疗决策应基于现有的最佳临床研究证据，同时结合医生的临床经验和患者的实际情况。自循证医学问世以来，医学界制定了大量疾病诊治的临床指南，这些指南为疾病的诊断、治疗和随访提供了明确的标准和规范，极大地推动了医疗实践的规范化和标准化。

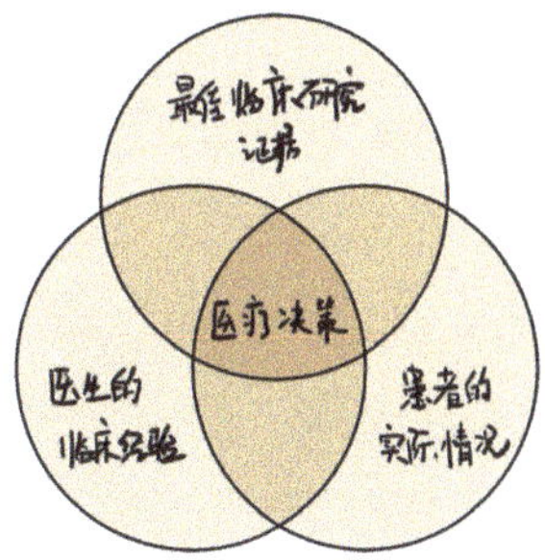

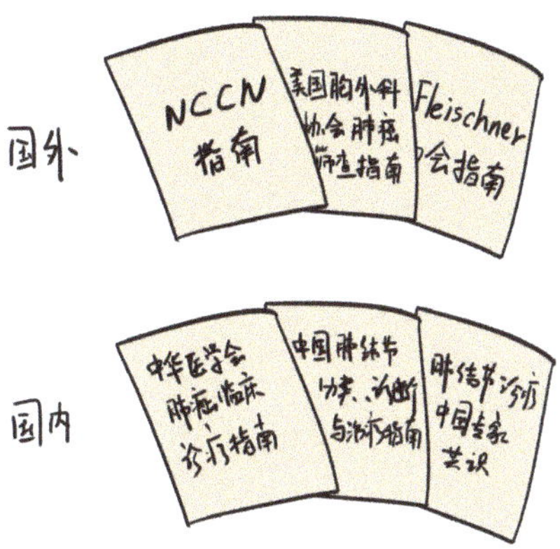

针对肺结节的诊疗，国内外同样发布了许多临床指南与共识，指导胸外科医生在发现肺结节后的治疗方案。国外比较权威的指南包括美国国立综合癌症网络（NCCN）和美国胸外科协会（AATS）肺癌筛查指南，以及费莱舍尔（Fleischner）学会肺结节管理指南；国内针对肺结节的指南与共识包括《中华医学会肺癌临床诊疗指南（2024 版）》《中国肺部结节分类、诊断与治疗指南（2016 年版）》《肺结节诊治中国专家共识（2024 年版）》等。这些指南详细规定了不同类型肺结节（如纯磨玻璃结节、混合磨玻璃结节）的诊断标准、治疗策略及随访计划，为临床医生提供了重要的参考依据。

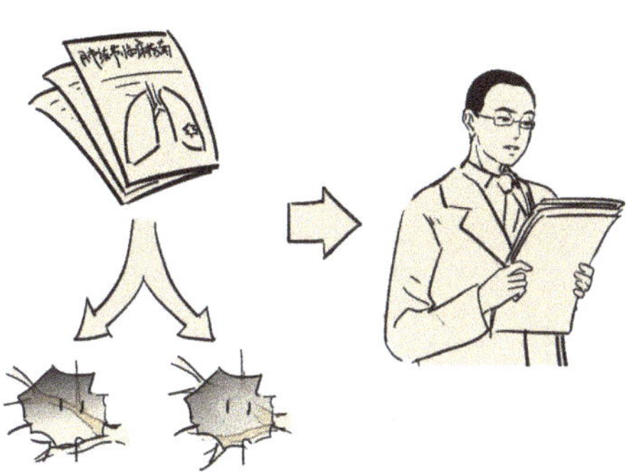

单发纯磨玻璃结节指南

对于单发纯磨玻璃结节，不同指南有着不同的随访建议。

NCCN 指南（2024）• 直径 <6 毫米的单发纯磨玻璃结节无需随访；直径 ≥6 毫米，6~12 个月后复查 CT，若未出现变化，则每 2 年进行一次 CT 检查，持续至第 5 年。

AATS 指南（2024）• 对于直径 ≥6 毫米的单发纯磨玻璃结节，首次发现后 6 个月应复查胸部 CT，若结节稳定，后续每 12~24 个月复查一次胸部 CT，观察期为 5 年。

单发纯磨玻璃结节

	<6 毫米	≥6 毫米
NCCN 指南	无需随访	6~12 个月后复查 CT 如无变化，则每 2 年行一次 CT 检查至第五年
AATS 指南		6 个月后复查 CT，结节稳定则应每 12~24 个月复查 CT 至第 5 年

《肺结节诊治中国专家共识（2024 年版）》• 直径 <5 毫米的纯磨玻璃结节，建议首次随访安排在 6 个月后，之后每年随访一次；直径为 5~10毫米，建议首次随访在3个月后，接着 6 个月后再进行一次随访。

	<5 毫米	5~10 毫米
《肺结节诊治中国专家共识（2024 年版）》	首次 6 个月随访 随后行年度随访	首次 3 个月随访 随后行 6 个月随访

混合磨玻璃结节指南

NCCN 指南（2024）• 直径≥6 毫米的亚实性结节，3~6 个月后复查 CT，查看实性成分是否有变化，之后每年进行一次 CT 检查，直至第 5 年。

Fleischner 学会指南 • 与 NCCN 指南相似，针对部分实性磨玻璃结节，3~6 个月后复查 CT；若结节无变化或者实性成分依旧<6 毫米，每年复查 CT，直至第 5 年。

《肺结节诊治中国专家共识（2024 年版）》• 对于孤立性混合磨玻璃结节，若直径≤8 毫米，分别在 3 个月、6 个月、12 个月和 24 个月进行 CT 随访，若无变化，随后转为常规年度随访。

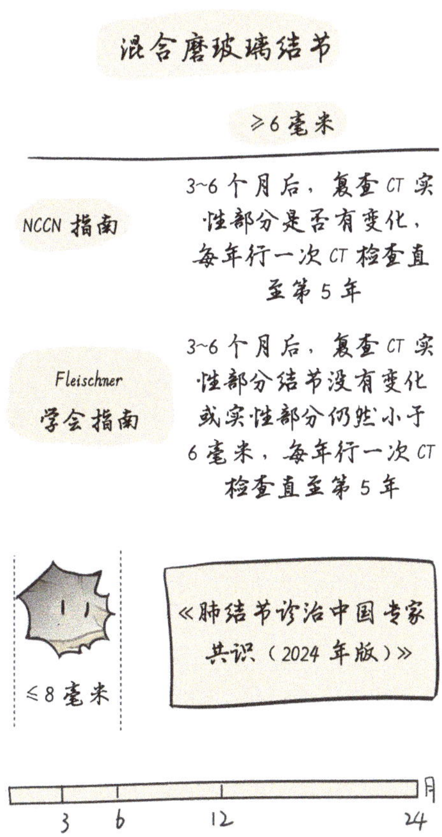

当前国内外指南针对磨玻璃结节的随访策略有所不同。整体而言，欧美地区的指南较为保守，国内指南则相对更为积极。目前的研究显示，磨玻璃结节的流行病学及生物学特征在欧美和东亚地区可能存在差异。因此，有必要尽快结合我国人群的疾病流行病学以及疾病演化特点，制订适用于中国人的统一随访及干预策略，并出台相应指南，以此指导临床治疗工作。

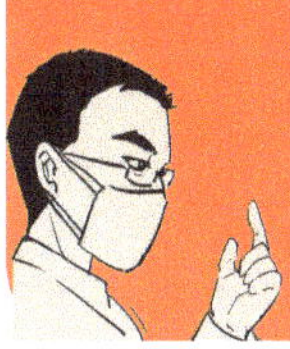

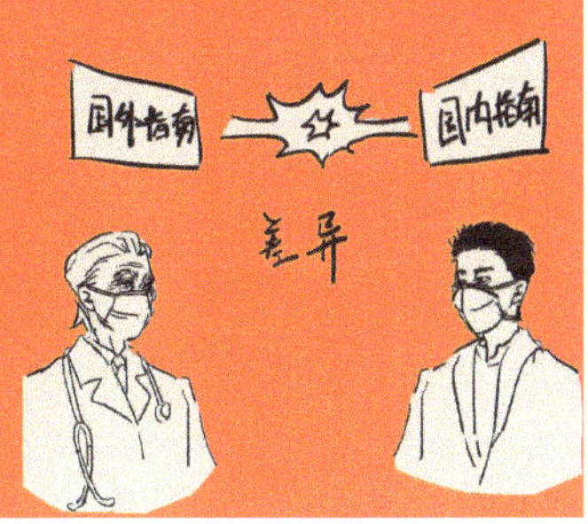

个体化治疗方案

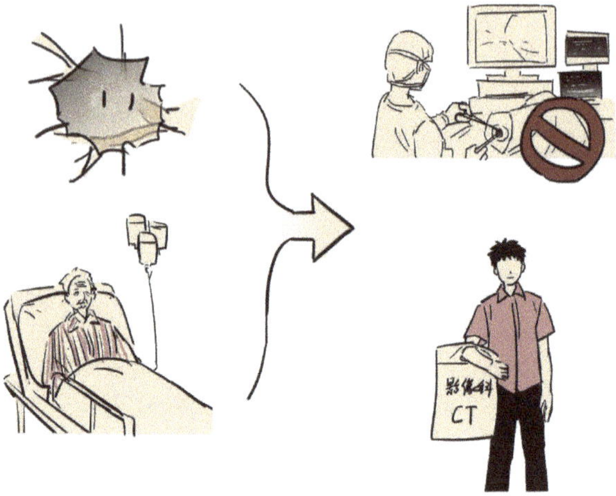

尽管指南为肺结节的诊疗提供了一定指导，但每位患者的具体状况存在极大差异，这使得个体化治疗显得极为关键。个体化治疗着重在治疗进程中全面考量患者的年龄、性别、遗传背景、生活习惯、合并症等诸多因素，从而拟定出最契合患者的治疗方案。

- 对于年轻且无吸烟史患者，其纯磨玻璃结节的恶性风险相对较低，可依据患者的学习、工作等安排随访进程。倘若在随访期间结节出现变化，便能够挑选适宜的手术时机实施手术。
- 针对有肺癌家族史或者职业暴露史的患者，即便纯磨玻璃结节小于 5 毫米，也应当考虑采取更为频繁的随访，甚至进行进一步检查，以便尽早察觉潜在风险。
- 对于实性成分较少且稳定的混合磨玻璃结节，选择密切随访而不是匆忙进行手术是更为合适的做法。
- 对于高龄患者或存在多种合并症的患者，手术所带来的风险或许会超过潜在收益，此时，保守治疗或者定期随访则更为恰当。

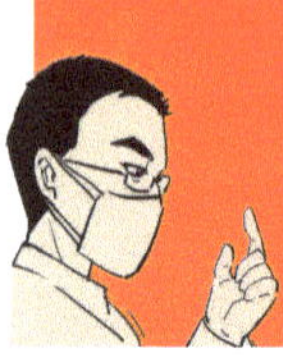

无论是年轻患者还是高龄患者，在决定是选择随访还是及时手术时，依旧需要综合权衡结节的变化情况、患者的身体以及心理状态，并结合最新的临床指南，从而选定相对更为合理的治疗方案。

精准医学与医患共同决策

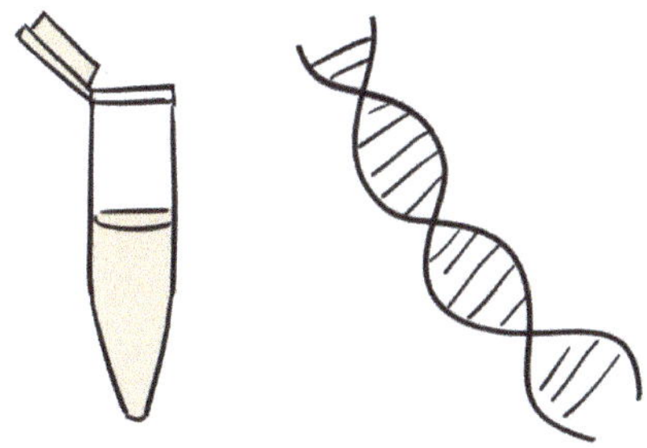

精准医学是一种医学模式，它基于患者的基因、蛋白质以及其所处环境信息，开展精确诊断、治疗、预后预测及预防策略。自 2015 年美国启动“精准医学计划”以来，精准医学在医疗领域的应用愈发广泛。

精准医学在肺结节诊疗中已有一定程度的应用。

液体活检技术• 通过对血液中的循环肿瘤基因（ctDNA）等生物标志物进行分析，能够实现对磨玻璃结节的个体化风险评估及早期监测，从而减轻患者因长时间随访而产生的焦虑情绪。

基因检测和靶向治疗• 针对特定分期、具有特定基因突变的部分肺结节患者，可以制订个性化的靶向治疗方案，以此提高治疗效果，同时降低副作用。

与此同时，随着医疗模式的转变，医患共同决策已成为一种趋势。在肺结节的诊疗过程中，医生需要与患者充分交流病情、治疗方案及可能存在的风险与收益，共同制订最适合患者的个性化治疗计划。

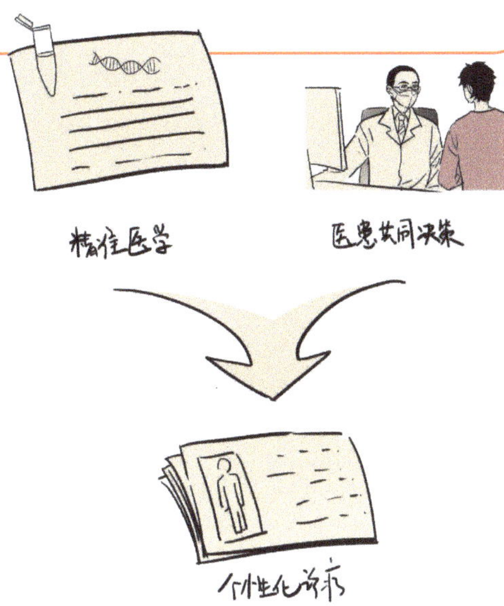

总结：肺结节的个性化治疗

建立多学科协作团队·肺结节的诊疗涉及多个学科，建立由胸外科、肿瘤内科、呼吸科、影像科等多学科专家组成的协作团队，以指南或共识为依据，为患者提供更全面、更精准的治疗建议。

加强患者教育和心理支持·肺结节患者常伴随焦虑、抑郁等情绪问题，加强患者教育和心理支持有助于提高患者的治疗依从性和生活质量。

持续监测与调整治疗方案·个体化治疗并非一成不变，医生应根据患者的病情变化和治疗反应及时调整治疗方案，确保治疗的有效性和安全性。

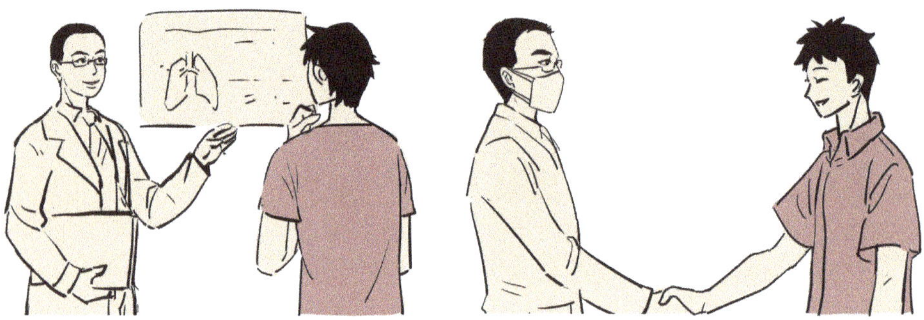

「漫画肺结节与肺癌真相」

临床指南和个性化治疗并不是互相冲突的关系，反而应该互相补充，互为依据，在尊重中国人群肺结节发病特性的基础上，参考最新的指南与共识，同时利用好精准医疗的手段，医患共同决策，制订最适合患者的治疗方案。

参考文献

[1] 陈昶，赵晓刚．别让肺结节成“心结”[N]. 文汇报，2024-10-23(7).

[2] 国家卫生健康委办公厅．国家卫生健康委办公厅关于印发肺癌筛查与早诊早治方案（2024 年版）和结直肠癌筛查与早诊早治方案（2024 年版）的通知 [EB/OL]. (2024-08-27)[2025-05-31]. https://www.nhc.gov.cn/ylyjs/gzdt/202408/42f43b5f0c4c4ebe90c78ee127959b92.shtml

[3] 刘超，黄莺．解读《肺结节诊治中国专家共识（2024 年版）》[J]. 临床放射学杂志，2024, 43(2): 95-99.

[4] 叶欣，赵晓刚，李涛，等．《多发磨玻璃结节样肺癌多学科诊疗中国专家共识》解读 [J]. 肿瘤防治研究，2024, 51(4): 312-316.

[5] 中华医学会胸外科分会．直径≤ 2 cm 肺结节胸外科合理诊疗中国专家共识（2024 年）[J]. 中华胸心血管外科杂志，2024, 40(2): 75-83.

[6] 中华医学会胸外科学分会．多发磨玻璃结节样肺癌多学科诊疗中国专家共识（2024 年版）[J]. 中华胸心血管外科杂志，2024, 40(3): 161-168.

[7] 中华医学会影像技术分会等．肺结节诊治中国专家共识（2024 年版）[J]. 中华放射学杂志，2024, 58(1): 1-8.

[8] Chang R, Li M, Fan Y, et al. Surgical decision-making for multiple GGNs: lobectomy or segmentectomy?[J]. Thorac Cancer, 2024, 15(1): 37-43.

[9] Fan Y, Yu J, Zhang W, et al. Biomarkers predicting malignant transformation in GGNs: a prospective study[J]. Cancer Biomark, 2024, 39(2): 143-150.

[10] Fang C, Wu W, Lin Q, et al. Histologic heterogeneity and prognosis in multiple synchronous GGNs[J]. J Thorac Dis, 2024, 16(4): 982-990.

[11] Huang Y, Zhang S, Yang D, et al. Application of deep learning in pulmonary nodule diagnosis: recent advances and future directions[J]. J Transl Med, 2024, 22(1): 102.

[12] Li Q, Huang J, Xu H, et al. Robotic versus thoracoscopic segmentectomy for GGNs: a meta-analysis[J]. Ann Thorac Surg, 2024, 117(4): 735-742.

[13] Li Y, Chen X, Zhou Y, et al. Distinguishing invasive adenocarcinoma from AIS/MIA in part-solid GGNs with machine learning[J]. Eur Radiol, 2024, 34(5): 2632-2642.

[14] Lin H, Chen Z, Ma D, et al. 3D Morphomics of lung nodules on CT to predict malignancy: A prospective cohort study[J]. Comput Biol Med, 2024, 170: 107640.

[15] Liu X, Han Y, Li F, et al. Shared decision-making model for management of GGNs: A multicenter study in China[J]. Patient Educ Couns, 2024, 117(2): 225-231.

[16] Liu Y, Zhao Y, Li Q, et al. Prediction of benign and malignant ground glass pulmonary nodules based on clinical characteristics[J]. Front Oncol, 2024, 14: 1447132.

[17] Ren J, Guo X, Zhou Y, et al. Artificial intelligence-assisted diagnosis of GGNs: performance and clinical impact[J]. Radiol Artif Intell, 2024, 6(3): e220297.

[18] Tang J, Liu W, Zhao L, et al. Natural history and outcomes of untreated pure GGNs: a 5-year follow-up study[J]. J Thorac Oncol, 2024, 19(2): 124-131.

[19] Kim B G, Nam H, Hwang I, et al. The growth of screening-detected pure ground-glass nodules following 10 years of stability[J]. Chest, 2025, 167(4): 1232-1242.
[20] Wang S, Zhang M, Yang Z, et al. The role of PET/CT in assessing indeterminate pulmonary nodules with GGO component[J]. Nucl Med Commun, 2024, 45(6): 555-562.
[21] Wu F, Wang H, Chen C, et al. Expert consensus on the multidisciplinary diagnosis and treatment of multiple ground glass nodule-like lung cancer (2024 Edition)[J]. Thoracic Cancer, 2024, 15(2): 178-188.
[22] Xu J, Zhang T, Li Q, et al. Radiomics for predicting invasiveness of subsolid pulmonary nodules: a multicenter study[J]. Lung Cancer, 2024, 185: 112348.
[23] Yang W, Zhang J, Wei C, et al. Psychological impact of overdiagnosis in lung cancer screening with GGNs[J]. Psychooncology, 2024, 33(1): 14-21.
[24] Yu H, Zhang L, Sun Y, et al. Prevalence of invasive lung cancer in pure ground glass nodules: an analysis of 350 patients[J]. Eur J Cancer, 2024, 194: 107501.
[25] Zhang J, Li L, Wang S, et al. Image-guided microwave ablation for small GGNs: efficacy and safety[J]. Eur J Radiol, 2024, 169: 111125.
[26] Zhang Y, Ma X, Li R, et al. Diagnosis and treatment of high-risk bilateral lung ground-glass nodules: a retrospective analysis[J]. Ann Transl Med, 2024, 12(3): 245.
[27] Zhao Q, Wu X, Liu D, et al. A circulating miRNA panel for early detection of GGO-associated adenocarcinoma[J]. Clin Chem, 2024, 70(3): 481-489.

www.ingramcontent.com/pod-product-compliance
Lightning Source LLC
Chambersburg PA
CBHW060758240926
51847CB00020B/206
9787547871133